Ch. Lanzendörfer

**Psychosomatik
in der Pflege**

Psychosomatik in der Pflege

und die „Aktivitäten des täglichen Lebens"

Ch. Lanzendörfer

Mit einem Geleitwort von
Thure von Uexküll

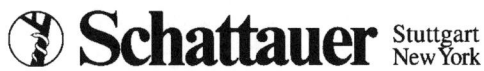 Schattauer Stuttgart
New York

Dr. med. Christoph Lanzendörfer
Alte Poststr. 11
27211 Bassum

Die Deutsche Bibliothek – CIP-Einheitsaufnahme

Lanzendörfer, Christoph: Psychosomatik in der Pflege und die „Aktivitäten des täglichen Lebens" / Christoph Lanzendörfer. Mit einem Geleitw. von Thure von Uexküll. – Stuttgart: Schattauer, 1996
ISBN 3-7945-1739-3

In diesem Buch sind die Stichwörter, die zugleich eingetragene Warenzeichen sind, als solche nicht besonders kenntlich gemacht. Es kann also aus der Bezeichnung der Ware mit dem für diese eingetragenen Warenzeichen nicht geschlossen werden, daß die Bezeichnung ein freier Warenname ist.
Hinsichtlich der in diesem Buch angegebenen Dosierungen von Medikamenten usw. wurde die größtmögliche Sorgfalt beachtet. Gleichwohl werden die Leser aufgefordert. die entsprechenden Prospekte der Hersteller zur Kontrolle heranzuziehen.
Das Werk ist urheberrechtlich geschützt. Alle Rechte, insbesondere das Recht des Nachdrucks, der Wiedergabe in jeder Form und der Übersetzung in andere Sprachen, behalten sich Urheber und Verlag vor.
Kein Teil dieses Werkes darf in irgendeiner Form ohne schriftliche Genehmigung des Verlags reproduziert werden. Das gilt insbesondere für Vervielfältigungen, Übersetzungen, Mikroverfilmungen und die Einspeicherung, Nutzung und Verwertung in elektronischen Systemen.

© 1996 by F. K. Schattauer Verlagsgesellschaft mbH, Lenzhalde 3, D-70192 Stuttgart, Germany
Printed in Germany

Umschlaggestaltung: Bernd Burkart
Satz: Schreibbüro Ilchmann, Albstraße 30, 72649 Wolfschlugen
Druck und Einband: Allgäuer Zeitungsverlag, Kotterner Straße 64, 87435 Kempten/Allgäu
Gedruckt auf chlor- und säurefrei gebleichtem Papier.

ISBN 3-7945-1739-3

Geleitwort

Um es gleich vorwegzunehmen: Dies ist ein schönes und wichtiges Buch, weil es den Patienten als Subjekt in seiner Krankheit und die Pflegenden als Subjekte in der Situation mit dem Kranken gleich ernst nimmt. Unter diesem Aspekt akzeptiert man auch die manchmal etwas flotten Redensarten des Autors – als Antidot gegen falsche Sentimentalität.

Der Autor macht schon zu Beginn klar, daß auch heute noch viele Mediziner psychosomatische Überlegungen als Aberglauben abtun. Demgegenüber definiert er seine Position dankenswert deutlich: als „integrierte Medizin", deren Nosologie nicht nach Organkrankheiten, sondern nach „Aktivitäten des täglichen Lebens" (ATL) gegliedert ist. Dahinter steht eine Haltung, die körperliche und psychosoziale Aspekte der Probleme eines Kranken gleich ernst nimmt, und eine Teamauffassung, welche die Aufgabe der verschiedenen Berufsgruppen als sich gegenseitig ergänzendes Bemühen um die Herstellung einer „hilfreichen Umwelt" für den Patienten sieht.

Der Autor fürchtet sich vor der Gefahr, zu theoretisch zu werden. Er bemüht sich mit Erfolg, die biopsychosoziale Dimension an praktischen Beispielen anschaulich zu machen. So zeigt er die Mehrdeutigkeit unserer Begriffe für körperliche Vorgänge durch Hinweise auf ihre gleichzeitige psychische und soziale Bedeutung. In dem Kapitel über die ATL: „Die Körpertemperatur regulieren" wird das an Worten wie „warm werden", „frostige Atmosphäre" oder „eiskalter Blick" deutlich gemacht. Die theoretische Abstinenz macht es dem Leser aber schwer zu erkennen, daß hinter den Kapiteln und Beispielen ein neues Menschenbild der Medizin steht.

Sehr verkürzt läßt es sich als eine Vorstellung beschreiben, die den Organismus des Patienten und dessen Umwelt als Einheit sieht. Diese Einheit ist dadurch gekennzeichnet, daß die Leistungen des Organismus und die Gegenleistungen der Umwelt wie Schlüssel und Schloß zueinander passen, d.h. sich gegenseitig ergänzen müssen. Was für den Organismus gilt, daß z.B. die Leistungen der Lungen auf die Gegenleistungen der Atemluft, das Schreiten des Fußes auf die Gegenleistung des Halt gebenden Bodens angewiesen sind, das gilt auf der Ebene der Person und ihrer individuellen Wirklichkeit ebenso: Hier fordert Geben als Gegenleistung: Nehmen; Sprechen: Zuhören und Fragen: Antworten, wenn wir uns selbst wiedererkennen und verwirklichen wollen.

Die dynamische Einheit aus Organismus und Umwelt verwirklicht sich in den „Aktivitäten des täglichen Lebens" (ATL), von denen zwölf beschrieben werden. Die erste hat z.B. die Aufgabe, „für eine sichere Umgebung zu sorgen". Eine andere heißt „Arbeiten und sich in der Freizeit beschäftigen". In diesen Aktivitäten sind der Organismus mit seinen physiologischen Regulationen, die Persönlichkeit des Menschen mit ihren emotionalen und kognitiven Zielsetzungen und ihren sozialen Beziehungen auf der einen Seite mit dazupassenden Teilen ihrer Umwelten bzw. individuellen Wirklichkeiten auf der anderen zu ganzheitlichen Mustern verbunden. Die Einheit der Muster bleibt bei Änderungen in einem der Teilbereiche erhalten, es wechseln aber das Gewicht und eventuell die Belastung der anderen Komponenten.

Das bedeutet eine Absage an die konventionellen Vorstellungen von „psychogenen und/oder somatogenen Verursachungen" zugunsten einer ganzheitlichen „Beziehungs- und

Konstellationsphysiologie und -pathologie" als Thema einer Psychosomatik der Pflege. An konkreten Beispielen bestimmter Krankheiten oder krankhafter Einstellungen wird gezeigt, wie die „Aktivitäten des täglichen Lebens" durch Kompensationsvorgänge oder Kompromißbildungen ganzheitlich so verformt werden, daß ein Weiterleben unter Einschränkungen und Belastungen auf Zeit oder, bei chronischen Krankheiten, auf Dauer möglich wird. So müssen z.B. Regulationen, die normalerweise der Körper vollzieht, von der Person des Kranken übernommen werden; oder der Körper muß unphysiologische Belastungen auf sich nehmen, weil die Persönlichkeit des Kranken in einen Dauerwettkampf mit ihren sozialen Konkurrenten verstrickt ist.

Die ganzheitliche Verformung einer ATL durch pathologische Beeinträchtigung einer Komponente illustriert z.B. bei der „ATL" VIII „Sich Bewegen" die Erkrankung an der Parkinson-Krankheit: Hier müssen Regulationen des Bewegungsverhaltens, die der Körper normalerweise ohne bewußte Kontrolle vollzieht, von dem kontrollierenden und planenden Bewußtsein des Kranken übernommen werden. Als Beispiel für eine „Deformierung" der ATL I: „Für eine sichere Umgebung sorgen" wird die Umwelt der Risikopersönlichkeit, des „Philobaten" Balints geschildert, die statt Sicherheit und Geborgenheit ständige Herausforderungen und Gefahren bereithält.

Die prinzipielle Bedeutung dieser Darstellung von „Pflege" als rational begründbare und therapeutisch geplante Hilfeleistung wird deutlich, wenn man sich klar macht, daß Ärzte und Schwestern zu integrierenden Teilen der Umwelten ihrer Patienten werden. Die am meisten verordnete Droge in der Praxis des niedergelassenen Arztes ist, um Michael Balint zu zitieren, der Arzt selbst; im Krankenhaus sind die am meisten verordneten Medikamente mit wechselndem Gewicht Schwester und Arzt. „Droge Arzt" (Balint) und „Droge Schwester" müssen und können synergistisch wirken. Sie können sich aber auch gegenseitig inaktivieren oder – schlimmer – sich zu einem toxischen Gemisch entwickeln, das die Atmosphäre vergiftet.

Das Buch macht deutlich, daß „Pflege" eine Grundlagenwissenschaft der Heilkunde ist. Sie geht alle Pflegeberufe an. Bisher ist diese Wissenschaft weitgehend allein von engagierten Schwestern entwickelt worden. Der Autor zeigt, wie wichtig es ist, daß sich Ärzte an der Aufgabe beteiligen.

Thure von Uexküll

Vorwort

Einem prominenten Politiker passierte vor kurzem etwas außerordentlich Peinliches: Statt seiner aktuellen wurde die Neujahrsansprache des Vorjahres gesendet – und niemand außer ihm hat es gemerkt.

Ähnliches kann natürlich auch Vorworten widerfahren: Außer den Autoren selbst, vielleicht auch noch einigen Freunden und Leuten, die ein Dankeswort erwarten, liest keiner das Vorwort. Und dennoch kann man nirgendwo so gut wie hier erklären: Was soll das eigentlich, schon wieder ein neues Buch? Es gibt doch genug ...

Mit diesem Buch möchte ich beitragen zu einem anderen Verständnis von Medizin und Pflege. Es ist wichtig, einen Menschen nicht als Salami zu sehen: Die kann man gut in Scheiben schneiden und sortieren. Ein Mensch jedoch leidet an Körper *und* Seele, wenn ein Bereich erkrankt ist. Wir können gar nicht trennen, was ist es denn nun, was einen Menschen so darniederwirft, der kranke Magen oder die seelische Verarbeitung dessen, was er gerade erleidet?

Psychosomatik ist mehr als das Geschehen in psychosomatischen Fachkliniken. Psychosomatik ist eine Auffassung, die eben beide Bereiche gleichermaßen berücksichtigen will. Dieses Buch kann nach einem Vorschlag von Herrn Dr. Wulf Bertram vom Schattauer-Verlag deswegen auch „Psychosomatik *in* der Pflege" und nicht „... für Pflegende" heißen. Natürlich gibt es viele entsprechende Bücher über und zur Psychosomatik. Eines und sogar *das* Lehrbuch ist gerade in der 5. Auflage erschienen: Das Standardlehrbuch von Thure von Uexküll. Wir haben uns, auch wegen der Zufälligkeit des fast gleichzeitigen Erscheinens, bemüht, dieses Buch nicht als eine leichtere Reisegepäck-Ausgabe des großen Buches abzufassen.

Beim Durchblättern werden einige vielleicht die gewohnte Kapitelbenennung vermissen. Das hat seinen Grund: Wir haben nämlich nicht die Kapitel nach den Organen eingeteilt, sondern nach den Beschreibungen der „Aktivitäten des täglichen Lebens" (ATL) oder „Lebensaktivitäten" (LA.) Diese, auf Nancy Roper und Liane Juchli zurückgehenden Einleitungen werden ja zunehmend auch in Pflegeanamnesen, Pflegeplanungen und Dokumentationssystemen benutzt, so daß sich eine Einteilung nicht nach ärztlichen, sondern auch einmal nach pflegerischen Kriterien anbietet. Möglicherweise ist es noch fremd, über Herzkrankheiten bei der ATL „Sich bewegen" nachzulesen, aber das ist eine Gewöhnungssache.

Zur Aufklärung noch ein Hinweis: Auf dem Titelblatt steht nur ein Autorenname. Dennoch ist hier oft die Rede von „wir" oder „der eine von uns". Aber die Hilfe, die mir mein Kollege und Freund Dr. Joachim Scholz bei der Abfassung gegeben hat, ist größer als ein „Unter Mitarbeit von" vermuten ließe. Eine Urlaubswoche lang hat er sich mit dem Manuskript abgemüht und wertvollste Hinweise gegeben. Deshalb sind wir auch dem Rat der Insel-Gemeinde Spiekeroog zu Dank verpflichtet, der es verstanden hat, dem modischen Hang zur Glas- und Betonwelt zu widerstehen und die Insel in einem liebenswerten und für Arbeiten wie dem Besprechen von Manuskripten geradezu idealen Zustand zu belassen. Im *Teetied* und im *Blanken Hans* auf Spiekeroog haben wir das meiste besprochen.

Der Schattauer-Verlag, allen voran Dr. Wulf Bertram, hat uns alle möglichen Freiheiten gegeben, auch hierfür unseren herzlichen Dank.

Mein Vater, Dr. Walter Lanzendörfer, überrascht mich jedesmal aufs neue, wieviele Ideen und Hilfe er trotz rentnerischer Unrast jederzeit für mich übrig hat. Es ist ein Gefühl der Sicherheit und Freiheit, einen solchen Freund zu haben.

Bassum, im Juli 1996
Christoph Lanzendörfer

Inhalt

Allgemeiner Teil 1

1 Einleitung und Entwicklung des Begriffs „Psychosomatik" 3

2 Modelle psychosomatischer Erkrankungen 8
Psychosomatische Krankheitserscheinungen 8
Entstehungsvorstellungen 9
    Analytische oder tiefenpsychologische Konzepte 9
    Lerntheoretische Erklärungsversuche 10

3 Therapieverfahren 12
Psychotherapieeffekte 12
Tiefenpsychologie 12
Verhaltenstherapie 14
    Methoden der Reizkonfrontation 15
    Modellernen 16
    Kognitive Umstrukturierung 16
    Selbstkontrollmethoden 16
    Krankheitsgewinn 16

4 Krankenpflege im Rahmen eines integrierten Konzepts 18

Besonderer Teil – die Aktivitäten des täglichen Lebens (ATL) 21

ATL 1 Für eine sichere Umgebung sorgen 23
Typ-A-Verhalten 23
Risikobereitschaft 27

ATL 2 Kommunizieren 29
Psychosomatik der Onkologie 30
    Gibt es also den Psycho-Krebs? 30
    Krankheitsaufklärung 31
    Wie jetzt weiter? 32
    Nach der Aufklärung 33
    Ohne Hoffnung kein Weiterleben 35
    Die Krankheit schreitet fort 35
    Im Endstadium 35
Geriatrische Probleme 36
Chronische Erkrankungen 39
Entstehung einer Krankheitsvorstellung 39

ATL 3 Atmen 42
Asthma bronchiale 42
Hyperventilationstetanie 45

ATL 4 Essen und Trinken 49
Anorexie (Magersucht) 51
    Woran erkennen wir eine Anorexie? 51
    Psychische Konflikte der Patientinnen 52

	Wenn alles nur negativ ist – wovon haben die Kranken dann Gewinn oder Nutzen? 53		ATL 7	Die Körpertemperatur regulieren 93
	Behandlung 53			Infektionskrankheiten 94
	Bulimie (Freßsucht) 56			Chirurgisch zu behandelnde Erkrankungen 96
	Woran erkennen wir eine Bulimie? 56			Stoffwechselstörungen am Beispiel des Diabetes mellitus 97
	Psychische Konflikte der Patientinnen 57			Lebensqualität 98
	Klinik 58			Typ-I-Diabetiker 99
	Behandlung 58			Typ-II-Diabetiker 99
	Störungen der Essensaufnahme .. 59		ATL 8	Sich bewegen 101
ATL 5	Ausscheiden 62			Erkrankungen des rheumatischen Formenkreises 102
	Funktionelle Darmstörungen 63			
	Reizkolon 63			
	Emotionale Diarrhö 63			Rheumatoide Arthritis 102
	Chronisch entzündliche Darmerkrankungen 64			Weichteilrheumatismus 104
				Neurologische Erkrankungen mit Bewegungsstörungen 105
	Colitis ulcerosa 64			
	Crohn-Krankheit 68			Schlaganfälle 105
	Funktionelle Oberbauchbeschwerden 70			Parkinson-Krankheit 106
				Encephalomyelitis disseminata 108
	Magen- oder Zwölffingerdarmgeschwür 72			
				Herz-Kreislauf-Erkrankungen .. 109
	Chronische Dialyse 76			Allgemeines 109
	Grundprinzip der Dialyse 76			Herzphobie 109
	Ursachen der Niereninsuffizienz 77			Angina pectoris und Herzinfarkt 111
	Behandlungsformen 77			
	Psychische Probleme und Lebensqualität unter Dialysebehandlung 79			Arterielle Hypertonie 116
			ATL 9	Arbeiten und sich in der Freizeit beschäftigen 119
ATL 6	Für die persönliche Hygiene sorgen und sich kleiden 82			Suchterkrankungen 120
				Alkoholismus 120
				Drogen- und Rauschmittelmißbrauch 121
	Psychosomatische Probleme in der Dermatologie 82			
				Schlafmittelabhängigkeit 122
	Einige Krankheitsbilder 84			Nikotinabusus 123
	Neurodermitis 84			Phobische Syndrome 124
	Psoriais vulgaris 85			
	Haarwachstumsstörungen 86		ATL 10	Die Geschlechtlichkeit leben 126
	Psychosomatische Probleme in der Neurologie 87			
				Funktionelle Sexualstörungen .. 128
	Kopfschmerzen 87			Orgasmusstörungen 128
	Schlaganfälle (Apoplexien) 90			Alibidimie 129
	Motorische Störungen 91			Erektionsstörungen 130
				Ejakulatorische Impotenz 131

Umgang mit der
Intimsphäre anderer 132

ATL 11 Schlafen 134
    Schlafstörungen 135
        Körperliche Ursachen 135
        Umweltbedingungen 135
        Einstellungen 136
        Lerneffekte 136
    Bedeutung für das
    Krankenhaus 136
    Depressionen 137

Endogene Depression 137
Reaktive Depression 138

ATL 12 Sterben 140
    Sterben 140
    Suizid und Suizidversuch 143
    Notfallsituationen 145

Literaturverzeichnis 147

Sachverzeichnis 149

Allgemeiner Teil

1 Einleitung und Entwicklung des Begriffs „Psychosomatik"

Es gibt wohl nur wenige Fälle, in denen jemand *vollständig* gesund oder *komplett* krank ist. Denn zwischen diesen beiden Polen gibt es eine große „Grauzone", in der wir uns
- nicht gut
- unwohl
- unpäßlich
- schlecht usw.

fühlen. In diesen Fällen sagen wir nicht von uns, wir seien krank – aber *fühlen* wir uns denn gesund? Zudem gibt es ja Situationen, in denen wir wohl nach außen hin krank sind, innerlich aber leistungsfähig.
Ist jemand krank, der mit einem gebrochenen Bein hinter dem Bankschalter arbeitet? Oder ist derjenige krank, der nach einer Operation für Freunde eine Steuererklärung macht?

> 🖉 Es gibt also Bereiche, in denen wir uns trotz eigentlich bestehender Krankheit nicht krank fühlen oder uns, obwohl niemand eine Krankheit finden kann, nicht gesund fühlen.

Überlegen wir uns das genauer, so scheint es also wichtig zu sein, was für uns Krank- oder Gesundsein bedeutet. Oder anders ausgedrückt: Die Art und Weise, wie eine Störung angenommen und verarbeitet wird, ist mitentscheidend für die Stärke und Ausprägung dieser Störung.
Jemand kann demnach seinen Beinbruch als eine Katastrophe auffassen: Das Vorstellungsgespräch platzt, der lang ersehnte Urlaub mit der Freundin kann nun nicht angetreten werden, schlimmer noch: Sie fährt sogar allein, was ihn wahnsinnig vor Eifersucht werden läßt. Und jetzt regnet es auch noch, so daß der Kranke noch nicht einmal auf der Terrasse sitzen kann. Und dann ist das Buch, das er jetzt eigentlich lesen wollte, noch im ersten Stock geblieben ...
Ein anderer Gipsbeinträger sieht das anders: Zum Glück ist bei dem Fahrradunfall nicht mehr passiert, das Bein heilt in wenigen Wochen. Nun kann er bei der Firma anrufen und um eine Verlegung des Vorstellungsgespräches oder um Rücksicht bitten, wenn er mit einem Verband aufkreuzt. Vielleicht hat er Glück, und das wird ihm als besonderes Engagement ausgelegt. Schade, daß die Freundin alleine in den Urlaub gefahren ist, aber hätte sie denn verzichten sollen? Er freut sich schon auf die vielen Dias und interessanten Eindrücke, die sie mitbringt. Wenn sie dann im Herbst zusammen fahren, kann sie ihm schon viel zeigen. Daß es regnet, ist sogar recht lustig, solange er ans Haus gebunden ist. Und wenn der Roman, den er gerade liest, oben geblieben ist, dann holt er sich für diese Zeit eben einen neuen aus dem Regal, der andere kann ja schlecht weglaufen.
Wer von den beiden kann in einem umfassenden Sinn als krank gelten und wer hat ein gebrochenes Bein? Oder wer wird sich als krank empfinden und wer als verletzt?
Wir können daran erkennen, daß an einer Krankheit mehr beteiligt ist als ein nicht mehr recht funktionierendes Organ.
Die Griechen betrachteten Seele und Körper als unteilbare Einheit. War der eine Bereich verletzt, so wurde auch unweigerlich der andere mit betroffen. Diese Auffassung trug Plato in seinem Stück „Charmides" so vor:
Denn auch jetzt ... machen die Menschen genau den Fehler, daß manche getrennt für eins von beiden, die Gesundheit der Seele und des Körpers, Ärzte zu sein versuchen.
Eine für uns positive Äußerung dieses Denkens ist der **ganzheitliche Begriff**, also das

Denken, daß der Mensch aus zwei Anteilen, Seele (Psyche) und Körper (Soma), besteht, die jedoch erst in ihrem Zusammenwirken, in ihrer Untrennbarkeit dem Menschen sein *individuelles** Gepräge geben.

Negativ für uns sieht das andere Extrem aus: Aus der bloßen Existenz z.B. einer schwarzen Katze, die einen bestimmten Weg entlangläuft, soll einem Menschen Böses oder Unheil erwachsen, Zauberformeln sollen ihn bannen oder verhexen können. Auch dieser **Aberglaube** hat mit einer Einheit zu tun: Ein böser Blick kann Gallekoliken bewirken, ein Grinsen kann impotent machen. Oder ein Schritt in die falsche Richtung („Mit dem linken Bein aufstehen") kann einen Wurmbefall der Leber auslösen. Es gibt noch genug dieser Beispiele, die uns einen weitverbreiteten Glauben an Zusammenhänge deutlich machen, die nicht so recht bestehen.

Übrigens, das möchten wir hier nicht verschweigen, auch heute noch sehen viele rein auf körperliche Krankheiten fixierte Mediziner eine Betrachtungsweise, die eben nicht zwischen rein körperlichen und rein seelischen scharf trennt, als Aberglaube an.

Der im Mittelalter entstandene Aberglaube prägt lange nicht nur das „gesunde Volksempfinden", sondern auch Medizin und Wissenschaft. Zwar gab es kaum Beweise wie wir sie heute zur Sicherung einer Ansicht benötigen, aber dennoch „wußten" viele, daß ein böser Blick Hagel und Feuersnot bescheren kann. Damit standen die betroffenen Hexen und Hexer natürlich in „Konkurrenz" zur Macht der Kirche, was wiederum eine unvorstellbar und gnadenlos grausame Reaktion auslöste: Die Hexen- und Ketzerprozesse, die unweigerlich mit einem Schuldspruch endeten, zumeist dann mit einem Todesurteil. Hans Wollschläger schätzt, daß auf diese Weise etwa 20 Millionen Menschen einen brutalen Tod fanden.**

Medizin und auch Pflege versuchten über lange Zeit, aus diesem Aberglauben zu entfliehen. Eine Antwort auf den Aberglauben war die **Romantische Medizin** am Ende des 18. Jahrhunderts. Hier wurde der Versuch gemacht, Medizin auf eine andere Basis zu stellen als bisher. Interessant dabei ist, daß sich besonders Dichter wie Novalis und Friedrich Schiller dieser Medizin verpflichtet fühlten.

Wenig bekannt ist, daß Friedrich Schiller in seinem ersten Beruf Arzt war. Er mußte zwei Dissertationen (Doktorarbeiten) schreiben, da die erste in einem wohl zu schlechten Latein abgefaßt war. Aber schon Schiller fühlte sich dem **psychophysischen Parallelismus** (so der Inhalt seiner zweiten Dissertation) verpflichtet, also dem Zusammengehen und -wirken von Seele und Körper. Von ihm stammt als Kern der zweiten Doktorarbeit dieser Satz:

„Die Seefahrer, die der Brot- und Wassermangel auf der ungewissen See siech und elend niedergeworfen hat, werden durch das einzige Wort: „Land!", das der Steuermann vom Vordeck erspäht, halb gesund, und gewiß würde der irren, der hier den frischen Lebensmitteln alle Wirkung zuschreiben wollte."

Allerdings hatte die Romantische Medizin einen gewaltigen Nachteil: Sie war zu wulstig und pompös, und bedauerlicherweise – trotz aller guten Vorsätze – half sie auch nicht recht.

In der aufkommenden naturwissenschaftlichen Ausrichtung dann trat eine gewaltige Änderung der Ansichten ein: Alles ist durch Veränderungen an den Zellen zu erklären, jede Krankheit ist nichts weiter als eine Pathologie der Zellen oder Organe. Der individuelle Mensch hat nun keinen Platz mehr, al-

---

* Individuum stammt her von lat. *individuere* = nicht zu teilen, *undividierbar*.

** Es kann nicht Ziel dieses Buches sein, die Ketzerprozesse der Kirche auszuleuchten. Da aber in einem nicht unbedeutsamen Prozentsatz auch Hebammen und Pflegerinnen von ihren Auswüchsen betroffen wurden, so stellt auch dieses Kapitel eine Tradition in der Entwicklung des Pflegeberufes dar. Im Literaturverzeichnis haben wir ein Buch zu diesem Thema aufgenommen, andere gibt es sicher auch noch.

les läßt sich aus Veränderungen von Chemie und Physik des Menschen erklären. Kann man eine Erklärung noch nicht finden, so wird sie die Zukunft bringen. „Geisteskrankheiten sind Hirnkrankheiten" heißt da z.B. eine ganz bekannte Ansicht, der sich ja sogar Sigmund Freud anschloß: Auch er erwartete eine rein physische Erklärung seiner Theorien in der nächsten Zukunft.

Millionen von Leben konnten durch diese Überlegungen gerettet werden, denn der Gedanke, der dahinter steckte, machte erst Erfindungen wie Medikamente und Operationen möglich.

Wir möchten dies an einem Beispiel verdeutlichen. Fleming gilt als der eigentliche Entdecker des Penizillins, weil er bemerkte (und dies auch noch weiter erforschte), daß eine von ihm gezüchtete Bakterienkultur durch Verunreinigung mit Pilzen abgestorben war.

Hätte man diese Beobachtung schon einige tausend Jahre früher intensiv weiter verfolgt, wer weiß, wo wir heute stünden. Von dem altägyptischen Arzt, Architekten und Wesir Imhotep (er baute z.B. seinem König, dem Pharao Djoser, die erste große Pyramide, die Stufenpyramide von Sakara) wird berichtet, er habe seiner Frau, die an einer eitrigen Entzündung der Augen gelitten habe, eine Paste von bestimmten Pilzen in die Augen geträufelt. Sie sei danach geheilt worden. Er habe damit auch andere mit gleich gutem Erfolg behandelt.

Hier setzt der große Unterschied ein: Während Fleming die *Wirkung* sah und sie weiter erforschte, sahen Imhoteps Zeitgenossen seine *Handlung* – und taten nichts weiter. Wäre es anders gewesen, vielleicht wäre dann schon seit 4500 Jahren Penizillin bekannt ...

Die scharfe Konzentration auf nur einen einzigen Aspekt des Menschen, nämlich seinen Körper, hat dazu geführt, daß wir gewaltige Fortschritte im Bereich der technischen Medizin machen konnten. Operationen konnten schmerzfrei und mit einem zunehmend geringeren Risiko durchgeführt werden. Noch im 17. Jahrhundert starben die Menschen reihenweise an Wundinfektionen, weshalb sie sich der grauenhaften Prozedur des „Ausbrennens" unterziehen mußten (Kriegsverletzten wurden die Wunden oder die Stümpfe ihrer abgeschlagenen Arme und Beine mit kochendem Öl ausgebrannt, um „schlechte Lüfte" abzuhalten). Erst als nach einem besonders blutigen Gemetzel dem Feldarzt Ambroise Parè (1610 – 1690) das Öl ausgegangen war und er deshalb die Soldaten ohne die „Ölung" behandeln mußte, bemerkte er nach einer schlaflosen und von schlechtem Gewissen geplagten Nacht, daß entgegen seiner Erwartung keiner der Soldaten ohne kochendes Öl gestorben war, sondern die Wunden dagegen besser aussahen. Bescheiden (oder vielleicht mangels einer anderen Erklärung?) meinte Parè nur: „Ich verband ihn, doch Gott heilte ihn!"

Eine nur an zellulären Vorgängen interessierte Medizin brachte hier in wenigen Jahren einen Wandel. Sicher, P.I. Semelweis z.B., der „Retter der Mütter" in Wien (die nach ihm benannte Klinik sollte auf jeder Besuchstour Wiens stehen), brauchte einige Jahre, bis seine empfohlenen Chlorwaschungen zur Händedesinfektion sich überall durchgesetzt hatten, aber im Vergleich zu den Jahrhunderten Aberglaube vorher war das sehr wenig.

Zum Unterstreichen sollten wir uns merken: Das Forschen an wenigen, streng vom übrigen menschlichen Leben getrennten Erscheinungen hat uns eine bisher nicht bekannte Lebensverlängerung sowie eine im Vergleich zu anderen Zeiten und Ländern für kaum möglich gehaltene Linderung von Krankheiten und Leiden beschert.

Es könnte beinahe undankbar erscheinen, daß sich dann etwa in der Hälfte dieses Jahrhunderts eine Strömung bemerkbar machte, die als Reaktion auf die im wahrsten Sinne des Wortes „einseitige" Medizin zu werten ist. Zu dieser Zeit setzte sich, langsam aber gewaltig, eine Ansicht durch, die im Menschen und seinen Krankheiten mehr sah als nur eine Zusammenballung von Zellen, mehr als nur unterschiedliche Ströme verschiedener Flüssigkeiten. Die moderne psychosomatische Medizin beschäftigt sich mit dem *einzelnen* Menschen, mit seiner Entwicklung, seinem Schicksal und seinem Erleben. Sie ist recht eigentlich eine **biographische Medizin**, die Erklärungen sucht auf die Frage:

🖉 Warum erkrankt dieser Mensch zu dieser Zeit auf diese Weise?

Viktor von Weizsäcker meinte in seinem 1940 erstmals erschienenen Buch „Der Gestaltkreis", man müsse wieder das Subjekt in die Medizin einführen, denn unter dem Eindruck der gewaltigen Fortschritte war der Mensch auf einmal nur noch Objekt, nicht mehr Subjekt der Behandlung.

Diese Ideen stammten vornehmlich aus der Inneren Medizin. Hier konnten wir Krankheiten beobachten, die sich auch nach aller fachärztlichen Behandlung nicht beheben ließen. Schwenkte man jedoch den Blick von der Krankheit auf den Menschen um, so wurde vieles erklärlicher.

Es entstand die Einsicht, daß zumindest bestimmte Erkrankungen nicht durch Hinzufügen von Tabletten oder Entfernung von Knoten behandelt werden konnten. Diese Einsicht führte dazu, „den Arzt als Droge" (Michael Balint) in die Behandlung einzuführen, oder vielmehr seine Behandlungsmethoden und Techniken. Als erste Methode der neuen Art fand sich die Psychotherapie, eine Behandlungsart, die vornehmlich über das Gespräch wirkt. Da natürlich parallel zur psychischen Behandlung auch die somatische erfolgte, umfaßte die Psychosomatik als Begriff sowohl die Krankheitslehre als auch die Behandlung dieser Erkrankungen.

Heute kennen wir im großen und ganzen zwei Hauptströmungen der Psychotherapie, die wir weiter hinten noch ausführlicher besprechen wollen.

Etwa 1950 wurden die ersten beiden psychosomatischen Kliniken innerhalb von Universitäten geschaffen, und zwar in Heidelberg und München. Damit erfuhr die neue Richtung sozusagen ihre Weihe, denn an Universitätskliniken wird ja nicht nur geheilt, sondern auch gelehrt und geforscht. Erst wenn eine Sportart an den Olympischen Spielen teilnehmen kann, ist sie tatsächlich eine. Und erst wenn eine medizinische Fachrichtung mit dem Gütezeichen eines Lehrstuhls ausgezeichnet wird, gilt sie als anerkannt.

Das hat aber nicht nur Vorteile. Relativ schnell wurde das Feld abgesteckt, auf der die Psychosomatik gedeihen sollte. Die **heilige Siebenzahl** der Psychosomatik umfaßt die Krankheiten:
- Ulcus duodeni
- Colitis ulcerosa
- Essentielle Hypertonie
- Rheumatoide Arthritis
- Hyperthyreose
- Neurodermitis
- Asthma bronchiale

Die Folge war, zumindest anfänglich, daß nun sehr häufig ein „Abschotten" anderen Richtungen gegenüber einsetzte. Forschungen der einen Universität konkurrierten mit denen einer anderen. Langsam setzte, auch kaum merklich, eine Entwicklung ein, die dem Bemühen, eine Verbindung zwischen Seele und Körper zu erreichen, sie als ein Begriff zu sehen, zuwider lief: Durch die Gründung von Lehrstühlen, Zeitschriften und eigenen Schulen besteht die Gefahr, die Verbindung wieder zu verlieren.

Als weiterer Kritikpunkt kam hinzu: Ist die in psychosomatischen Fachabteilungen angewandte Medizin denn wirklich psychisch *und* somatisch? Man kann sich des Eindrucks nicht erwehren, daß dort fast ausschließlich psychotherapeutisch gearbeitet wird. Für die Beurteilung des Blutdrucks, des Magengeschwürs oder der Ausprägung der Kolitis steht dann ein „somatischer" Fachkollege bereit. Hier sehen wir in aller Regel keine Integration.

Zum anderen stellt sich die Frage: Wenn nur die Medizin für sich in Anspruch nehmen will, „einheitlich" oder „ganzheitlich" (um zwei Modewörter zu benutzen) zu betreuen, wo bleibt denn dann die Pflege? Wo bleiben die anderen Berufsgruppen?

Wir stehen auf dem Standpunkt, eine **ganzheitliche** Betreuung kann nur dann erfolgen, wenn alle Angehörigen von Berufsguppen,

1 Einleitung und Entwicklung des Begriffs „Psychosomatik"

die mit einem Kranken zu tun haben, gleichberechtigt und gleichgewichtig die selbe Idee vertreten. Uns kommt es also auf eine **Integration** der verschiedenen Bereiche an.

> Unter **integrativer psychosomatischer Medizin** verstehen wir die Art, einen Menschen zu betrachten, die prinzipiell in jeder Situation, besonders aber in erlebter Krankheit, Seele und Körper gleichrangig sieht, und die das Ineinandergreifen verschiedener Berufsgruppen zur Betreuung eines Menschen fördert.

Wir sind gar nicht so sehr Anhänger von neuen Schulen, neuen Lehrstühlen und neuen Fachzeitschriften zur Verbreitung einer integrierten Sichtweise. Wir meinen, in jedem Gespräch mit einem Patienten, in jeder Verrichtung sollte sich diese ganzheitliche Betrachtungsweise (das ist allerdings ein Begriff, den wir wegen seines so häufigen Gebrauchs für gar nicht mehr aussagekräftig halten) durchsetzen, weil ja kein Mensch nur aus den Zellen seines gerade gegipsten Schienbeines oder aus denen seiner übermässig arbeitenden Schilddrüse besteht – auch wenn wir leider häufig so tun!

2 Modelle psychosomatischer Erkrankungen

Kennt die Medizin den Unterschied zwischen einem lebenden Körper und einer Leiche?
Man darf vermuten: ja, denn recht eigentlich geht man ja zum Arzt, damit alles getan werde, diesen Unterschied möglichst lange wirksam werden zu lassen.
Dennoch halten wir es für fraglich, ob die meisten Mediziner wirklich über diese beiden Aspekte informiert sind.[*]
Wie kommen wir zu dieser doch fast schon beleidigenden Ansicht?
In aller Regel werden am Menschen Teile untersucht, die ihn ganz und komplett darstellen sollen. Dem Gastritiker wird eine Gewebsprobe entnommen, aus dieser histologischen Klärung wird auf sein Wesen geschlossen. Der Hypertoniker bekommt ein Langzeit-Blutdruckgerät umgeschnallt, es wird schon die wichtigsten Ergebnisse liefern. Und der Infarktpatient bekommt nach seiner Thrombolyse auch noch ein Belastungs-EKG.
In allen drei Fällen sehen wir nur vereinzelte Untersuchungen, die jedoch – so sind wir es gewöhnt, und so haben wir es schließlich ja auch gelernt – für den ganzen Menschen stehen sollen: Die histologische Abklärung des Gastritikers soll Aufschluß über die Ursache seiner Beschwerden geben, das Blutdruckgerät erklärt uns das Leiden des Hypertonikers und durch das Belastungs-EKG erfahren wir alles über den Infarktpatienten. *Pars pro toto* nannten dies unsere Vorfahren: einen Teil für alles nehmen.
Natürlich kommen wir ohne die genaue, auch feingewebliche Untersuchung nicht aus – verwundert es aber, dies nur nebenbei, daß diese Untersuchung bei einem Pathologen durchgeführt wird, der sonst nur Leichen zu seiner Klientel zählt?
Wir haben teilweise den Blick für das *totum*, das Ganze verloren und starren desto interessierter auf die *pars*, den Teil. Wenn ein Lebewesen nur und ausschließlich aus Zellen und den Zellfunktionen bestünde, ohne daß wir etwas hätten, was es uns als Lebewesen unverwechselbar macht, worin besteht dann ernsthaft der Unterschied zwischen einem Menschen und einem Bimsstein, oder zwischen einem lebenden und einem toten Körper?
Letztlich ist dies der Hintergrund, vor dem sich die Psychosomatik erklären muß. Wir müssen überlegen, weshalb aus einem Streit zwischen Eheleuten ein Magengeschwür oder aus einem Beinbruch trotz aller sorgfältigen Behandlung eine nicht heilende Wunde entsteht, während der Ehemann gleichzeitig heftig-lockere Abende verlebt.

Psychosomatische Krankheitserscheinungen

Wir nennen ein Krankheitszeichen ein Symptom. In der Psychosomatik sind sie erheblich vielgestaltiger als in der übrigen Medizin. Sie sind zumeist auch nicht einheitlich, sie können innerhalb der Krankheit wechseln.
Die Krankheitszeichen reichen von fast „reinen" seelischen Erscheinungen zu fast „reinen" körperlichen Symptomen. Wir können nach Michael Ermann unterscheiden zwischen

- seelischen Störungen
- Verhaltensstörungen
- Charakterstörungen

---

[*] Wir unterscheiden hier übrigens auch ganz keck zwischen Ärzten und Medizinern.

- Organfunktionsstörungen
- organischen Erkrankungen

Von oben nach unten nimmt bei dieser Aufzählung der Anteil der organischen Beteiligung zu.

Dies sind die typischen Bereiche der psychosomatischen Medizin, die sich in der ja schon im 1. Kapitel dargestellten Auflistung der „heiligen Sieben" der psychochosomatischen Krankheiten darlegen lassen.

Wir möchten noch einmal betonen, daß wir die *Integration* eines psychosomatischen Denkens für sehr wichtig halten, also eben nicht ein neues Spezialgebiet darstellen wollen. Deswegen sind uns die „heiligen Sieben" auch zu wenig.

Und aus diesem Grunde ist die Aufzählung von Ermann auch nur als Modell zu sehen, als Anhaltspunkt, welche verschiedenen Formen möglicher Ursachen es für die seelische Beteiligung an organischen Krankheiten, für die organische Beteiligung an seelischen Störungen und für das gemeinsame Auftreten beider Möglichkeiten gibt.

Entstehungsvorstellungen

Oft wurde darüber diskutiert, wie denn nun direkt aus einem Leiden ein anderes werden könne. Es gibt hierzu eine Vielzahl von Vorstellungen, die jetzt nicht alle aufgezählt werden sollen (und können). Betrachtet man aber die Diskussionen genauer, so fällt auf, daß in der Hauptsache nur zwei grundsätzliche Konzepte zu erkennen sind.

Analytische oder tiefenpsychologische Konzepte

Dies ist das Modell, das in der Hauptsache von Sigmund Freud und seinen Schülern entwickelt worten ist. Zwar umfaßt die Tiefenpsychologie mehr als die Psychoanalyse Freuds, alles hat aber die gleichen Wurzeln. Die Verbindung zur Psychosomatik liegt in dem Grundgedanken begründet, daß einerseits Störungen eines normalen physiologischen Ablaufs beobachtet werden können, andererseits die Ursache hierfür in einem gestörten Verhalten zu suchen ist, das zumindest in einem bestimmten Lebensabschnitt zu einer bestimmten Situation notwendig und sinnvoll war.

Aus der Vielzahl von Konzepten, die hier zur Erklärung vorliegen, wollen wir wenige herausgreifen:

Die Konversionstheorie

Hier wird ein *Triebwunsch* unterstellt, der aus äußeren Gründen (Hindernisse) und inneren Gründen (Moral) nicht ausgeführt werden kann oder als nicht akzeptabel erscheint. Es kommt in der Folge zu einer *Verschiebung* dieses Wunsches in den Bereich des körperlichen Erlebens mit der Ausbildung von *körperlichen Symptomen*. Ganz wesentlich hierbei ist die sog. Organwahl des Triebwunsches. Aus bestimmten inneren und äußeren Gründen kommt nicht jedes Organ gleichberechtigt als „Symptomträger" in Betracht. Freud verlangt ein somatisches Entgegenkommen, das einen bestimmten körperlichen Faktor beinhaltet, daß nun gerade jetzt dieses und nicht ein anderes Organ für die Ausbildung der Störung ausgewählt wird. Theoretisch kann hier jedes Organ in Frage kommen, in der Regel werden aber genetisch oder durch Erfahrungen besonders hervorgehobene Organe gewählt.

Vegetative Neurose (Organneurose)

Dies ist ein von dem Altmeister der Psychosomatik Franz Alexander geprägter Begriff, der vielleicht anfangs mehr Verwirrung als Erhellung stiftet. Er geht davon aus, daß eine Gruppe von Krankheiten wie Ulcus duodeni oder Asthma bronchiale u.a. auf der Grundlage einer neurotischen Fehlentwicklung entsteht. Dem Modell von Alexander und dem von Freud ist gemeinsam, daß bei beiden von einer nicht abgeführten Energie ausgegangen wird, die dann die Störung im Körper sucht. Während es bei Freud die Energie des Triebwunsches ist, sieht Alexander sie als emotionale Spannung.

Alexithymie

Uns war wirklich nicht ganz wohl bei der Niederschrift dieses Wortes. Wir hatten nämlich vor, Fremdwörter nur zu benutzen, wenn es unumgänglich ist. Bei der Alexithymie scheint es so zu sein. Kurz beschrieben, bedeutet Alexithymie *Sprachlosigkeit des Gefühls*. Hiervon Betroffene können ihre Gefühle kaum in Worte fassen, sie können zugleich Empfindungen kaum annehmen. Sie denken eher mechanistisch, sind in der Regel als eher phantasiearm und unlebendig beschrieben. Dadurch haben sie häufig kaum den rechten Bezug zum eigenen Ich. Oft hängt ein Mangel an Selbstwertgefühl mit dieser Erscheinung zusammen. Dies ist der Grund, weshalb Alexithyme abhängig sind von ihrer Bezugsperson und deren Zuwendungen. Sie haben kaum eigene Wertvorstellungen, sondern übernehmen häufig die des Partners. Zur Aufrechterhaltung dieses Zustands werden oft bestimmte Ereignisse (*Realität*) nicht wahrgenommen oder ausgeblendet. Dies wiederum führt über Abwehrvorgänge zur Symptombildung des Körpers. Viele Arbeiten haben sich mit diesem Bild beschäftigt, am heftigsten wird wohl derzeit in München dieses Problem bearbeitet.

Anthropologische Medizin

Sie ist eng verknüpft mit dem Internisten Viktor von Weizsäcker, einem Onkel unseres ehemaligen Bundespräsidenten. v. Weizsäcker geht davon aus, daß jede Krankheit (und damit ist nicht nur jede psychosomatische gemeint) zu bestimmten Zeiten ihren Sinn habe. Ein Mensch *habe* also nicht nur eine Krankheit, er *mache* sie auch. Ganz eng hängt diese Auffassung also mit den Wertvorstellungen eines Menschen zusammen – und damit, welchen Sinn er im Leben sehe.

Die tiefenpsychologischen Schulen gehen also von zwischenmenschlichen und innerseelischen **Konflikten** aus, die der Mensch mit sich nicht ohne Hilfe einer körperlichen Erkrankung lösen kann. Das Körpersymptom ist damit nicht nur Zeichen für den Konflikt, sondern auch gleichzeitig Teil des Konflikts selbst. Es ist damit gleichzeitig Ablenkung und Bestrafung.

Lerntheoretische Erklärungsversuche

Die Lerntheorie geht prinzipiell davon aus, daß Vorgänge sich beeinflussen lassen. Eigentlich ist das ja keiner Rede wert, wichtig ist die Hervorhebung, daß sich, lerntheoretisch gedacht, *sämtliche* Vorgänge beeinflussen lassen. Es spielt demnach keine Rolle, ob diese Vorgänge physiologisch sind, wie die Antwort einer Zelle auf das Hinzuschütten von Elektrolyten, oder ob diese Vorgänge sich im zwischenmenschlichen Bereich abspielen, wie z.B. der gemeinsamen Trauer nach dem „Englandtor" (dem 3:2 für England im Fußball-Weltmeisterschaftsendspiel 1966, als ein als Tor gegebener Lattenknaller eine ganze Nation in Trauer und Bestürzung kippte[*]).

Da es verschiedenes Lernen gibt, interessiert uns hier das **soziale Lernen** besonders. Hier wird angenommen, daß Reize von Personen und Situationen ausgehen, die eine Reaktion bei anderen hervorrufen. An einem Beispiel von Paul Watzlawick sei das erläutert: Eine Mutter aus der Schicht der oberen Zehntausend besucht offenkundig mulmig ihren Sohn in einer psychiatrischen Anstalt. Der hat wohl bereits lange auf sie gewartet, läuft ihr entgegen und umarmt sie heftig. Der Mutter ist dieses Verhalten vor den Augen aller sehr peinlich und sie macht Abwehrgesten. Sofort läßt der Sohn sie los und steht mit traurigem Gesicht da. Hierauf antwortet die

---

[*] Nur den damaligen Bundespräsidenten, Heinrich Lübke, nicht, der sich wegen seiner Äußerung „Ich habe es genau gesehen: Der Ball war drin." noch lange in der Öffentlichkeit verteidigen mußte.

Mutter: „Warum stehst du denn so traurig herum? Du mußt dich deiner Gefühle doch nicht schämen."

Hieran können wir erkennen, daß die Handlungen von anderen Reize sind, auf die wir reagieren („kommunizieren" nennt Watzlawick eine Reaktion im zwischenmenschlichen Bereich). Es gibt demzufolge keine Möglichkeit, nicht miteinander auf irgendeine Art zu kommunizieren. Auch Schweigen oder Interesse für andere Dinge sind Reaktionen oder Kommunikationen (das vielsagende Schweigen oder das abstoßende Desinteresse).

Es kommt nun auf Form und Inhalt dieser Kommunikation an. Lernt der Betroffene, auf bestimmte Reize entsprechend zu reagieren, so entwickelt er einen eigenen Vorrat an Reaktionsmöglichkeiten. „Passen" die Reaktionen nicht mehr oder werden sie nicht wie erwartet beantwortet, so reagiert der Körper auf andere Weise, oft mit der Entwicklung einer Krankheit.

Das noch später beschriebene Typ-A-Verhalten ist ein solches Verhaltensmuster mit Krankheitswert in bestimmten Fällen. Die hiervon betroffenen Menschen sind in aller Regel nicht von Natur aus hektisch und umtriebig, sondern sie haben gelernt, daß diese Art von Verhalten die für sie beste Form ist, mit anderen zu kommunizieren. Gleichzeitig führen sie aber physiologische körperliche Funktionen wie Blutdruck und Herzfrequenz in Bereiche, die wir schon als krank bezeichnen.

 Zusammenfassung: Tiefenpsychologische Vorstellungen und Lerntheorien beschreiben unterschiedliche Möglichkeiten zur Entwicklung einer psychosomatischen Erkrankung. Sind es, dies ganz grob verallgemeinernd, auf der einen Seite nicht abgeführte Energien, so führen auf der anderen Seite gelernte Verhaltensweisen zu körperlichen Störungen oder Schäden. Beides muß gemeinsam gesehen werden, um einen möglichst umfassenden Blick über den Patienten zu gewinnen.

Aus beiden Bereichen haben sich auch entsprechende Therapieformen entwickelt.

3 Therapieverfahren

Als Therapieverfahren müssen wir zwei Formen von Therapie ansehen: Zum einen die „somatische" Behandlung mit den üblichen Methoden, wie sie in den speziellen Lehrbüchern dargestellt werden, und zum anderen die verschiedenen Psychotherapieverfahren. Wenn wir hier ganz allgemein von Therapieverfahren sprechen, so meinen wir in erster Linie die Psychotherapie. Besonderes Augenmerk aber wollen wir auf die „unspezifischen" Psychotherapieeffekte legen, denn sie sind es, die schon bei eigentlich alltäglichen Begegnungen wirken.

Die somatische Behandlung läuft selbstverständlich nicht neben oder hinter oder vor der Psychotherapie her, sondern mit ihr. Wir meinen, eine zielgerichtete und erfolgversprechende Körperbehandlung kann nicht ohne gleichzeitige psychische Führung geschehen. Dazu möchten wir noch einmal aus einen 2500 Jahre alten Buch zitieren, dem schon angeführten Stück *„Charmides"* von Plato:

Auch du hast vielleicht bereits davon gehört, daß gute Ärzte ihren Patienten, die sich wegen Augenschmerzen an sie wenden, erklären, sie könnten eine Augenbehandlung nicht für sich allein vornehmen. Sie müßten vielmehr den Kopf auch noch behandeln, wenn die Augen in Ordnung kommen sollen. Darüber hinaus sei es höchst unvernünftig anzunehmen, man könne den Kopf für sich allein ohne den ganzen Körper heilen. Aus diesem Grund nun beziehen sie ihre Anordnungen auf den ganzen Körper ...

... Zalmoxis behauptet, wie man nicht die Augen ohne den Kopf und nicht den Kopf ohne den Körper zu heilen versuchen solle, genauso auch nicht den Körper ohne Seele.

Das Wissen um psychophysische Zusammenhänge ist also bereits uralt, die Anwendung allerdings nicht.

Dieses Kapitel soll, trotz des Titels, der dies nicht ahnen läßt, eine knappe Zusammenfassung der gängigen Psychotherapieverfahren sein. Auch hier können wir wieder behaupten wie bei der Vorstellung der Ideen, wie sich eine Krankheit psychosomatisch entwickeln kann, es gibt im großen und ganzen lediglich zwei wirklich verschiedene Verfahren.

Psychotherapieeffekte

Wir unterscheiden ganz grob zwischen
- unspezifischen
- und spezifischen Therapieeffekten

Zu den **unspezifischen** Wirkungen (oder Wirkfaktoren) rechnen wir:
- Schaffung eines Klimas, in dem der Patient sich frei und unbesorgt fühlen kann.
- Annahme des Patienten, sich ernst genommen fühlen zu können.
- Menschliche und therapeutische Kompetenz des Behandlers.
- Fähigkeit des Patienten, aus der Begegnung mit dem Therapeuten Nutzen ziehen zu können.

Daraus können wir ersehen: Es genügt bei weitem nicht, einfach nur ein „guter Mensch" zu sein. Es gehört zu einer effektiven Therapie auch das „Drumherum", Patient und Therapeut müssen zueinander passen (ein sehr vorsichtiger, nachdenklicher und eher menschenscheuer Therapeut ist in aller Regel nicht der Idealpartner für einen erfolgs- und befehlsgewohnten Geschäftsmann), auch der Behandler muß Konflikte aushalten können, zudem muß er in seinem Fach „fit" sein.

Dies sind ansonsten fast die Regeln eines normalen Gesprächs, das z.B. mit Freunden in einer Krisensituation geführt wird. Schauen wir uns die unspezifischen Effekte noch einmal Punkt für Punkt an, so erkennen wir, daß wir sie sowohl im alltäglichen Berufs- als auch im Privatleben längst anwenden:

Klima

Das als „therapeutisches Klima" beschriebene „Drumherum" wird von uns ja immer dann eingesetzt, wenn wir insbesondere ernste Gespräche führen wollen, sei es mit einer Patientin über ihre schwere Erkrankung, sei es mit einem Freund über den Streit mit seiner Freundin oder sei es im Gegenteil als Vorfreude, wenn wir uns selber eine Freude machen wollen und alles gemütlich herrichten. Der Patient merkt an der Umgebung, daß man ihn und sein Leiden ernst nimmt. Im Vorbeirauschen oder stehend in der vollbesetzten Straßenbahn wird man z.B. ja auch dann nur einen Heiratsantrag machen, wenn man dafür im Fernsehen vorgeladen wird.

Ernstnehmen des Patienten

Wenn wir selbst den Eindruck haben, derjenige, den wir in einer ganz persönlichen Angelegenheit um Rat fragen, lacht sich heimlich einen Ast, werden wir von Stund an keine persönlichen Gespräche mehr mit ihm führen. Nicht anders ist es natürlich auch im beruflichen Alltag. Patienten haben sehr oft eine existenzbedrohende Erkrankung und wollen natürlich diesem Ernst entsprechend angenommen werden. Sind wir selber aus vielerlei Gründen dazu nicht in der Lage (im Nebenzimmer sitzt gerade jemand auf dem Schieber, die Visitenbesprechung ist angekündigt, der Dienstschluß mit dem unaufschiebbaren Gang zur Post naht usw.), so sollten wir dies dem Patienten auch so deutlich sagen: Im Moment kann ich Ihnen nicht mit meiner ganzen Konzentration zur Verfügung stehen, ich möchte Sie bitten, mich für einen Moment (oder für heute) zu entschuldigen, biete Ihnen aber für später dieses Gespräch an oder bitte meine Kollegin hinzu. In dieser Offenheit gesagt, wird in aller Regel jeder die Probleme der Schwester einsehen.

Er wird sich vor allem deswegen ernst genommen fühlen, weil er den richtigen Eindruck gewinnt, hier habe ich einen Gesprächspartner, der mir einerseits wirklich voll und ganz zur Verfügung stehen will, und andererseits nicht nur aus Ziergründen neben mir sitzen und mir zuhören will.

Menschliche Kompetenz

Das ist ein nicht zu unterschätzender Faktor. Jemand, der den Eindruck der Oberflächlichkeit, der Starrheit und der Distanz macht, kann schlecht als geeigneter Gesprächspartner akzeptiert werden, wenn es um tiefergehende Probleme geht, die einer flexiblen Lösung bedürfen. Mein Gesprächspartner muß vertrauensvoll mit meinem Problem umgehen können, sonst brauche ich mich ihm nicht anzuvertrauen. Wir beobachten deshalb im Stationsalltag immer wieder, daß einige wenige Schwestern und Pfleger oft eine Art Vertrauensstellung bei einigen Patienten haben, während andere kaum oder sogar gar nicht in diese Rolle schlüpfen. Genauso ist es mit verschiedenen Stationsärzten: Diejenigen, die ausschließlich *direktiv* („Wir machen das jetzt so, wie ich es für richtig halte, oder gar nicht!") behandeln, sind nur selten in der Rolle einer Vertrauensperson.

Therapeutische Kompetenz

Ein Grund für die gerade im Medizinbetrieb immer mehr zunehmende Spezialisierung ist der Wunsch der Patienten, von einem auf seinem Gebiet hochkompetenten Partner behandelt zu werden. In der Pflege ist es nicht anders. Auch hier gilt ja gerade die Schwester oder der Pfleger als besonders gut, der mit Umsicht und Geschick seine Aufgaben schonend und sorgfältig verrichtet. Von meinem Gesprächspartner erwarte ich eine gute Ausbildung und Fähigkeiten auf seinem Gebiet. Bin ich also mit diesen Anforderungen im Einklang, kann ich mir Kompetenz zuerkennen. Ein in seiner Krankheit von den Pflegekräften abhängiger Patient mißt an dieser Kompetenz ja auch das Vertrauen, das er entgegenzubringen bereit ist. Die Pflegekraft soll schon von ihrer Arbeit etwas verstehen können, dann bin ich bereit, auch etwas von mir durchblicken zu lassen.

Fähigkeit des Patienten, aus der Begegnung mit mir Nutzen zu ziehen
Traue ich dem Patienten nicht zu, aus einem Gespräch oder einem Beisammensein mit mir Gewinn und Nutzen zu ziehen, stellt sich automatisch die Frage: Liegt es an ihm – oder an mir? Ich muß selbst Bedingungen schaffen, daß ein Gespräch nicht nutz- und sinnlos verläuft. Kommt ein Patient gerade von einer Bronchoskopie zurück, noch sediert und schläfrig, so ist ein Hinweis auf ein sicherlich gut ausfallendes Histologieergebnis ehrenwert, bringt aber überhaupt nichts. Solche Umstände bzw. deren Behebung sind für ein auch therapeutisch anzuwendendes Gespräch sehr wichtig. Weiter dürfen wir uns auch nicht davor scheuen, uns einzugestehen, daß manche Patienten mit unseren Erklärungen oder Hinweisen intellektuell nichts anfangen können. Wir brauchen deswegen nicht auf Kommunikation zu verzichten, wir müssen sie nur anpassen. Auch das ist eine Kunst, die entscheidend mit zu den unspezifischen Wirkungen einer jeden Psychotherapie beiträgt.

Nun wird sich sicherlich mancher fragen: Ist das denn schon Psychotherapie? Ja, das ist schon Psychotherapie. Denn:

> Psychotherapie ist die psychologische Einflußnahme auf Krankheiten oder Störungen, vornehmlich durch das Gespräch. Sie kann durch unspezifische Effekte wirken oder durch spezifische, der Art der zugrundeliegenden Theorie entsprechend.

Zu den **spezifischen** Effekten wollen wir die beiden grundsätzlichen Therapieformen, Tiefenpsychologie oder Psychoanalyse auf der einen Seite und Lern- oder Verhaltenstherapie auf der anderen Seite, ebenfalls besprechen.

Tiefenpsychologie

Diese Methode ist abgeleitet aus der großen Psychoanalyse Sigmund Freuds. Bei ihr wurde der Patient etwa drei- bis sechsmal pro Woche über Jahre hinweg zu einer Sitzung einbestellt. Während der Patient entspannt auf einer Couch oder Liege ruht, berichtet er alles, was ihm gerade einfällt – das ist die sogenannte freie Assoziation. Oft gibt es hier Widerstände zu überwinden, die der Patient dann aufbringt, wenn er sich zu bloß oder in seiner Entscheidungsfreiheit beeinträchtigt fühlt. Diese Widerstände werden ebenfalls bearbeitet. Der am Kopfende sitzende Therapeut sitzt außerhalb des Blickfeldes des Patienten und folgt dem Assoziieren mit „gleichschwebender Aufmerksamkeit". Auch er wird Assoziationen zu dem Gesagten hervorbringen, die die Verbindung zwischen Patient und Analytiker widerspiegeln. Eine wichtige Grundregel ist die absolute Abstinenz: Der Analytiker vermeidet jegliche Anweisungen oder gar Handlungen, private Kontakte zum Patienten sind absolut verboten.

Die spezifischen Effekte aus der Psychoanalyse sind Folgerungen aus den gemeinsam zwischen Patient und Analytiker erarbeiteten Deutungen. Sie erfolgen in einigen Stufen oder Schritten:

- Über die **Konfrontation** zwischen dem Gesagten oder einem Verhalten, mit dem sich der Patient beschäftigt, kommt es
- zur **Klärung**, in der erörtert wird, wie sich der Patient bei der Konfrontation fühlte, woraufhin dann die
- **Interpretation** folgt, die das Geschehene erkären soll. Es gibt verschiedene Deutungen, die z.B. den Inhalt oder Übertragungen betreffen.

Der spezifische Effekt einer analytischen Psychotherapie liegt also an einem deutlichen Mehr und Zugewinn von Erkenntnis, nicht nur über Vergangenes, sondern auch besonders im Umgang mit eigenen Schwierigkeiten. Aus diesem Zugewinn von Erkenntnis soll dann in der Zukunft das Vermeiden dieser Schwierigkeiten folgen.

Verhaltenstherapie

Sie ist sozusagen die angewandte Form der Lerntheorie.

Unter Verhalten wird nicht nur das erkennbare Verhalten verstanden, sondern auch Prozesse, die auf emotionaler, physiologischer und kognitiver (erfahrender) Ebene verlaufen.

Sie ist prinzipiell ein altes Verfahren, rechnet man die Erziehung oder schon die Futtersuche der Tiere hinzu, das älteste menschliche Verhalten überhaupt, um zu überleben.

Dadurch, daß ich eine Beere, die mir beim ersten Essen Kopfschmerzen, Übelkeit und Luftnot beschert hat, nun nicht mehr esse, habe ich schon eine Verhaltenstherapie durchgemacht: Ich habe auf einen Reiz („schöne, saftig-rote Beere an einem grünen Busch") bei gleichzeitig bestehender physiologischer Bereitschaft („Hunger") eine Reaktion kennengelernt („Beinahe gestorben"), die mich in Zukunft den Genuß dieser Beere eher fürchten läßt. Und wäre ich übrigens an dem Verzehr dieser Beere verstorben, so hätte auch das eine Verhaltensänderung bewirkt: Die Leute meines Krals wüßten, wovor sie sich in acht zu nehmen hätten – allerdings hätte mir das nicht mehr sehr viel genutzt.

Die Verhaltenstherapie setzt also auf Lernerfahrungen, um bestimmtes Verhalten zu ändern. Bekannt ist der Pawlow'sche Hund, der auf einen Reiz, der ursprünglich nicht in Zusammenhang mit einem natürlich vorkommenden Reiz steht („Glockenton beim Darreichen von Essen") und nach einer Lernphase auch bei Ertönen der Glocke *ohne Essen* so reagierte, als wenn er zu essen angeboten bekäme: Er sabberte (übrigens gut zu beobachten, da Pawlow seinem Hund operativ die Speicheldrüsen nach außen gelegt hatte).

Ganz so einfach stellt sich eine Verhaltensänderung aber nicht dar, zumal das soziale Leben im 20. Jahrhundert ja auch meist komplexer verläuft als das Darreichen von Essen im Zusammenhang mit einem Glockenschlag.

Die Verhaltenstherapie kennt verschiedene Methoden, von denen wir einige zumindest ansprechen wollen..
- Methoden der Reizkonfrontation (Desensibilisierung, Reizüberflutung)
- Modellernen
- Kognitive Umstrukturierung
- Selbstkontrollverfahren

Methoden der Reizkonfrontation

Kernpunkt hierbei ist die selbstgemachte Erfahrung, daß bestimmte Reize oder Situationen so unüberwindbar schlimm nicht sind, wenn ich mich ihnen stellen kann. Bei der systematischen Desensibilisierung wird deshalb im Vorgriff eine Entspannungsmethode geübt, bis sie beherrscht wird. Das kann z.B. das autogene Training oder die Muskelentspannung nach Jacobson sein. Setze ich mich jetzt unter den Bedingungen der erlernten Entspannung diesem ansonsten erregenden und vielleicht angstmachenden Reiz aus, so sehe und erfahre ich, daß die Entspannung meine Angst überwiegt - der Reiz macht mir keine Angst mehr.

Diese Methode kann man beispielsweise sehr gut im Zusammenhang mit Phobien wählen, also Furchtreaktionen vor einem Objekt, wie z.B. die Arachnophobie (Spinnenangst). Nach Erlernung der Entspannung kann ich nun in gestufter Annäherung mir eine Spinne erst einmal vorstellen, später vielleicht in einem Buch ansehen, dann im Nebenzimmer in einem Käfig schlafen sehen usw., bis ich es vielleicht schaffe, sie mir über die Hand laufen zu lassen. Dabei erfahre ich, daß ich weder vor Angst sterbe noch daß mir etwas anderes passiert. Damit ist die Phobie eigentlich behandelt.

Die Reizüberflutung arbeitet ähnlich, nur nicht so stückweise. Übertragen auf das Beispiel hier würde es bedeuten, daß ich entweder einen Film von wimmelnden Spinnen sehen oder mich plötzlich in ein Spinnennest hocken muß. Dabei gebe ich dauernd meine

Angst an – und merke plötzlich: Nach einer gewissen Zeit ist die Angst vorbei und mir ist gar nichts passiert, ich habe die Angst ausgehalten, die höchste Angst sogar, ich habe dabei begriffen, die Angst ist aushaltbar, ohne daß ich weglaufen oder mich verstecken muß. Diese Form der Behandlung wird häufig mit sehr guten Erfolgen bei Eßstörungen (Bulimie) eingesetzt.

Kernpunkt der Reizkonfrontation ist das Erleben, nicht wehrlos einem Reiz gegenüber zu sein, sondern ein Erschöpfen der erlernten Reaktion zu bemerken.

Modellernen

Schon aus dem Kindergarten kennen wir die Erfahrung, daß die Gruppenleiterin oft ein Modell für die Kinder ist. Wenn Dagmar findet, Kakao schmecke gut, so werden es sehr viele Kinder ebenfalls tun. Sie werden auch wie Dagmar die Servietten für das Gartenfest falten usw.

In der Therapie wird dieses Verfahren besonders im Selbstsicherheitstraining angewandt, sonst wird es eher zurückhaltend eingesetzt.

Kognitive Umstrukturierung

Dieses Verfahren basiert auf den Überlegungen des kognitiven, also erkennenden Lernens. Im Prinzip ist dieser Punkt in allen verhaltenstherapeutischen Ansätzen enthalten. Der Prozeß der Veränderung wäre ohne eine kognitive Umstrukturierung ja überhaupt nicht vorstellbar.

Ein wichtiger Punkt in der Behandlung mit kognitiver Umstrukturierung ist der Bereich der Problemlösestrategien. Hier wird innerhalb von vier (bei manchen fünf) Stufen ein Problem beschrieben, Alternativen dazu gesucht, Entscheidungen getroffen und schließlich der Erfolg kontrolliert. Dieses Training ist besonders gut und erfolgreich bei eng umschriebenen Problemen anzuwenden.

Selbstkontrollmethoden

Dies ist im eigentlichen Sinne kein eigenes Verfahren, sondern der Endpunkt aller beschriebenen Verfahren. Zum Abschluß einer Verhaltenstherapie werden Verfahren eingeübt, die den Patienten befähigen sollen, über eine Kontrolle der eigenen Tätigkeiten und Handlungen zu verfügen. Insbesondere bei Eßstörungen oder auch bei unterstützender Therapie der Migräne ist eine sichere Beherrschung der Selbstkontrollmethoden zur Sicherung des Erfolges unabdingbar. Wie schwer das sein kann, hat jeder Diskothekenbesucher schon an sich selbst gesehen: Vor dem Auftritt waren die Haare und das „Outfit" noch voll in Ordnung, aber jetzt? Wie sehe ich aus? Woran kann ich erkennen, daß noch alles so sitzt, wie es sein soll? Und stehe ich nach dem Tanz locker genug am Tresen oder an der Säule? Wo muß ich mich korrigieren?

Jemand mit erlernter Methode der Selbstkontrolle wüßte, was hier zu tun ist!

Krankheitsgewinn

Den „Gewinn", den jemand aus einer Krankheit zieht, kann man natürlich nicht als Therapieverfahren bezeichnen. Aber letztlich geht die Idee des Krankheitsgewinnes auf Lern- oder Verhaltenstheorien zurück, so daß sich eine kurze Besprechung dieser Idee an dieser Stelle anbietet.

 Ein Krankheitsgewinn ist der Nutzen, den jemand aus seiner Erkrankung ziehen kann.

Das klingt auf den ersten Blick verwirrend, denn inwiefern sollten permanente Magenschmerzen nützlich sein? Durch die Erkrankung werden aber soziale Verhaltensweisen ausgelöst, die dem Kranken helfen sollen und möglicherweise dadurch die Erkrankung nützlich werden lassen.

Wir unterscheiden zwei Formen:
- primären Krankheitsgewinn,
- sekundären Krankheitsgewinn.

Als **primären Krankheitsgewinn** bezeichnen wir die direkte Entlastung, die sich aus der Art der Erkrankung ergibt. Ein Beinamputierter wird eben nicht mehr im Postzustelldienst eingesetzt. Er wird vielmehr medizinisch behandelt, geschont und gepflegt. Gleichzeitig aber wird erwartet, daß er alles tut, um schnell wieder gesund zu werden.

Der **sekundäre Krankheitsgewinn** ist die Summe der sich an eine Krankheit anschließenden sozialen Verhalten. Ein Patient kann berentet, von bestimmten Aufgaben komplett entbunden oder geschont und sozial „entpflichtet" werden. Ein auf diese Weise gewinnender Patient kann dermaßen viel Nutzen aus seiner Krankheit ziehen, daß man meinen könnte, die Ursache für seine Krankheit liege in dem erwarteten Gewinn. Schnell ist ein solcher Patient als „Drückeberger" oder „Faulpelz" verschrien, der es sich auf Kosten der Allgemeinheit gut gehen läßt.

Eine scharfe Trennung zwischen primärem und sekundärem Krankheitsgewinn ist nicht immer möglich. Man kann aber sagen, der primäre Gewinn hängt eng und direkt mit der Erkrankung zusammen, der sekundäre ist eher eine Folge der Erscheinungen.

4 Krankenpflege im Rahmen eines integrierten Konzepts

Der Hauptunterschied zwischen Medizin und Pflege liegt wohl darin, daß sich die Medizin im wesentlichen um den *Befund* kümmert, während die Pflege es eher mit dem *Befinden* des Patienten zu tun hat.

Daraus ergibt sich, daß die Medizin, zumindest die Medizin, wie wir sie heute betreiben, sich um Daten und objektivierbare Untersuchungsergebnisse bemüht: Um zu hohe Cholesterinwerte, einen Magenpolypen oder Blutdruckspitzen zu bestimmten Zeiten.

In der Pflege bemühen wir uns eher um subjektive Eindrücke, sei es seitens der Patienten oder der Pflegenden. Schmerzangabe oder Durst z.B., Müdigkeit oder Appetitlosigkeit sind Angaben, mit denen wohl eher der Pfleger als die Ärztin konfrontiert wird.

Damit wir nicht falsch verstanden werden: Sicher sind diese Angaben in der Medizin auch wichtig und sicher ist für die Pflege ebenfalls ein hoher Blutdruck oder eine erhöhte Temperatur wichtig (auch dies sind ja „objektivierbare Daten"). Darum geht es aber eigentlich in erster Linie gar nicht.

> Es geht uns darum, herauszustellen, daß die Medizin heutzutage ihre Überlegungen eher auf technisch erhobene Ergebnisse stützt (und wahrscheinlich stützen muß), während die Pflege nach wie vor vermehrt um die subjektiven, von anderen möglicherweise auch anders aufzufassenden Angaben und Erfahrungen bemüht ist.

Wir meinen den großen Unterschied zwischen Pflege und Medizin in diesem Bereich zu sehen:

> **Medizin** ist um objektive, damit distanzierte und sachliche *Befunde* bemüht

> **Pflege** kümmert sich um subjektives, damit näheres und intimeres *Befinden*.

Jede schematische Auflistung hat natürlich ihren großen Nachteil: Den des „Alles-über-einen-Kamm-Scherens". Und damit kann das Mißverständnis entstehen, Pflege sei unwissenschaftlich und alt. Das ist natürlich weder so gesagt noch so gemeint.

Pflege ist der subjektive Bereich und muß es bleiben, weil sie näher am Patienten und mit dem Patienten zu tun hat. Pflegeprozesse lassen sich selbstverständlich auch objektivieren, Richtschnur für die Pflegepersonalregelung sind ja relativ objektive Skalen wie die A-S-Einteilung gewesen. Aber die Erhebung eines Skalenwertes ist ja nicht die oberste Pflegeverrichtung, während es in der Medizin zumindest zum guten Ton gehört (unabhängig davon, ob es sinnvoll ist oder nicht), anzugeben, ob es sich z.B. bei dem Takajashu-Syndrom um den Typ II nach Edwards oder nach Ueno handelt.

In einem integrierten Konzept, das davon ausgeht, daß Menschen, in diesem Falle als Patienten, sich nicht in verschiedene Bereiche teilen lassen, sondern von verschiedenen Fachkräften betreut werden, die jedoch von einem gemeinsamen Menschenbild ausgehen, ergänzen sich Pflege und Medizin *nicht*. Das mag verwunderlich klingen. Aber um eine Ergänzung im Sinne von Vervollständigung kann es sich hierbei gar nicht handeln.

🖊 Nach unserer Auffassung sind Pflege und Medizin nur zwei verschiedene Methoden zur Erlangung desselben Ziels, nämlich der Wiederherstellung von sozialer, seelischer und körperlicher Gesundheit eines Menschen.

Das bedeutet ein gemeinsames und kollegiales Arbeiten am Patienten ohne hierarchische „Durchstrukturierung" einer Abteilung, in der die Pflegekräfte den Ärzten gegenüber in jeder Phase weisungsgebunden und untergeordnet sind. Es bedeutet allerdings auch Aufhebung der immer strikter werdenden Trennung zwischen „unseren" und „euren" Bereichen (was spricht, außer rein formalen und meist kaum nachvollziehbaren Gründen, z.B. gegen das Anhängen einer Elektrolytlösung durch eine Pflegekraft?).

Die Durchführung eines so dargestellten Konzeptes sieht viele gemeinsame Aktivitäten von Ärzten und Pflegekräften vor: Unbedingt gemeinsame Visiten, gemeinsame Fallbesprechungen und gemeinsame Erörterungen sog. Problempatienten.

Auf diese Weise können die beiden Aspekte des Krankseins, der objektive Befund und das subjektive Befinden, von kompetenten Fachkräften genügend berücksichtigt werden.

Gerade der psychosomatische Anteil am Krankheitserleben eines Patienten wird so durch die Verzahnung der beiden Bereiche Pflege und Medizin in großem Maße hervorgehoben.* Wir erleben auf dieses Weise die Annahme eines Patienten in seinen biopsychosozialen Dimensionen, also ganz. Allerdings bedeutet dies für Arzt und Pflegekraft ein Umdenken: Die bequeme „Hier wir – dort ihr"-Haltung würde genauso beendet sein wie das Nichtverantwortlichfühlen für andere Bereiche als die strikt vorgeschriebenen.

Dieses Schauen über den eigenen Tellerrand hat aber auch einen großen persönlichen Vorteil für alle damit Beschäftigten: den der Bereicherung in menschlicher und sozialer Hinsicht. Wenn wir die Erfahrungsberichte der Krankenschwestern Karin Krämer und Jutta Zenz im Sammelband „Integrierte Psychosomatische Medizin in Praxis und Klinik" richtig verstanden haben, so ist gerade dieser Hinweis auf einen Zugewinn an menschlicher Kompetenz die treibende Kraft bei der Umsetzung eines Konzepts, einer Idee gewesen, von der sich die beiden Schwestern haben leiten lassen.

Lassen sich Pflege und Medizin verbinden zu einem gemeinsamen Anliegen, zu einer gemeinsamen Arbeit ohne starre Trennung und ohne das doch zunehmende Abgrenzen zwischen beiden Bereichen, so sehen wir einen Gewinn für den Patienten, indem er von Fachkräften versorgt wird, die sich einem gemeinsamen Ziel nicht nur unverbindlich verpflichtet fühlen, sondern diesem auch gemeinsam nachstreben. Für die Mitarbeiter wird es einen Zugewinn an menschlicher und sozialer Kompetenz geben, der sich ablesen läßt an einer Zunahme des Interesses am Beruf und seinen Aufgaben.

Die Integration eines psychosomatischen Denkens und Handelns in Medizin und Pflege wirkt sich so doppelt positiv aus.

Im folgenden „Besonderen Teil" möchten wir einige Bereiche ansprechen, die wir für wichtig halten. Wir wissen dabei, daß dies kein *objektiver* Bericht wird, denn natürlich haben wir eigene Vorstellungen und Überlegungen, sind also *subjektiv*.

Das Konzept der „Aktivitäten des täglichen Lebens" (ATL) nach Roper und abgewandelt Juchli geht von bestimmten Tätigkeiten aus, die jeden Menschen ganzheitlich umfassen. Diese ATL beschreiben einen Menschen

- **in seiner Körperlichkeit:** seinem körperlichen Wohlbefinden und seinen körperlichen Störungen;
- **in seinem seelischen Leben:** seiner seelischen Gesundheit und seinen seelischen Störungen;

---

* Eigentlich warten wir immer noch auf ein Buch: *Krankenpflege für Mediziner und Ärzte* - aber wer schreibt es und wer liest es dann?

- **in seinem Leben als gemeinschaftsbezogenes Wesen.**

Der Mensch wird durch die ATL also als „bio-psycho-soziales" Individuum dargestellt. Dieser Darstellung möchten wir uns anschließen. Deswegen wird man auch nicht das Kapitel „Lungenerkrankungen" finden, sondern im Kapitel „ATL 3 Atmen" entsprechende Störungen beschrieben sehen. Natürlich gibt es auseinandergehende Ansichten darüber, weshalb gerade ein Punkt in ein bestimmtes Kapitel und nicht in ein anderes gehören mag. Wir hatten oft mit diesen Schwierigkeiten zu kämpfen. Aber wie wir schon sagten: Dieses Buch ist eben auch subjektiv! Manchmal meinen wir, die Umgangssprache ist uns in vielen Dingen voraus: Während die „offizielle" Wissenschaft das biopsychosoziale Modell noch nicht voll akzeptiert hat, sieht das im alltäglichen Leben ganz anders aus. Die Beispiele aus der Umgangssprache, die jedes Kapitel mit einleiten, sollen daran erinnern.

Um das Gesagte deutlicher zu machen, haben wir an manchen Stellen Beispiele von selbst behandelten Patienten eingebracht.

Besonderer Teil – die Aktivitäten des täglichen Lebens (ATL)

ATL 1 Für eine sichere Umgebung sorgen

Wir wollen mit diesen Lebensaktivitäten das Gefühl der Sicherheit und das Sorgen für Sicherheit umschreiben. Es hängt eng mit dem zusammen, was wir **Urvertrauen** oder als Gegenpol **Urangst** nennen können.
Diese „Aktivitäten des täglichen Lebens" (ATL) umfassen also nicht nur das Gefühl für soziale oder konkrete Sicherheit (sich darauf verlassen zu können, bei „grün" auch wirklich gefahrlos eine Straße überqueren zu können), sondern auch das Verhalten, das zu Sicherheit führen soll. Grob gesagt beschäftigen wir uns bei diesen ATL auch mit **Prävention** und **Risikobereitschaft**.

Beispiele aus der Umgangssprache: „So wie der hier redet, bringt der sich noch um *Kopf und Kragen*", schüttelt ein Freund des angeklagten Autofahrers den eigenen Kopf. Aber bekannt war ja schon seit langem, daß der raste wie ein Irrer, wohl aber immer einen *Schutzengel* bei sich hatte. Ein anderer hätte vor Angst geschlottert bei dieser Fahrweise, aber Tom hatte ja *Nerven wie Stahlseile*.

Manche Menschen sehen sich bei allem, was sie tun, vor: Sie schauen beim Kreuzen einer Straße mehrmals nach links und rechts, vergewissern sich oft, daß die Reifen das richtige Profil haben oder die Gehwegplatten im abschüssigen Garten fest verlegt sind. Andere fahren freihändig mit dem Rad, balancieren auf dem Balkongitter, um eine Blume zu gießen oder sind die ersten in unserer Gruppe, die sofort begeistert mit dem Kran auf eine Plattform gezogen werden, um sich gleich von 80 m Höhe in die Tiefe zu stürzen – Bungee-Springer.

Ganz egal, ob den einen nun viel passiert oder nicht, auffällig ist alleine schon dieses unterschiedliche Verhalten: Auf der einen Seite gibt es vorsichtigere Naturen, die sich nicht umsonst irgendwelchen Gefahren aussetzen wollen, andererseits gibt es Menschen, die regelrecht Spaß an Nervenkitzel und Aufregung haben, die einen „Kick" oder einen „Thrill" brauchen.

Gibt es irgendwelche Anhaltspunkte, worin diese Menschen sich noch unterscheiden? Ist diese Unterscheidung leicht zu treffen?

Typ-A-Verhalten

Es gibt ganz unterschiedliche Menschentypen. Wir kennen die antike Einteilung in Melancholiker, Sanguiniker, Phlegmatiker und Choleriker, dann kamen in neuerer Zeit z.B. Extravertierte und Intravertierte hinzu. Es gibt also verschiedene Vorstellungen und Ideen zum Menschentyp. Einen der in unserer Zeit Bekanntesten hat man schon seit einiger Zeit genauer untersucht. Menschen diesen Typs sind folgende Merkmale zu eigen:

- Sie sind *aggressiver* als andere, wobei aggressiv hier die ursprüngliche Bedeutung von *herangehen an* hat
- sie haben mehr *Selbstvertrauen*
- sie sind leistungsorientiert und haben ein großes *Leistungsstreben*
- sie weisen den Wunsch nach *Dominanz* anderen gegenüber auf
- sie haben ein größeres *Bedürfnis nach Beachtung und Anerkennung*
- sie sind *extrovertierter* und lebhafter als andere
- sie sind *spontaner* und anpassungsfähiger auf neue Situationen
- dagegen sind sie *weniger hilfsbereit* und auch seltener bereit, sich bei eigenen Problemen helfen zu lassen
- sie sind *weniger nachgiebig* in beruflichen und privaten Bereichen
- sie sind *weniger selbstkontrolliert*

Zusammengefaßt kann man diesen Menschentyp als streßigen und gestreßten, aktiven und manchmal unbeherrschten Menschenschlag bezeichnen, der stur seinen Weg geht.

Es gibt eine sehr große Anzahl von Untersuchungen und Studien, die Erklärungen und Zusammenhänge zwischen bestimmten Krankheiten und diesem Verhalten belegen. Ziel unserer Zusammenstellung in diesem Buch aber soll es nicht sein, jede dieser Studien aufzuführen. Wer sich noch ausführlicher mit diesem Thema beschäftigen will, der kann im Buch von Wolfgang Langosch schier unendliche Materialien hierzu finden.

✎ Menschen, die sich auf diese oder ähnliche Weise verhalten, nennt man einen **A-Typ**, ihr Verhalten ist das **Typ-A-Verhalten** (TAV) oder ganz wissenschaftlich **Typ-A-Verhaltensmuster** (TAVM). Ein Verhalten, das diesem Muster nicht entspricht, wird zur Abgrenzung **als Typ-B-Verhalten** bezeichnet.

Das Typ-A-Verhalten ist keine rein psychologische Angelegenheit in dem Sinne, daß es nur das einzelne Individuum betrifft. Es gehört am ehesten in den Bereich der *Transaktionsanalyse*, einer psychologischen Forschungsrichtung, die sich mit den zwischenmenschlichen Handlungen beschäftigt. Hier werden die zwischen (= lat. trans) verschiedenen Menschen ablaufenden Handlungen (= lat. actio) analysiert. Vermutet wird nach diesem Konzept, daß ein Typ-A-Verhalten das Ergebnis dieser Handlungen ist, also eine Reaktion oder Antwort an bestimmte Anforderungen oder Herausforderungen der Umgebung.

Auch wenn die Bücher im Bereich der Transaktionsanalyse relativ lustige Titel haben (So heißt das Hauptwerk des Begründers der Transaktionsanalyse, Eric Berne: „Was sagen Sie, nachdem Sie ‚Guten Tag' gesagt haben?", ein anderes vielgelesenes Buch von Thomas Harris heißt „Ich bin o.k., du bist o.k."), so muß man doch einige Geduld und Zähigkeit beim Lesen haben.

Das Typ-A-Verhalten geht einher mit erhöhten Erkrankungsraten vornehmlich im Bereich der Herz-Kreislauf-Erkrankungen, seltener sind Stoffwechsel- oder Nierenkrankheiten zu erwarten.

Hinweisen möchten wir aber noch unbedingt darauf, daß nach dem Konzept der Transaktionsanalyse dieses Typ-A-Verhalten nur in einer Umgebung zu erwarten ist, in dem die Merkmale des TAV stimuliert werden. Oder andersherum: Ein ausgeprägter A-Typ wird sich in einer Umgebung, die seinen Merkmalen nicht entspricht oder sie stimuliert, auch nicht wohl fühlen. Jemand, der ruhelos 13 Stunden am Tag zu arbeiten gewohnt ist, wird sich aus einer Umgebung, die Pausen und „Siestas" vorschreibt, relativ schnell in eine andere verabschieden, die seinen Erwartungen und Merkmalen mehr entspricht. Wir werden also kaum ein typisches preußisches Arbeitstier nach Bern verpflanzen können. Luciano de Crescenzo beschreibt in seinem lustigen philosophischen Roman „Also sprach Bellavista" auch einen Mailänder (den Preußen Italiens), der anfangs völlig fassungslos seine Versetzung nach Neapel erlebt.

Ein ganz gutes Beispiel zwischen dem Typ-A- und dem Typ-B-Verhalten illustriert folgende kleine Geschichte, in der ein *richtiger* Deutscher in seinem Urlaub an der italienischen Südküste gegen 9.oo Uhr vormittags einen einheimischen Fischer am Strand liegen sieht. Der Deutsche fragt, weshalb er nicht arbeite. „Ich bin fertig mit meiner Arbeit, ich habe seit fünf Uhr morgens gefischt." – „Und warum fahren Sie nicht noch einmal heraus?" – „Ja, wozu denn?" – „Dann fangen Sie mehr und haben höheren Umsatz und können sich vielleicht bald ein zweites Schiff leisten." – „Und wozu brauche ich das zweite Schiff?" – „Dann können Sie noch mehr fangen und bald andere Fischer einstellen." – „Ich soll Leute einstellen? Was bringt das?" – „Dann verdienen Sie doch mehr!" – „Ich habe doch genug, warum soll ich mehr verdienen?" – „Weil Sie sich dann früher zur Ruhe setzen können, dann können Sie den ganzen Tag machen, was Sie wollen, spazieren gehen oder am Strand liegen." – „Aber das mache ich doch jetzt schon!"

Auch viele wissenschaftliche Untersuchungen belegen nicht besser als diese Geschichte das Typ-A-Verhalten: Herangehend (spricht einfach den schlafenden Fischer an), dominierend (will ihn belehren), erfolgsorientiert (will ihm zeigen, daß noch mehr besser ist) und starr (läßt nicht ab, obwohl er doch erkennen müßte, daß er hier ganz schlechte Missionierungschancen hat).

Typ-A-Menschen erleiden nicht nur häufiger Bluthochdruckkrisen, Herzinfarkte und Herzmuskelschwächen als andere, sie besitzen noch zwei andere Eigenheiten:
- Sie sind in der Phase der Krankheitsbewältigung relativ schlechter gestellt als andere.
- Sie „stecken" ihre Umgebung an.

Die Phase der Krankheitsbewältigung nach einem überstandenen akuten Ereignis sieht den A-Typen grundsätzlich etwas schlechter gestellt: Zum Typ-A-Verhalten gehört auch eine Portion Ungeduld. Jeder kennt wohl den Infarktpatienten, der schon am zweiten Tag („Mir geht es schon wieder sooo gut!") unter der Dusche steht und statt der angesetzten sechs Stufen gleich zwei Stockwerke hochgehen will. Man muß ihn in seinem Aktivitätsdrang eher bremsen als anstoßen, etwas zu tun. Bespricht man das Programm und die möglichen Risiken, die aus einem zu raschen Belastungsanstieg nach einem Infarkt enstehen können, dann wird man manchmal erleben, daß der Patient zwar stocksteif in seinem Bett liegt, aber dafür neben sich ein Diktiergerät, Kalkulationslisten und Akten unterschiedlichster Dicke aufgehäuft hat, während er gerade sein Handy bearbeitet.

Auch wenn wir unter diesem Eindruck achselzuckend das Zimmer verlassen („Dem ist nun wirklich nicht zu helfen."), so müssen wir unsere Wut und Enttäuschung etwas sachlicher sehen: Wahrscheinlich tut dieser Patient tendenziell doch das Richtige: Liegt er, der sein Leben lang aktiv war, nun absolut inaktiv in seinem Bett, ohne auch nur annähernd etwas tun zu können, dann mag er eine innere Unruhe entwickeln, auch möglicherweise ihn besorgende Gedanken, was zu Hause mit seinem Betrieb los ist. Diese Unruhe muß er aber abreagieren, er muß sie loswerden. Vergessen wir nicht, daß Typ-A-Menschen nicht nur einen Hang zur Aktivität haben, sondern auch ein ausgeprägtes Dominanzstreben: Sie können schlecht delegieren oder Arbeit abgeben. In einem solchen Fall werden sie eben innerlich belastet, wenn sie nicht alles oder zumindest einiges im Griff haben. So merkwürdig das eben klingen mag: Aktivität ist in einem solchen Moment der erste Schritt zur Ruhe.

Natürlich soll das alles nicht überborden. Wenn nun aber das kardiologische Überwachungszimmer mehr einem Großraumbüro ähnelt als einem Krankenzimmer, so kann das wohl ein Hinweis auf die Flexibilität der Stationsleitung sein, es streift aber vermutlich nur noch den Aspekt der Schonung, die ein Infarktpatient benötigt.

Auch in der Rehabilitationsphase sehen wir bei Typ-A-Patienten gelegentlich Schwierigkeiten. Oft wollen sie das Tempo bestimmen, mit dem die Laufübungen oder die Ergometrie geleistet werden, bei der Diätberatung und dem gemeinsamen Kochen entwickeln sie wie nebenbei eigene Kreationen, die den

Rahmen einer Einführung in die Grundzüge nun aber wirklich bei weitem sprengen, oder sie arbeiten heimlich das Doppelte der Übungen im eigenen Zimmer nach. Auch auf diesem Gebiet kann man von einem erstaunlichen Erfindungsreichtum berichten: Da es in aller Regel nicht komplikationslos geht, ein Fahrradergometer nachts in sein Zimmer zu schmuggeln, wird halt irgendwo ein Deuser-Band besorgt (ein starkes Gummiband für Übungen, das der ehemalige Masseur der deutschen Fußball-Nationalmannschaft, Erich Deuser, entworfen hat).

Typ-A-Verhalten kann auch anstecken sein. Das Konzept der Riskiofaktoren in der Kardiologie geht ja davon aus, daß Rauchen, zu hohe Blutfette, Hochdruck u.a. mehr, daß also bestimmte Bedingungen den Alterungsprozeß der Herzkranzgefäße beschleunigen. Überraschend ist dann wohl die Erfahrung, daß sich im Laufe der Zeit trotz unterschiedlicher ursprünglicher Risikofaktoren die Rate der Herzinfarkte bei Verheirateten oder zumindest lange Zusammenlebenden annähert. Eigentlich müßte das ganz erstaunlich sein. Aber andererseits können wir uns das auch selbst erklären: Bestimmte Streßfaktoren wie Sorge um Geld, Probleme bei der Erziehung, eine schwere Erkrankung, die zwar nur *ein* Familienmitglied direkt trifft, die ganze Familie aber immer indirekt mit, werden eben gemeinsam getragen. Das kann bedeuten, daß rein körperliche Risikiofaktoren wohl das i-Tüpfelchen bedeuten, die Vorbedingungen zum Ausbruch einer koronaren Herzerkrankung aber psychischer Art sind. Einen Hinweis kann uns die Statistik geben: Obwohl die Franzosen im Durchschnitt ja viel ungesünder leben als wir (die Franzosen nehmen noch mehr Pommes, noch mehr Zigarretten und pro Kopf der Bevölkerung etwa so viel Alkohol wie wir Deutschen zu sich), so ist doch die Herzinfarktrate niedriger als bei uns. Liegt das möglicherweise am „laisser-faire" der Franzosen, ihrer Art, nicht alles „bierernst" zu nehmen?*

Da Typ-A-Menschen gerne dominieren, ihre Meinungen und Ideen eher gelten lassen wollen, ist einzusehen, daß sie ihre Problemlösestrategien durchsetzen. Damit wird in einer partnerschaftlichen Beziehung der ganze Bereich, gewollt oder ungewollt, nach dem Typ-A-Verhaltensmuster ausgelegt, auch wenn der Partner möglicherweise gar kein Typ A ist. Und so ist auch zu verstehen, daß in einer längeren gemeinsamen Beziehung das Risiko, an einem Herzkranzgefäßleiden oder gar einem Herzinfarkt zu erkranken, auch für die Nicht-A-Typ-Partner eines Typ-A-Menschen steigen.

Das wollten wir sagen, wenn wir meinen, das Typ-A-Verhalten steckt an.

 Zusammenfassung: Wir können feststellen, daß es Menschen gibt, die in einer ganz bestimmten Weise an Probleme herangehen und auf diese Weise auch ihr gesamtes Leben gestalten. Je ehrgeiziger jemand ist, je aggressiver, je dominanter, desto eher würden wir ihm ein Typ-A-Verhaltensmuster zuerkennen. Dieses Verhalten gilt als ein Risikofaktor für die koronare Herzkrankheit. Dieses Verhalten ist nicht nur vor einer Erkrankung prägend, sondern auch noch während der Heilungsphase, in der sich diese Patienten durch besonders forsches „An-die-Sache-drangehen" bemerkbar machen. Zudem kann ihr Verhalten „anstecken", d.h. auch ihre Partner können ein Verhalten erlernen, das dem Typ-A-Verhalten ähnelt, auch wenn sie es selbst gar nicht in erster Linie sind. Auch die Nicht-Typ-A-Menschen entwickeln unter diesen Bedingungen das gleiche Risiko an einer koronaren Herzkrankheit zu erkranken wie die Typ-A-Patienten.

---

* Ganz erstaunlich ist ja auch das: Des Deutschen Lieblingsgetränk wird nur in Verbindung mit Ernsthaftigkeit gesehen, wohingegen des Franzosen bevorzugter Durststiller eher auf höhere Sphären verweist: hier bier-ernst, dort wein-selig.

Risikobereitschaft

Einen Akrobaten kennt jeder. Aber was ist ein **Philobat**? Der Name ist nicht nur zufällig ähnlich. Der Begriff Philobat ist ein von Michael Balint erfundenes Kunstwort, das es vor seiner Erfindung noch nicht gab.

Früher wurde jemand für schlichtweg verrückt angesehen, wenn er im Gewitter spazierenging. Da es als zu gefährlich galt, zog sich jeder einigermaßen vernünftige Mensch bei Blitz und Donner zurück. Die Geschichte der Gebrüder Grimm „Von einem, der auszog, das Fürchten zu lernen", zeigt uns einen Philobaten, jemanden, der bewußt ein Risiko einging, um eine neue Erfahrung zu erleben. Im Laufe der Zeit wurde es notwendig, neue Reize zu erfinden, denn mit den alten gelang so ein richtig schöner Angstkick nicht mehr:

- Seit man weiß, daß die Erde keine Scheibe ist, an deren Ende man in irgendeinen Orkus kippt, macht es niemandem mehr ernsthaft Probleme, eine Weltreise nur deshalb nicht zu machen, weil die Erde irgendwo aufhören müßte
- Mit Einführung des Pfeifens im dunklen Wald verschwand die erste Angst vor dem Unbekannten und dem Dunklen. Heute reicht ein Wald schon alleine deshalb nicht mehr, weil wir nirgends in Deutschland so enge Baumbestände haben, daß von einem „dunklen" Wald noch jemand sprechen könnte. Später wurde die Angst im Wald noch dadurch reduziert, daß Kobolde und Hexen eine eher seltene Spezies geworden sind, die man ernsthaft nicht erwarten kann
- Das „Riesenrad" von drei Meter Höhe, wie auf Jahrmärkten der Jahrhundertwende noch ehrfurchtsvoll bestaunt, reißt keinen mehr vom Hocker. Auch Achterbahnen mit Vierfach-Looping gehören wohl schon in die Nostalgiekiste. Den halbwegs richtigen Kick bekommt man nun in Fahrgeräten, die sich um sämtliche Achsen mit immer wachsender Geschwindigkeit drehen
- Aber das ist mittlerweile auch nur noch etwas für Milchkaffee trinkende Studienräte. Am schönsten wird es, hat man zumindest für einige Zeit keinerlei Kontakt mehr zu einer Sitzfläche oder einem Stehplatz. „Bungee-Springen" von Brücken oder extra gemieteten Kränen bringt's erst richtig
- Die derzeitige Krönung ist ein Sport, bei dem wahrscheinlich gar nicht bewußt das eigene und fremdes Leben aufs Spiel gesetzt wird. Besonders in Gruppen oder mit gänsehauttragenden Zuschauern hängt man sich jetzt aus dem Fenster des rasenden Autos oder klettert während der Fahrt von vorne nach hinten – außen herum natürlich. Wer eher den öffentlichen Personennahverkehr bevorzugt, der läuft halt, immer zentimeternah an den Hochspannungsdrähten, auf den Dächern von Straßenbahnen oder besser U- oder S-Bahnen, wobei der besondere Spaß schnell herankommende Brücken sind.

Verrückt? Möglicherweise, aber eher wohl ein Ausdruck, den „Thrill" zu bekommen, den das alltägliche Leben nicht mehr bietet.

1958 beschrieb Michael Balint einen Menschenschlag, der einen Kunstnamen als Bezeichnung erhielt: Er nannte Personen,

- die die Welt aus Distanz und Fernsicht sehen,
- die sich einer nahenden Gefahr zuwenden, ihr die Stirn bieten,
- wenig bindungsfähig sind und
- eine hohe bis sehr hohe Risikobereitschaft haben

Philobaten. Der Ausdruck leitet sich bewußt von dem Akrobaten ab, der „in die Höhe springt" (so etwa die wörtliche Übersetzung). Der Philobat liebt nun diese Höhe, dieses Springen – und heißt deswegen so. Ihm gegenüber wird der **Oknophile** gestellt, der eigentlich das Gegenteil ist. Er hat seinen ebenfalls erfundenen Namen vom griechischen Ausdruck *okneo*, was sich fürchten, sich scheuen, sich anklammern bedeutet.

Über den Philobaten läßt sich viel erzählen.

Für uns von Interesse ist jedoch die ausgeprägte Risikobereitschaft des Philobaten. Diese Risikobereitschaft muß nicht bewußt herbeigesucht sein („Heute mache ich wieder etwas ganz Wildes!"), sie liegt ihm einfach im Blut. Ohne zu zögern holt er die Katze aus der Dachrinne des vierstöckigen Hauses oder fährt, jetzt als Negativbeispiel, auch mit extrem hohem Tempo nur wenige Zentimeter von der Kofferraumbeleuchtung des Vorfahrenden entfernt. Dabei meint er das nicht „böse", er wird wahrscheinlich keine Möglichkeit haben, dieses Verhalten richtig abzuschätzen.

Balint selbst (er ist Psychoanalytiker) sieht den Philobatismus verwandt mit dem Bedürfnis nach Potenz und Erektion. Es ist ja auch eine nach vorne zielende Grundhaltung.

Ohne jede universitätspsychologische Vorbildung sehen das wohl viele so. Bei der Nachhausefahrt nahm einer von uns beiden einmal eine Tramperin mit, die einem in seinem süddeutschen Nobelfahrzeug vorbeirasenden Fahrer nur traurig nachrief: „Wohl total impotent der Gute." Und in einer Eisdiele hörten wir die eigentliche Übersetzung für die Abkürzung PS: Potenz-Simulatoren*.

Auf das Krankheitsgeschehen übertragen bedeutet das, daß diese Personengruppe sicherlich ein Verhalten an den Tag legt, das mit einem hohen Gesundheitsrisiko einhergeht. Wir meinen jetzt nicht den aktiven Drachengleiter oder den Free-Climber, sondern eher diejenige, die trotz Ausbildung von Krampfadern weiterhin die Pille nimmt und auch das Rauchen nicht einzuschränken gedenkt. Wir meinen den Infarktpatienten, der weiter munter auf seine 115 kg Lebendgewicht schaut, und wir meinen den gemütlichen Nachbarn, der Berge von Schweinefleisch verzehrt, das ihm trotz seines hohen Blutzuckers so hervorragend schmeckt.

Wir müssen gar nicht so sehr auf die wirklich mit einem hohen Risiko einhergehenden Sportarten wie Reiten oder Tauchen schauen, um eine Gefährdung der Gesundheit zu erkennen. Verhalten, das geeignet ist, eine bestehende Erkrankung zu erschweren oder eine noch nicht bestehende auszulösen, kann man genauso gut als Risikoverhalten einschätzen. Wir werden in solchen Fällen sicherlich mit Klugheiten wie der bayerischen Lebensweisheit konfrontiert: „Säufst – stiabst. Säufst net – stiabst a. Aiso säufst". Eine Lösung des Problems, aus innerer Haltung oder vielmehr dem Fehlen einer bestimmten Haltung seiner eigenen Gesundheit und seinem eigenen Körper gegenüber vielleicht Schäden hervorzurufen, die erst in einiger Zeit sichtbar werden, wird sich weder durch „Umerziehungsmaßnahmen" noch durch Verbote oder durch höhere Krankenkassenbeiträge erreichen lassen. Wir müssen realistisch sein und uns sagen: Das geht nur in Ausnahmefällen.

Wenn wir eine Veränderung des Risikoverhaltens erreichen wollen, dann müssen wir sozusagen im Austausch etwas dafür bieten, was den „Kick" ersetzt, ein positives Ziel zeigen. Der Rat „Dann bekommst du in 15 Jahren möglicherweise weniger Beschwerden" reicht nicht. Eher wohl schon der Hinweis, sein Leben schon jetzt selbstbestimmter zu führen, selbst zu gestalten und selbst abzuwägen.

 Zusammenfassung: Es gibt eine Grundhaltung bei einigen Menschen, die mit einer hohen Risikobereitschaft einhergeht. Diese Bereitschaft zu riskantem Handeln bezieht sich nicht nur auf spektakuläre Sportarten oder ähnliche Aktivitäten, sondern auch auf Dinge des täglichen Leben bei Inkaufnahme der Verschlechterung einer bestehenden Störung, um bestimmten Genüssen nicht zu entgehen. Die Prognose hierfür ist im allgemeinen schlecht.

---

* Potenz-Vortäuscher

ATL 2 Kommunizieren

 Kommunikation beinhaltet zwei Aspekte: Einen aufnehmenden, das **Zuhören**, und einen weitergebenden, das **Sprechen**. Damit gehört das Kommunizieren zu den elementaren menschlichen Eigenschaften, das kein Lebewesen in dieser Form aufzuweisen hat.

Allerdings gibt es auch eine nichtsprachliche Form der Kommunikation: Das betonte (vielsagende) Schweigen, die Mimik, die Gestik eines Menschen, all das sind auch Kommunikationsformen. Der Philosoph Paul Watzlawik schreibt deshalb zu recht: „Es ist nicht möglich, nicht zu kommunizieren."

Zur Kommunikation gehören eine körperliche (die Fähigkeit zu sprechen), eine geistig-seelische (die Art, *wie* wir miteinander sprechen oder kommunizieren) und eine soziale Ebene (die Fähigkeit, *daß* wir überhaupt miteinander sprechen).

Gerade aus diesen Gründen ist Kommunikation das wichtigste Element in der Pflege überhaupt, oder, wie Liliane Juchli meint, „das Schlüsselelement".

Ist die geistigseelische Ebene oder die soziale Ebene der Kommunikation krankheitsbedingt gestört, so verändert sich unser Menschsein unabänderlich. Wir haben deshalb die Krankheiten, die zu einem Ende oder zu der Absehbarkeit eines Endes führen können, unter der ATL „Kommunizieren" zusammengefaßt: Krankheiten aus dem Bereich der Onkologie, der Geriatrie und chronische Erkrankungen.

 Beispiele aus der Umgangssprache: Ein Mann steht in der Einkaufspassage, zwar *stumm wie ein Ölgötze*, jedoch nicht *sprachlos*, denn er *weint still vor sich hin*. Den vorbeieilenden Leuten *fehlen die Worte* oder es *hat ihnen die Sprache verschlagen*, daß da einer so *klagend weint*. Ganz klar: er *schreit wortlos* um Hilfe.

Bereiche, in denen wir nicht mehr miteinander reden oder sprechen können, kennt jeder im Leben. Das Unverstandensein des pickelnden Teenagers durch seine Eltern ist genauso schwer zu ertragen wie der umgekehrte Fall, in dem Kinder ihre betagten Eltern nicht mehr verstehen. Kommunikation ist oft abhängig vom Alter.

In ironischer Tatsachenverdrehung meinte der amerikanische Schriftsteller Mark Twain (Autor von „Tom Sawyer") einmal sinngemäß: Als ich vierzehn Jahre alt war, war mein Vater ein ungenießbarer alter Knabe. Kein vernünftiges Wort war mit ihm zu wechseln. Als ich dann achtzehn war, ging es so leidlich mit ihm, er verstand zwar immer noch wenig, aber nun bemühte er sich wenigstens. Mit meinem 22. Lebensjahr fiel mir dann eine Veränderung bei ihm auf, er hatte manchmal richtig gute Ideen. Jetzt, wo ich 26 bin, muß ich sagen, er hat sich gemacht, man kann sich wirklich gut mit ihm unterhalten.

Kommunizieren ist also abhängig von verschiedenen Einflußfaktoren. Hierzu gehören das Alter, die Kultur, in der jemand aufwächst, die Sprache und die Fähigkeit, unbeeinflußt von Krankheiten sich ausdrücken zu können.

Unter diesen Gesichtspunkten wollen wir besprechen:
- Onkologische Erkrankungen
- Geriatrische Erkrankungen
- Erkrankungen, die mit einem langen, bisweilen lebenslangen, Krankheitsverlauf einhergehen, sog. chronische Erkrankungen

Jede dieser Krankheitsgruppen führt zu einer Veränderung in Stil und Inhalt der Kommunikation.

Psychosomatik der Onkologie

1975 erschien eine sehr interessante Arbeit von Riley, der Versuche mit Mäusen gemacht hatte. Sie wurden mit sog. *Bittner-Viren* infiziert, die extrem krebserregend sind. Die Tiere wurden dann in zwei Gruppen unterteilt: Die einen wurden liebevoll gehütet und gepflegt, während die anderen einem permanenten Streß ausgesetzt wurden. Nach 400 Tagen (knapp einem Mäuseleben) wurden die zu diesem Zeitpunkt noch lebenden Tierchen getötet und untersucht. Insgesamt 92% aller Streßmäuse hatten einen Brustkrebs entwickelt, aber nur 7% der gehätschelten Tiere, wobei ja beide Gruppen dieselben Ausgangsvorausetzungen hatten, nämlich mit dem Krebsvirus infiziert gewesen zu sein.

Eine in ihrer Deutlichkeit sensationelle Aussage. Denn sie besagt zweierlei: Da der Ausbruch von Krebs bei Bittner-Viren-Trägern etwa 50% ausmacht, kann einerseits seelische Belastung dem Krebs zu einem fast vollständigen Durchbruch verhelfen, andererseits aber auch Geborgenheit zu einer weitgehenden Unterdrückung der Krebsentwicklung führen.

Gibt es also den Psycho-Krebs?

Es gibt hierzu verschiedene Überlegungen. Man suchte nach „Verbindungsgliedern" zwischen seelischer Belastung und der Krebsentstehung. In drei Punkten gab es Hinweise auf Zusammenhänge:
- Neurologische Verbindungsglieder: Über eine Hemmung der Hirnaktivitäten soll es zu einem verstärkten Ansprechen der Krebsentwicklung kommen und umgekehrt durch Erregung zu einem verminderten.
- Endokrine Verbindungsglieder: Durch Streß werden Hormone freigesetzt, die in einer bestimmten Zusammensetzung ebenfalls zu einer verstärkten Krebsentwicklung führen können.
- Immunolgische Verbindungsglieder: Durch verminderte körpereigene Abwehrmöglichkeiten kann es „Beihilfe" zum Krebs geben. Auf welche Weise das jedoch geschieht, ist noch ungeklärt. Bekannt ist nur, daß z.B. bei Hinterbliebenen etwa acht Wochen nach dem Tod des Partners die T-Lymphozyten drastisch gesunken sind, ohne daß bisher bekannt ist, auf welche Weise das funktioniert.

Weiter wird fieberhaft nach psychischen Entstehungsmodellen der Krebserkrankung gesucht. Gibt es den *Typus carcinomatosus*, den „Typ C" (ähnlich dem Typ A bei der koronaren Herzerkrankung)?

Reinhold Schwarz hat in seinem Buch „Die Krebspersönlichkeit – Mythos und klinische Realität" 17 eng beschriebene Seiten mit Literaturhinweisen aufgelistet, die das Für und Wider dieser These („Es gibt eine Krebspersönlichkeit") diskutieren. Wir werden das

an dieser Stelle also mit Sicherheit auch nicht abschließend beantworten können. Wir möchten allerdings darauf verweisen, daß es (statistisch „überzufällig" häufige) Hinweise darauf gibt:
- Frauen mit einem Mammakarzinom bieten eher anderen Unterstützung an, als daß sie sie selbst annehmen könnten.
- Verwitwete, Getrenntlebende und Alleinstehende haben ein höheres Krebsrisiko als Menschen in Ehe oder einer anderen Form des Zusammenlebens.
- Die sogenannte „Sandwich-Position" (Mittelkind) geht auch mit einer höheren Krebserkrankungsrate einher als andere Stellungen in der Geschwisterreihe.
- Menschen mit einer Tendenz, Aggressionen zu unterdrücken und nicht auszuleben, erkranken ebenfalls häufiger an einem Krebsleiden.

Wir wollen noch darauf verweisen, daß gerade die psychologischen Muster eines Menschen, der hier als „Krebspersönlichkeit" aufgeführt wird, immer *vor* der Diagnose und sogar vor einer Biopsie erkundet und befundet wurden.

In weiteren Untersuchungen konnte sogar mit einer Genauigkeit von 80% nur nach Kenntnis eines Persönlichkeitsfragebogens gesagt werden: Dieser Patient ist (oder wird) krebskrank und jener nicht. Das sind Zahlen, die sicherlich mehr als nur zufällig sind.

Aber auch hier muß man nach dem Sinn fragen: Welchen Sinn hat eine Erkrankung, die das Individuum nicht nur mit dem Tode bedroht, sondern sogar dessen Existenz beendet? Sollen psychische Entwicklungen so stark sein können, daß der Träger dieser Entwicklungen eine Krankheit entwickelt, die später nicht mehr zu kontrollieren ist und ihn vernichtet? Können psychische Erkrankungen töten?

Zu hinterfragen ist alles das – nur eine befriedigende Antwort werden wir nicht bekommen. Wir können uns sogar mit Choleravibrionen vergleichen: Vorausgesetzt, diese Erreger teilen sich in einer Stunde etwa einmal (die etwas genauere Zahl ist übrigens eine Verdopplungsrate von nur 20 Minuten, in einer Stunde wären aus einem Erreger dann bereits 8 geworden, in zwei Stunden schon 64 usw.), dann hätten wir in einem Tag 8 388 608 Erreger (23 Generationen)Weiter zu rechnen streikt unser Taschenrechner, aber jeder kann sich vorstellen, wie unvorstellbar hoch die Zahl der Nachkommen nur eines Stammvaters nach einer Woche ist (und was ist, wenn sich der Mensch gleich mit 100 000 Choleraerregern auf einmal infiziert hat?). Und 167 Generationen sagten immer: „Leute, hier im Darm dieses Menschen ist es prima, laßt uns so weitermachen.". Nur die 168. Generation kann es nicht mehr sagen, dann ist der Mensch nämlich schon gestorben. Dies ist aber biologisch gesehen nicht der Sinn der Vibrionen. Sie sollen sich zwar vermehren, aber nicht so, daß damit die ganze Familie ausstirbt. Möglicherweise ist dies bei der Entwicklung eines Krebses ähnlich: Das Symptom, der Krebs, soll wohl etwas bedeuten, aber er soll nicht gleich das Individuum zerstören. Aber irgendwann tritt eine nicht mehr steuerbare Entwicklung ein, die Zellen lassen sich in ihrer Entwicklung nicht mehr korrigieren.

Allerdings ist viel Spekulation dabei. Wir wissen nur etwas über Statistik, die halt besagt, es gibt bestimmte *Zusammenhänge* zwischen der psychischen Persönlichkeit und der Entwicklung einer bösartigen Geschwulst. Wir wissen jedoch nichts darüber, ob die Zusammenhänge auch die *Ursache* erklären.

Krankheitsaufklärung

Stellen wir uns einen Menschen vor, der eine ihm sonst nicht bekannte Lustlosigkeit und Abgeschlagenheit verspürt. Er hat keinen richtigen Appetit mehr, findet keinen Spaß mehr an geselligen Abenden im Kreise seiner Kegelfreunde, läßt im Beruf die Zügel schweifen, ist also so richtig „down". Er geht zu seinem Hausarzt, der einen „General-Check" veranlaßt, von dem einige Spezialuntersuchungen bei uns im Krankenhaus durchgeführt werden müssen. Was nun sehr viele, er selbst wohl auch, befürchtet haben, bewahrheitet sich: Der Mensch, nun Patient geworden, hat eine bösartige Geschwulst im Magen, bereits histologisch nachgewiesen. Zudem läßt sich eine Tochtergeschwulstbildung in der Leber nicht ganz sicher ausschließen.

Wie jetzt weiter?

Eine Krebsdiagnose ist für jeden Betroffenen und seine nächsten Angehörigen und Freunde die schlimmste Lebenskrise, die nicht nur den erkrankten Magen betrifft, sondern seine gesamte Persönlichkeit. Hier geht es nicht nur um ein erkranktes Organ, sondern um die Vernichtung eines Individuums, um seine Existenz. Es ist also absolut vorstellbar, daß jeder anders reagiert als bei einem verpaßten Lottogewinn oder einer mißglückten Radtour.

Lange Diskussionen wurden darüber geführt, ob man einem Patienten von seiner existenzbedrohenden Erkrankung etwas sagen darf, soll oder muß. Vor noch gar nicht so langer Zeit galt sogar der lateinische Grundsatz *in praesentia patientis silentia* (kein Wort in Gegenwart des Patienten).

Eine persönliche Anmerkung möchte ich hier machen: Ich bin meinem ersten klinischen Chef und Vorbild deswegen ganz besonders dankbar, daß er mich eine andere Haltung gelehrt hat: **Eine nicht durchgeführte Aufklärung ist Diebstahl am Leben!** Ganz deutlich wurde das am Beispiel eines krebserkrankten Lehrers, der dringend um eine Mitteilung bat, ob er Krebs habe oder nicht. Er müsse das genau wissen, denn er wolle auf jeden Fall noch seinen Lebenstraum erfüllen, nämlich einmal auf der chinesischen Mauer zu stehen. Wir besprachen ganz ausführlich seine Erkrankung und seine Prognose, er buchte die Reise und schrieb uns ans Krankenhaus noch eine Karte aus China, die allerdings erst nach seinem Tode eintraf. Hätten wir uns so verhalten, wie zwei andere Chefärzte es uns vormachen wollten, über Krebs redet man nicht, man könne dies keinem Patienten zumuten, so hätte dieser Patient seinen Lebenstraum nicht mehr erreicht.

Für uns steht eindeutig fest: Es ist nicht nur eine Aufgabe, sondern auch die Pflicht, einen Menschen von seiner Erkrankung zu unterrichten, *es sei denn, der Patient hat ausdrücklich vorher um Nicht-Aufklärung gebeten.* Auch die Einwände von Angehörigen („Sagen Sie ihm bitte nichts, er könnte das nicht ertragen.") können nur als Hinweis für das *Wie* der Aufklärung gelten und nicht für das *Ob*. Anders verhält es sich natürlich, wenn ein Kranker darum bittet, seinen *Angehörigen* nichts zu sagen: an *diese* Bitte hat man sich selbstverständlich zu halten! Wir möchten das in aller Deutlichkeit so sagen, weil wir der Meinung sind, eine Erkrankung, die das Ende des Lebens in vielleicht gar nicht einmal so langer Zeit bedeuten kann, muß ein Mensch erfahren, damit er sein verbleibendes Leben regeln und erfüllen kann. Vielleicht möchte er noch einen seit langem schwelenden Familienkonflikt beilegen, seine Kinder versorgt wissen, sich noch um einige liebe Erinnerungen kümmern. Wir gehen davon aus, daß eben eine bösartige Erkrankung Körper und Seele betrifft und deshalb vom ganzen Menschen verarbeitet werden muß.

Eine Selbstverständlichkeit ist es natürlich, sich über die Art und Weise der Aufklärung genaueste Gedanken zu machen. Jemandem zu sagen, er habe Krebs, ist etwas ganz anderes, als ihm einen Blutzuckerwert mitzuteilen. Noch einmal möchten wir betonen, daß die allerwenigsten Menschen die **Diagnose** einer Krankheit interessiert, sie wollen etwas über die **Prognose** wissen.

Die Frage: Habe ich Krebs? muß man also übersetzen mit: Muß ich sterben? Muß ich operiert werden? Kann mir noch irgendetwas helfen? Gibt es Hoffnung?

> Die Aufklärung kann also keinesfalls nur eine Weitergabe von sachlichen Informationen über die körperliche Struktur der Krankheit sein!

Wir sollten uns über das *Wie* einer Aufklärung einige Gedanken machen:

- Wer macht die Aufklärung? Irgendjemand bei der Visite, der zufällig den Histologiebericht aus der Kurve zieht? Pfleger und Ärztin gemeinsam? Die Aufklärung sollte die Ärztin oder der Arzt übernehmen, der den vertrauensvollsten Kontakt zum Patienten aufbauen konnte, der also auch über familiäre und andere soziale Beziehungen des Patienten informiert ist.
- Wann ist die beste Zeit? Welche Tageszeit sollen wir wählen? Mein vorhin schon erwähnter ärztliche Lehrer schlug immer den späten Vormittag vor: Der Patient hatte dann nicht die ganze Nacht allein vor sich, er konnte noch Rücksprache nehmen, ohne befürchten zu müssen, der aufklärende Arzt sei schon weggegangen. Es ist zudem erfahrungsgemäß immer noch ein wenig Zeit, sich vor der Hauptbesuchszeit zu sammeln.
- Wo sollen wir den Patienten aufklären? In seinem Zimmer nur, wenn mögliche Mitpatienten bei anderen Untersuchungen sind oder nicht zuhören können. Sonst bietet sich ein Besprechungszimmer an, wobei wir aber nicht unberücksichtigt sein lassen wollen, daß der Gang dahin für manche Patienten eine Qual sein kann.
- Sollen Angehörige dabei sein? Das muß man nun wirklich sehr individuell abklären.
- Die sachlichen Informationen sollen möglichst kurz und deutlich angesprochen und erläutert werden, hierzu gehört auch die Planung von Operation, Bestrahlung oder Chemotherapie. Es geht hierbei also um Befunde.
- Sehr wichtig ist es, das Befinden des Betroffenen direkt nach der sachlichen Information anzusprechen. Wichtig ist es für den Patienten, daß wir von selbst nachfragen, daß er mit seiner Frage also nicht erst zu uns kommen muß.
- Die Besprechung des möglichen Verlaufs ist sehr wichtig. Wir sind der Überzeugung, daß es einem Patienten hilft, wenn wir ihn von der Schwere seiner Erkrankung informieren, ihm aber auch zu verstehen geben, daß es trotz aller möglichen Beeinträchtigungen auch günstige Krankheitsverläufe gibt.
- Der wichtigste Bereich im Rahmen einer Aufklärung ist das aktive Zuhören. Es geht hierbei um die Fähigkeit, einen Menschen während des Gesprächs als Person ernst zu nehmen und ihm durch verbale und non-verbale (Gestik, Körperhaltung) Äußerungen ein Gefühl des „Sich-in-den-anderen-hinein-Versetzens" zu geben.
- Ängste sollten immer direkt angesprochen, Befürchtungen des Patienten ernst genommen werden. Gerade die Angst nach einem solchen Gespräch kann für den Patienten fast unaushaltbar erscheinen. Deswegen sollten die Ängste immer erwähnt werden.
- Zu guter Letzt muß immer die Möglichkeit zu einem weiteren Gespräch gegeben werden, niemand sollte sich verabschieden mit: „Alles Gute dann, ich muß mich beeilen, denn mein Urlaub beginnt gleich." Aufklärungsgespräche sind immer ein Prozeß und nicht ein einmaliges Ereignis, mit einem Gespräch allein ist es nie getan.

Die Zeit zwischen Aufklärung und Verarbeitung der Krankheitsschilderung „Krebs" ist unterschiedlich lang. Meist entwickeln sich mehrere Phasen der Verarbeitung, die geprägt ist von widerstreitenden Einflüssen. Sie zu beschreiben soll jetzt unser Thema sein.

Nach der Aufklärung

Die Aufklärung ist keine einmalige Aktion, wir müssen sie als einen Prozeß (vom lat. procedere: vorwärtsschreiten) begreifen. Dieser Aufklärungsprozeß nimmt unterschiedlich viel Zeit und Kraft in Anspruch und ist im allgemeinen in drei Phasen unterteilt:
1. **Phase:** In ihr muß der Patient sich mit der Tatsache der Krankheit ganz neu aus-

einandersetzen. Man sieht die Tatsache der Erkrankung als unfaßbar an, ein „Nicht-glauben-Können" prägt die Stimmung. Dies kann sogar bis zur Krankheits- oder vielmehr Diagnosen-Verleugnung führen.
2. **Phase:** Nun greift sich die Tatsache, daß die Krankheit nicht nur eingebildet ist, Platz. Daraus folgt sehr häufig eine tief depressive Grundstimmung mit Verzweiflung und Suizidgedanken. Zukunftsängste und Hoffnungslosigkeit prägen das Bild.
3. **Phase:** Stimmungsmäßig geht es nun wieder ein wenig bergauf. Der Betroffene paßt sich an die Erkrankung an, er lernt, nicht *gegen* die Krankheit zu leben, sondern *mit* ihr. Vom seelischen Aspekt her ist dies die Phase, in der die normalen Alltagsaktivitäten wieder aufgenommen werden können, Wut und Hoffnungslosigkeit sind deutlich zurückgegangen.

Ein spezieller Bereich der Lehre von den Krebskrankheiten kümmert sich um seelisches Erleben von Erkrankten. Diese **Psychoonkologie** hat fünf Bereiche herausgearbeitet, in denen nach einer Aufklärung mit tiefen seelischen Einbrüchen zu rechnen ist:
- Es verändern sich die zwischenmenschlichen Beziehungen bis hin zu einer deutlichen Distanz zu anderen und von anderen.
- Es entwickelt sich eine größere Abhängigkeit von anderen, speziell von (bestimmten) Angehörigen und Ärzten.
- Es kommt sehr häufig zu einem Leistungseinbruch bis hin zum Abbruch der Berufstätigkeit, obwohl rein körperlich gesehen der Erkrankte durchaus noch hätte weiterarbeiten können.
- Das gesamte Körperbild kann sich so verändern, daß man sich nach der Aufklärung nicht mehr wiedererkennt.
- Natürlich treten existentielle Probleme (Angst vor dem Tod) auf.

In einer solchen Zusammenballung von Problemen braucht der Kranke selbstredend psychosoziale Unterstützung. Rowland, dessen Arbeitsgruppe diese „Einbruch-Gebiete" herausgearbeitet hat, schlägt deshalb als soziale Unterstützung vor:
- Information über Krankheit, Heilungsaussichten und Behandlungsformen
- Beistand durch gefühlsmäßige Unterstützung
- praktische Hilfen (sei es eine Stoma-Versorgung oder Abnahme bestimmter Aufgaben)
- Vermittlung eines Zusammengehörigkeitsgefühls, auf jeden Fall soll die soziale Identität aufrechterhalten werden
- Ganz besonders wichtig: Durch Rückmeldung soll dem Kranken Unterstützung zukommen

Oft wird die Krankheitsbewältigung unwissentlich durch die gut gemeinten Ratschläge von Freunden und Angehörigen erschwert. Freunde reden oft um die Erkrankung drumherum. Dies hat zwei Gründe: Einmal haben sie sich selbst bisher noch nicht mit einer so fürchterlichen Krankheit auseinandergesetzt, fühlen sich also sehr unsicher und unwohl, zum anderen wollen sie den Kranken schützen vor der Konfrontation mit dem Krebs. Für den Patienten ist dies aber schlimm, denn dadurch sieht er, daß seine Freunde sich jetzt in diesem Moment mit ihm in seiner Krankheit nicht gut auseinandersetzen können. Der Patient sieht sich so möglicherweise mit seinem Schicksal allein gelassen. Die Teilnahme von Freunden an seinem jetzigen Krebsleben findet nicht statt!

Oft erleben wir auch diese Unsicherheit im Schwesternunterricht. Nach unserer Meinung hat sich da ein Rollenspiel gut bewährt, das man auch alleine zum Einüben mit wenigen Freunden machen kann. Einer übernimmt die Rolle eines Krebskranken, ein anderer die eines nahen Angehörigen, der zu Besuch kommt. Es geht nicht um schauspielerische Leistungen, sondern darum, zu erleben, wie fühle *ich* mich, wenn ich jetzt hier rede. Was geht in *mir* vor? Diese Erfahrung später auf die Arbeit am Krankenbett zu übertragen ist ganz wichtig.

Ohne Hoffnung kein Weiterleben

Jemandem die Hoffnung zu nehmen ist so gut wie Totschlag, das ist lebensvernichtend. Zwar darf man nie unberechtigte Hoffnung machen („Natürlich, es wird alles gut."), wenn jeder vom Gegenteil überzeugt ist. Aber im Verlaufe der Erkrankung ändert sich auch die Hoffnungsart. Fünf Stufen (ähnlich der der Krankheitsbewältigung) nimmt ein Krebspatient im Fortschritt seines Leidens:
1. Es ist gar kein Krebs!
2. Die Therapie schlägt gut an.
3. Ich habe noch lange zu leben.
4. Ich erlebe keine Schmerzen.
5. Ich sterbe nicht allein!

Die Hoffnung hier zu nehmen oder die Einsicht entstehen zu lassen: „Ich sterbe in kurzer Zeit schmerzhaft und ganz allein, ohne daß die Behandlung Erfolg hatte", ist nach unserer Überzeugung zutiefst unmenschlich. Es geht nicht um das Vorgaukeln von Illusionen, sondern um die positive Kraft, die aus Hoffnung erwächst.

Die Krankheit schreitet fort

Meist wird in diesem Stadium bereits die 3. Phase der Krankheitsbewältigung, die der Akzeptanz, erreicht sein. Das heißt, der Kranke weiß um die Unveränderbarkeit seines Lebens, er hat sich nicht nur damit abgefunden, sondern nutzt die verbliebene Zeit produktiv. Vielleicht wird er alte Freunde besuchen, um sie noch einmal zu sehen oder um eventuell alte Streitigkeiten, die jetzt vor dem Angesicht des Endes so absolut nebensächlich erscheinen, zu begraben, vielleicht möchte er auch nur in Ruhe die Schönheit der Welt genießen.

Wir müssen uns vorstellen, daß jemand, der nicht mehr planen kann, „nächstes Jahr nach Mallorca in Urlaub, in zwei Jahren das neue Auto, in fünf Jahren können wir auch die letzte Rate vom Haus abstottern", jemand mit einem verringerten Zeithorizont also, alles anders sieht. Der Kranke wird sich vielleicht über den Sonnenstrahl auf seiner Lieblingsbank im Park so freuen wie wir über ein bestandenes Examen. Jeder Tag wird oft wie ein Geschenk.

In dieser Phase ist eine spezielle Behandlung der seelischen Aspekte erstaunlich selten erforderlich. Wir sollten aber auf jeden Fall mit den drei Kriterien, die Rogers eingeführt hat

- *Einfühlung* in das Gefühlsleben des Patienten durch *eigene Verbalisierung* des vom Patienten Gesagten
- Positive Wertschätzung und emotionale *Wärme* dem Kranken gegenüber
- *Echtheit* und nicht Vortäuschen irgendwelcher gar nicht empfundener Gefühle (das ist nebenbei gar nicht so leicht, insbesondere dann, wenn man den Kranken vor seiner Erkrankung als nicht besonders sympathisch kannte),

am Patienten sein und mit ihm umgehen.

Im Krankenhaus werden wir häufig Patienten, die wir schon länger kennen, in diesem Stadium sehen, sei es wegen direkter oder indirekter Krankheitszeichen. Oft werden uns hier Patienten zur Schmerzeinstellung eingewiesen. Halten wir uns die drei Punkte **Empathie**, **Wärme** und **Echtheit** vor Augen, so tun wir schon in diesem Stadium sehr viel für den Leidenden.

Der Nobelpreisträger Alexander Solschenizyn hat das so sehr treffend ausgedrückt. Im 2. Band seiner „Krebsstation" läßt er die alte Krankenschwester Panja Fjodorowna sagen: „Oje, wie nachlässig ich schon wieder mit den Kranken umgehe! Es ist wohl wieder einmal an der Zeit, daß ich selbst ins Krankenhaus muß …" Dies ist eine Haltung, die dem Satz „Was du nicht willst, das man dir tu, das füg auch keinem anderen zu" entspricht.

Im Endstadium

Vorhin haben wir bemerkt, daß der Kranke immer Hoffnung braucht. Seine letzten Hoffnungen sind es, schmerzfrei und nicht allein zu sterben. Deswegen ist es unserer Meinung nach eine sehr gute Entwicklung, daß es immer mehr sog. **Palliativabteilungen** gibt, in denen ohne den großen Aufwand eines Akutkrankenhauses gerade diese Hoffnungen erfüllt zu werden scheinen. Oft ist der Patient gerade im Endstadium auf pflegerische Hilfe angewiesen, so daß es leider nicht mehr möglich ist, ihn zuhause zu belassen. Diese Abteilungen ermöglichen nun die Behandlung ohne die Hektik eines Krankenhausbetriebes. Aber auch da, wo es sie nicht gibt, ist menschliche Hilfe ohne Probleme zu leisten. Achten wir auf die Wünsche des Patienten, so haben wir hier schon eine Richtschnur: schmerzfrei und nicht allein zu sein. Wir meinen, die menschliche Fähigkeit zum Gespräch, eben zur Kommunikation, hat in diesem Bereich wie sonst nirgends eine Aufgabe.

Viele Schwestern und Pfleger, gerade diejenigen, die besonders engagiert sind, haben es aber schwer, in dieser Phase dem Patienten beizustehen. Das hängt möglicherweise damit zusammen, daß wir aus einem Beruf stammen, in dem wir in den letzten Jahren in gewaltiger Weise Fortschritte erzielt haben, die das Leben zu verlängern halfen. Manchmal fällt es deswegen schwer, überhaupt zu begreifen, daß der Tod unbedingt zum Leben gehört, daß wir mit der Geburt zu sterben beginnen. Wer sich allerdings Gedanken über die Endlichkeit gemacht hat, wird hierbei sicherlich weniger Probleme haben. Vielleicht müssen wir im Angesicht des Todes *Heilung* neu buchstabieren: Eine Heilung der körperlichen Krankheit ist ganz oft nicht mehr möglich. So sollten wir *heil* begreifen als ein „Einssein" mit sich selbst, seinen Freunden und Verwandten und mit der Natur. Das ist auch mit einem sterbenden Körper möglich, manchmal ist er sogar die Voraussetzung dazu. Auch wenn das nun sehr mystisch und religiös klingt, Menschenschicksale zu erleben bildet mehr, als viele Bücher darüber zu lesen – zumindest den, der lernen möchte.

Geriatrische Probleme

In einem Kulturbeitrag im Fernsehen konnten wir einiges über einen Pygmäenstamm erfahren. Über ihre Art der Selbstversorgung und des solidarischen Umgangs miteinander. Interessant war der Bericht über die Krankheitsbehandlung. Bestimmte Probleme gibt es in diesem uns so fernen Leben nicht. Über Krebserkrankungen wußte man wenig zu sagen, die waren relativ unbekannt. Es heilte der Erfahrenste im Stamm, indem er aus seiner reichhaltigen Lebenserfahrung schöpfte. Der Stammesälteste war übrigens 23 Jahre alt.

Geriatrische Erkrankungen sind Erkrankungen, die Menschen im Alter ab 65 Jahre betreffen. Nun ist das allerdings etwas verwirrend: Ist denn eine Lungenentzündung, die durch Pneumokokken hervorgerufen wird, unterschiedlich, je nach dem, ob sie im Alter von 10, 50 oder 70 Jahren erlitten wird? Ja und Nein.

Die Krankheit selbst ist in einem großen Umfang die gleiche, es spielen sich an der Alveolarwand ähnliche Vorgänge ab. Dennoch gibt es einen Unterschied, den wir auch selbst aus eigener Erfahrung kennen. Im Alter von vielleicht 10 Jahren konnten wir uns turnend flink um jede Teppichstange wickeln, während dies mit zunehmendem Alter doch beschwerlicher wird. Es ändern sich eben bestimmte Vorgänge im Körper: Das Gewebe wird insgesamt fester, der Wassergehalt der einzelnen Organsysteme verändert sich, auch die Reparaturvorgänge des Körpers verlangsamen sich. Zudem ist es sicherlich nicht gleichgültig, ob wir im Laufe unseres Lebens die erste oder die zehnte Lungenentzündung haben.

Ein weiterer Punkt kommt hinzu: So wie sich im Laufe der Zeit unsere Schallplatten- oder mittlerweile CD-Sammlung vergrößert, so „sammeln" wir auch Krankheiten: Zu einer milden Herzmuskelschwäche, die eigentlich kaum aufgefallen war, gesellten sich nach dem vorangegangenen Winter ein hartnäckiger Husten im Anschluß an eine nicht ausgeheilte Bronchitis, sowie rheumatische Beschwerden in der rechten Hüfte.

🖉 Geriatrische Probleme zeichnen sich also aus durch eine veränderte (meist verlangsamte) Antwort des Körpers auf krankhafte Prozesse sowie durch die Summe aller bisher erlittenen und eventuell noch aktuellen Erkrankungen.

Auch das seelisch-leibliche Erleben verändert sich unter diesem Blickwinkel. Die Lehre von den Alterserkrankungen (Geriatrie) beschäftigt sich also mit Erscheinungen, die nicht deswegen eine Krankheit sind, weil sie im Alter ab 65 Jahren auftreten, sondern weil es in diesem Lebensabschnitt weniger Kompensationsmöglichkeiten bei einem Abbau von physischen und psychischen Fähigkeiten gibt. Wir kennen alle aus eigener Erfahrung am Krankenbett und vielleicht auch aufgrund von Beobachtungen zuhause, daß Ältere *häufiger, länger* und *oft auch an mehreren Leiden gleichzeitig* erkrankt sind als Jüngere. Das bringt uns ganz häufig auf eine falsche Bahn: Weil wir das wissen, sind wir geneigt, neue Klagen in erster Linie einmal *körperlich* begründet zu sehen. Wir meinen sogar:

🖉 Da ältere Patienten aufgrund ihrer zunehmenden Multimorbidität öfter über körperliche Beschwerden und Einschränkungen klagen, richten wir insgesamt weniger Augenmerk auf psychosoziale Faktoren.

Die Folge kennen wir auch: Ganz häufig kommt es zu einem raschen Weiterverweisen („Ich schicke Sie dann noch einmal zu einem Spezialisten") oder auch zu immer neuen Versprechungen („Ich schaue ganz sicher diese Woche noch bei Ihnen vorbei"). Wir tun, auch wenn wir das Versprechen zumindest anfangs ganz ernst meinten, diesen Patienten sehr häufig Unrecht an, denn im Zweifelsfall haben diese Versprechungen, sei es in der Sozialstation, in einer Arztpraxis oder im Krankenhaus, gegenüber anderen Aufgaben immer Nachrang.

Wir sehen noch ein Problem bei der Betreuung Älterer: eben das des Alters oder vielmehr des Altersunterschiedes. Die Behandelnden sind in der Regel jünger (im Berufsleben sogar immer) als die geriatrischen Patienten. Daraus ergeben sich zwei Probleme:
- Ältere Patienten könnten Eltern oder gar Großeltern der Behandelnden sein (womit wir Pflegende und Ärzte bezeichnen wollen). Sie sehen sie sogar häufig als ihre Kinder mit ihren Wünschen und in sie gesetzten Hoffnungen an.
- Pfleger/Ärztinnen sind hierbei nicht in der Position von Eltern, haben in der Behandlung älterer Patienten also gerade nicht die Rolle von jemandem, der mit Autorität, unbestrittenem Ansehen und Respekt (wie sonst ja sehr häufig in der Behandlung) seinen „Kindern" gegenüber tritt. Dies führt sehr oft zu einer Haltung von „Verhätschelung" und freundlicher Herablassung, in der die Älteren wie Kinder angesehen werden („Du, der Opa von 412 ist zum Knuddeln niedlich und knuffig"). Distanzloses Duzen z.B. ist dann die Regel, wenn man sich diesem Problem entziehen will.

Gerade in der Geriatrie ist ein den Menschen allumfassender Ansatz notwendig. Hier ist eine biopsychosoziale Sicht vom Menschen fast am wichtigsten.

An einem Beispiel möchten wir das kurz erläutern. Zu uns ins Krankenhaus kam nachts mit einem Rettungswagen notfallmäßig Herr Udo M., im Hause bisher noch nicht bekannt, Alter: 79 Jahre, Einweisungsdiagnose: Akute Alkoholintoxikation.

Herr M. lebte allein in einer Neubauwohnung, die er sich von seinem Geld aus einer Entschädigungszahlung aufgrund von langjähriger Haft in einem KZ gekauft hatte. Er litt aufgrund der Haftbedingungen unter immer wiederkehrenden Magengeschwüren. Außerdem hatte er das Gehör rechtsseitig komplett und linksseitig zu einem großen Teil verloren, als er eine Scheinhinrichtung erlitten hatte: Man stellte ihn vor eine Grube, stülpte ihm ein scharzes Tuch über, ließ Schützen antreten, das Kommando zum Feuern geben und zündete direkt neben seinem Ohr eine Pistole, während er gleichzeitig einen Tritt bekam und unter dem Gejohle der KZ-Scherken in die Grube stürzte.

Jetzt trank er immer bei besonders heftigen Bauchschmerzen einen Kräuterlikör, nahm sein Hörgerät aus dem Ohr und ging ins Bett.

Eine Versorgerin sah regelmäßig nach ihm, die Schlüssel für seine Wohnung, eine Vollmacht über sein Konto und eine zum Verkauf des Hauses hatte, falls er im Krankenhaus lag und finanzielle Hilfe nötig hätte. Diese Vollmacht war unbedingt.

Herr M. hatte eines abends wieder heftigste Bauchschmerzen, trank zwei Likörchen, entfernte sein Hörgerät und ging zu Bett. Er wachte auf durch die Bewegungen, die entstehen, wenn man weggetragen wird: Sanitäter brachten ihn gerade, unter den skeptischen Blicken seiner Versorgerin, in ihren Rettungswagen. Da er an diesem Tag wirklich heftigste Schmerzen hatte, war er letztlich mit der Einweisung ins Krankenhaus einverstanden, auch wenn er später im Krankenhaus von einem Mißverständnis sprach: Seine Versorgerin, die um diese Zeit eigentlich nicht mehr zu ihm kam, hatte den Alkohol gerochen, ihn durch Ansprache nicht erwecken können und notfallmäßig den Krankenwagen bestellt.

Im Krankenhaus wurde am nächsten Tag gastroskopisch ein florides Ulkus mit einem „aufgebrauchten Bulbus" mit vielen älteren und nicht ganz so alten Ulkusnarben im Magen und im Duodenum gefunden.

Herr M. erholte sich schnell von seiner Erkrankung und war bald der Liebling der Station. Wir konnten alle miterleben, wie sehr er sich auf sein Zuhause freute, wenn er von seinem schönen Erkerzimmer erzählte, in das von morgens bis nachmittags die Sonne schien und er, in seinem roten Ledersessel sitzend, Stunde um Stunde Bücher las. Das sei das Schönste in seinem bisherigen Leben.

Am Entlassungstag kam er dann morgens, frisch geduscht und mit sorgfältig gebundener Krawatte, selbst zu dem Essenswagen, um sein Frühstücksgeschirr wegzuräumen. Beim Rückweg klingelte das Telefon. Die Versorgerin meldete kurz und knapp, Herr M. könne nicht nach Hause, da sie in Erwartung einer sehr ernsten Erkrankung seine Wohnung bereits verkauft habe. Selbst wollte sie mit Herrn M. nicht mehr sprechen.

Es war dies eines der schwersten Gespräche, die wir bisher führen mußten. Herr M. allerdings war sehr ruhig bei dem Gespräch, er meinte nur resigniert: „Ach, hat sie's nun doch gemacht...", zog sich wieder aus, legte sich ins Bett und war zwei Tage später gestorben.

Der Verkauf der Wohnung wurde später übrigens noch angefochten, da die Versorgerin sie an ihre eigene Tochter zu einem Bruchteil des Wertes verkauft hatte. Herr M. allerdings war an gebrochenem Herzen verstorben.

Auch wenn dieses Beispiel sehr lang ist, können wir unschwer erkennen, daß hier ein Prozeß abgelaufen war, der mehrere Ebenen betraf: eine rein biologische, eine psychische und eine soziale. Auf allen Ebenen war Herr M. schwer getroffen und verletzt worden. Seine Gesamtpersönlichkeit war endgültig zerstört worden, als auch seine sozialen Beziehungen zusammenbrachen. Herr M. starb nicht an einer Krankheit, sondern an einer Kränkung.

Aus dieser Beschreibung können wir uns *„die drei welche"* ableiten, Fragen, die sich im Zusammenhang mit der Versorgung von Älteren stellen.

1. Welche Lebenssituation liegt vor? Wie ist der Patient zuhause versorgt, wie versorgt er sich selbst? War er selbständig? Welche Schädigungen liegen nach Abschluß der Behandlung noch vor?
2. Welche Lösungen gibt es hierfür? Haben Behandler und Patienten verschiedene Sichtweisen? Wie kann man eine Annäherung bringen? Wissen wir wirklich, was für den Patienten das beste ist?
3. Welche Zeitspanne räumen wir uns und dem Patienten zur Behandlung und zur Klärung der Lösungsmöglichkeiten ein? Wie reagiert der Patient auf diese von ihm selbst ja gar nicht unmittelbar angeregte Zeit?

 Zusammenfassung: Probleme bei der Behandlung und Betreuung älterer Patienten ergeben sich nicht automatisch aufgrund des Alters, sondern weil wir geneigt sind, Beschwerden bei zunehmender Multimorbidität in erster Linie als körperlich entstanden zu deuten, so daß mitunter eine Flut von Medikamenten in titanischer Größenordnung mit der Folge einer weiteren **Somatisierung** auf den Patienten niederprasselt. Zudem spielt sich das Rollenverhältnis beim Umgang mit Älteren häufig umgekehrt ab: Der sonst sichere, anerkannte, respektierte und als Autorität angesehene Arzt ist aus Sicht des Patienten plötzlich das Kind, während der ansonsten in Abhängigkeit gehaltene Patient einen Elternteil darstellt. Wird diese unterschiedliche Sicht nicht erkannt, so kann es zu erheblichen Problemen im Bereich der Verständigung kommen.

Chronische Erkrankungen

Der Unterschied zwischen geriatrischen und chronischen Erkrankungen ist in erster Linie der einer Zahl: Chronische Erkrankungen können, insbesondere im noch nicht so fortgeschrittenen Alter als Einzahl vorkommen (z.B. Diabetes mellitus), während geriatrische Probleme durch eine Mehrzahl von Erkrankungen auffallen.

Wir wollen an dieser Stelle nicht alle chronischen Erkrankungen besprechen. Das kommt in den entsprechenden Kapiteln (z.B. Diabetes mellitus, Niereninsuffizienz mit chronischer Dialyse, chronische Polyarthritis usw.). Hier geht es vielmehr um **chronisches Krankheitsverhalten** und um den Bereich, den wir neudeutsch „Compliance" oder als Gegenteil „Non-Compliance" nennen.

Entstehung einer Krankheitsvorstellung

Irgendetwas stimmt mit uns, mit unserem Körper nicht. Wir *empfinden eine Störung*, ein Abweichen der normalen Körperfunktionen. Der erste Gedanke „Was ist das?" wird unseren Blick auf unseren Körper richten. Wir *orientieren* uns über ihn und seine Störung.

Automatisch und ohne, daß es uns irgendwie zu Bewußtsein gelangt, bilden wir uns dann eine Meinung von der Störung und ihrer Ursache: eine *eigene Theorie* über das *Zustandekommen* der Störung. Wir können das auch ein „Krankheitsmodell" nennen. Dieses Modell wird eine nicht unumstritten gute Reaktion haben: Wir konzentrieren uns jetzt noch mehr als vorher auf die Störung („*focussing*" nennt dies der um Fortschritt bemühte Mediziner). Dies kann verschiedene Auswirkungen haben: Die Störung wird als gar nicht so bedrohlich angesehen, oder die Aufmerksamkeit tut dieser Störung so wohl, daß sie sich mit noch lauterem „Hier!"-Melden bedankt.

Um diesen wichtigen Gedanken nicht zu theoretisch werden zu lassen, ein Beispiel aus dem wirklichen Leben: Zahnschmerzen!
Hinten im rechten Unterkiefer „ist 'was". Etwas fängt dort langsam an zu pochen, gelegentlich gesellt sich auch ein helles Ziehen mit dazu. Jetzt krallt sich auch schon 'mal ein heftiger Schmerz mit in den Kiefer. Unsere Zunge fährt den Zahn ab, kann aber keine größeren Unregelmäßigkeiten dort feststellen. Unsere Gedanken kreisen um den wehen Zahn: Die Süßigkeiten waren doch zuviel, und neulich beim Teetrinken, war das nicht vielleicht doch ein Stück der Plombe in der Tasse? So muß das Loch entstanden sein, das nun diese Schmerzen macht. Denn mittlerweile haben sich dort Bakterien angesiedelt, alles ist entzündet. Wahrscheinlich würde mir Penizillin gut tun, denn das würde die Bakterien abtöten, der Schmerz wäre weg. Oder es muß doch alles aufgebohrt werden ...

So machen wir uns unsere Gedanken über Entstehung und Behandlung unserer Störung.
Die Folge hiervon ist in der Regel ein gesundheiterstrebendes Verhalten, also Schonung z.B., oder eine bestimmte Diät, oder auch der Besuch beim Arzt. Meist wird dort über die Krankheit gesprochen, häufig auch etwas *verordnet*, was die Krankheit zu beseitigen hilft. Deckt sich nun das beim Arzt besprochene Krankheitsbild mit dem eigenen, so kann man davon ausgehen, daß die vom Arzt vorgeschlagene Behandlung im

großen und ganzen durchgeführt wird. Decken sich die beiden Bilder aber nicht, gibt es also unterschiedliche Meinungen in dem Versuch, die aufgetretene Störung zu besprechen, so wird die Folge sehr häufig eben keine Befolgung der Therapie sein. Der eine Patient wird eine **„Compliance"** aufweisen, der andere **„non-compliant"** sein.

Compliance ist ein schreckliches Wort. Meist wird es im Deutschen mit „Zusammenarbeit" oder „Mitarbeit" übersetzt. Das ist aber absolut falsch. Denn dahinter steckt das genaue Gegenteil von *Mit*arbeit: Der Mediziner versteht darunter Gehorsam, Befolgung seiner Anweisungen, die schließlich von Autoritäten ausgesprochen wurden. Non-Compliance ist deswegen auch schon längst kein Hinweis mehr auf ungenügende Mitarbeit, sondern bereits seit einiger Zeit die Beschreibung des hilflosen Mediziners: Ich hab's ja so gut gemeint, aber alle meine Vorschläge kommen halt nicht an. – Die „Diagnose" Non-Compliance ist also als Hinweis gedacht, der Patient kommt mit meinen Vorschlägen nicht zurecht, weil er es eben nicht versteht oder mich ärgern will.

In den allerwenigsten Fällen macht man sich jedoch Gedanken, wie es zu dieser Non-Compliance gekommen ist, die schließlich eine Unmenge an Zeit und Geld kostet und möglicherweise für eine erheblich längere Krankheitsdauer, wenn nicht für den Tod verantwortlich ist.

Es gibt verschiedene Gründe für Non-Compliance:
- Die Krankheitserklärungen von Arzt und Patient decken sich nicht, es klafft eine „Begriffslücke", so daß der Patient nicht weiß, was für ihn nun wirklich das beste ist.
- Es besteht ein großes *Verlangen nach Fürsorge*, die sich auch in ärztlicher und pflegerischer Zuwendung, in Untersuchungen und Tests ausdrücken kann.
- Es besteht eine *Unfähigkeit, etwas ohne die Hilfe anderer tun zu können*. Daraus resultiert häufig eine zur Schau gestellte Hilflosigkeit, ebenso Untätigkeit, auch *Unempfänglichkeit* für die Zuwendung anderer.
- Weiter ist (so paradox das im ersten Moment klingen mag) auch eine *übergroße Unterwürfigkeit* festzustellen, dauernd wird Respekt und Anerkennung für jede Maßnahme des Arztes gezollt, so daß der Eindruck entstehen kann, allein die Gegenwart des Behandlers solle die Krankheit vertreiben können.
- Gelegentlich sieht man auch offene (oder noch versteckte) *Feindseligkeit* oder *Ärger*. Beides wird dann zusammen gegen den Behandler ausgetragen. Meist werden diese Haltungen auch trotz Nachfragens vom Patienten nicht eingestanden.
- Nicht selten sieht man dann auch einfach *Streitlust*, die zu einem nicht-complianten Verhalten führen kann, als wenn es darum ginge, zu zeigen, wer recht behalte.

Alles zusammen führt zu nicht-compliantem Verhalten, das wiederum sehr häufig einhergeht mit der Entwicklung einer chronischen Erkrankung. Hier soll jetzt aber nicht der Eindruck entstehen, eine chronische Erkrankung habe ihre Ursache in der Streitlust des Patienten mit dem Arzt. Es geht hier um die sog. **somatisierten Erkrankungen**, also Störungen, die auf einen Körperteil projiziert werden. Zu nennen sind an dieser Stelle
- Chronischer Kopfschmerz
- Chronischer Rückenschmerz
- Schwindel
- Einige Formen der Gangstörungen
- Eßstörungen
- Chronische Verstopfung
- Formen, die aussehen wie eine Angina-pectoris-Symptomatik

Patienten, die von diesen *funktionellen Störungen* betroffen sind, werden sehr häufig auf übelste Weise als Simulanten, als die mit dem „Morbus *Bahlsen*" (hat einen Keks an der Waffel) oder dem „Morbus *Condor*" (gaaaaaanz große Meise) abqualifiziert. Im Zeichen einer nur noch wirtschaftlich denkenden Medizin leiden diese Patienten auch oft an einem „HNSW"-Syndrom („*Hat nichts. Spinnt. Weiter"*).

Dabei müssen wir uns eines vor Augen halten:

> Zu einer ganz bestimmten Zeit und unter bestimmten Aspekten hatte und hat vielleicht noch diese chronische Krankheit ihren Sinn, auch das Jammern hatte und hat eine Bedeutung. Die Kunst wird es sein, Sinn und Bedeutung herauszufinden. Auch wenn sich das chronische Leiden nach Jahren verselbständigt hat, muß nach diesem Sinn gefahndet werden, denn nur so ist dem Leiden oder der Störung beizukommen.

Es steckt zwar nicht hinter allem, was wir tun, unbedingt ein Symbol, aber die Erfahrung lehrt, daß die meisten Patienten, bespricht man dies alles mit ihnen, entweder erleichtert reagieren oder mit Empörung („Herr Doktor, ich hab's am Bein und nicht am Kopf!") alles zurückweisen. Beides kann aber als Bestätigung des vermuteten Zusammenhangs gewertet werden.

 Zusammenfassung: Chronische Erkrankungen ohne direkten körperlichen Nachweis („funktionelle Syndrome") entstehen durch das Bemerken einer Störung und der Überlegung, wie diese Störung entstanden sein kann, im Zusammenhang mit „mitarbeitendem" (Compliance) bzw. gegenproduktivem Verhalten (Non-Compliance). Die Ursache für nicht-compliantes Verhalten liegt sehr häufig in einem Mißverhältnis der vom Arzt angebotenen Krankheitserklärung und dem eigenen Krankheitsmodell. Aus diesem Grund ist häufig die Therapie nicht durchführbar.

ATL 3 Atmen

Diese ATL beschreibt nicht nur die physiologischen Bedingungen der Atmung sowohl was die äußere (Gasaustausch über die Lungen) als auch was die innere Atmung (Zellatmung) betrifft, sondern betont auch gleichzeitig die geistigen und seelischen Zusammenhänge des Atmens. Nach L. Juchli sind „die geistigen Kräfte des Menschen ... wie das Atmen einem steten Wechsel von Ein und Aus unterworfen". Atemnot ist daher immer direkt und indirekt Todesangst, Störungen im Bereich der Atmung betreffen daher besonders Seele und Körper.

Beispiele aus der Umgangssprache: Uns *verschlägt es die Sprache (die Luft)*, wenn wir über etwas ganz überrascht sind, für jemanden herrscht *dicke Luft*, wenn die *Atmospäre geladen* erscheint. Ganz egal: *Ich huste dir eins*, wenn du dich weiterhin so verhältst.
In der Umgangssprache ist das Thema der Luft oder des Atmens zumeist eine gefühlsmäßige Äußerung in Bezug auf andere. Selten nur bezieht man eine Meinung zur Luft nur auf sich selbst, meistens kann man jemanden *nicht riechen*, bevor man ihn *an die Luft setzt*, möglicherweise will man aber mit seiner *atemberaubend* schönen Frau noch flirten.

Unter diesem Aspekt wollen wir folgende Störungen in leiblich-seelischer Konsequenz besprechen:
- Asthma bronchiale und
- Hyperventilationssyndrom (Syndrom der nervösen Atemnot)

Asthma bronchiale

Die Erkrankung, die wir Asthma nennen, findet statt in dem Bereich, der die äußere Welt mit dem tiefsten Inneren, den Alveolarräumen oder Lungenbläschen, verbindet. Eine Erkrankung hier wirkt also wie eine Barriere zwischen Innen und Außen.

Wir kennen das Seufzen als tiefe und verzögerte Ein- oder Ausatmung. Erwin Straus schrieb 1954 in einer heute leider nur noch schwer zugänglichen Arbeit „Der Seufzer", daß das einatmende Seufzen kummervoll sei, das ausatmende hingegen wie eine Erleichterung wirke. Wir können das wohl in großem Maße nachvollziehen: Beim Blick auf schlechte Nachrichten oder während einer brenzligen Situation im Strafraum unserer Lieblingsmannschaft ziehen wir oft genug die Luft ein, während wir nach einer bestandenen Prüfung oder nach dem Abklingen einer anspannenden Situation hörbar tief ausatmen – *Luft ablassen*, sprich: Druck ablassen. Interessant ist hierbei, daß sich Helmut Kulawik ganz genau entgegengesetzt äußert, indem er sich ohne Namensnennung, aber doch wegen der gleichen Wortwahl sehr deutlich von Straus absetzt: „Der Seufzer der Einatmung muß nicht Zeichen von Kummer und der der Ausatmung nicht Zeichen der Erleichterung sein, er kann im Sinne einer Gebärde auch bewußt eingesetzt sein, um die jeweiligen Gefühlsqualitäten auszudrücken." Anything goes – kann man da nur mit den Worten des Philosophen Paul Feyerabend sagen.

Rein physiologisch spielt sich beim Asthma folgendes Geschehen ab, das sich in drei Punkte gliedern läßt:
1. Die Bronchien reagieren auf bestimmte Veränderungen **hyperreaktiv** mit einer **überschießenden Bronchokonstriktion**.
2. Eine **örtliche Entzündung** in den Wänden der Bronchien spielt sich ab, am häufigsten als **Eosinophilie** (bestimmte Leukozyten, nämlich die eosinophilen Granulozyten, vermehren sich dort lokal).
3. Der Bronchialschleim wird zäh und weißlich, es herrscht eine **Dyskrinie**.

Hiervon rührt wohl auch der Name: asthma, griech., heißt soviel wie Beklemmung oder schleppendes Lufholen.

Diese drei Bestandteile (Bronchokonstriktion – Entzündung – Dyskrinie) machen das physiologische Bild einer Asthmaerkrankung aus.

Daraus ergeben sich auch die Notwendigkeiten der medikamentösen Behandlung:
- Sogenannte β-Mimetika zur Aufhebung der Bronchokonstriktion

Sie wirken über die $β_2$-Rezeptoren in der Lunge, die die Bronchien weit stellen und damit der Konstriktion entgegenwirken. Ungewünschte Wirkungen: Auch der Herzschlag wird gelegentlich schneller.
- Kortison, um der örtlichen Entzündung entgegenzuwirken
- Theophyllin-Präparate, ebenfalls zur Entspannung der Bronchien, aber auch zur Entspannung des Zwerchfells.

Im Notfall werden diese Medikamente grundsätzlich intravenös gegeben, ansonsten ist heute die beste Methode, Kortison und β-Mimetika als Aerosol, also zum Inhalieren, zu nehmen.

Der **akute Asthmaanfall** ist immer eine Notfallsituation. Er ist gekennzeichnet durch einen plötzlichen Beginn und eine besonders heftige Bronchokonstriktion. Als **status asthmaticus** bezeichnen wir den Asthmaanfall, der entweder sehr lange anhält, durch Medikamente kaum zu beheben ist oder nach sehr kurzer Erholungszeit wieder erscheint. Als lebensbedrohlich müssen wir einen Asthma-Anfall immer dann ansehen, wenn der Herzschlag verlangsamt wird, also im Anfall eine **Bradykardie** vorherrscht.

Wie kommt es nun zur Asthmaauslösung?

Wir kennen drei verschiedene Formen des Asthmas:
1. **Allergisches Asthma** (engl.-dt.: *extrinsic asthma*) mit Auslösung durch in Allergietestungen darstellbaren Allergenen
2. **Endogenes Asthma** (engl.-dt.: *intrinsic asthma*) mit Auslösung durch „von innen" kommende Faktoren
3. **Belastungsinduziertes Asthma** (engl.-dt.: *exercise induced asthma*) mit Auslösung durch Belastungen

Es gibt also, theoretisch, drei verschiedene Auslösesituationen. Wie kommt es aber dann zu folgendem Krankheitsfall:

Ein 64jähriger Mann wird in die Klinik als Notfall eingewiesen, der in einem Bus einer norddeutschen Hafenstadt einen sehr schweren Asthmaanfall erlitten hat. Nach Wiederherstellung seiner Lungenfunktionen erklärt er, daß ihm das sehr häufig passiere, nicht nur hier, sondern auch in U-Bahnen und Straßenbahnen in ganz anderen Städten. Es wird eine psychiatrische Konsiliaruntersuchung mit dem Patienten abgesprochen, der er nach einigem Zögern, dann aber doch zuversichtlich zustimmt. Die Anamnese bringt folgendes hervor:

Der Patient sei in Berlin aufgewachsen, dort habe er in einem mehrstöckigen Haus mit seiner Familie alleine gewohnt. Der Weg zur Schule sei sehr lang gewesen, deshalb habe er etwa eine halbe Stunde mit der Straßenbahn fahren müssen. Einmal in der Woche habe die Haushaltshilfe gemeinsam mit der Mutter die Bettdecken kräftig aufge-

schüttelt und in den Garten gehängt. An diesen Tagen habe er ganz schlecht Luft bekommen und sei deshalb auch immer zu Fuß von der Schule nach Hause gegangen, um das Betreten des Hauses möglichst weit herauszuzögern, ohne daß er je gewußt habe, warum er die Luftnot bekommen habe. Die Mutter jedoch habe über das späte Nachhausekommen geschimpft und ihn gezwungen, mit der Straßenbahn zu fahren. Jetzt habe er die Luftnot schon beim Betreten des Grundstücks bekommen, kaum daß er das Gartentor aufgemacht habe, kurz darauf schon beim Verlassen der Straßenbahn, dann wiederum später bereits in der Straßenbahn. Die Luftnot sei manchmal so schlimm gewesen, daß er gedacht habe, er müsse nun sterben. Unter dem Eindruck des Geschehens seien dann die Eltern nach dem Krieg, während dem Haus und Mobiliar abgebrannt seien, an die Nordseeküste gezogen, seitdem habe er über Jahre keine Luftnot mehr gehabt. Vor zehn Jahren sei seine Mutter hochbetagt und verbittert gestorben, da sie gerne weiter in Berlin gelebt hätte. Vor neun Jahren erlitt er bei einem Besuch in einer süddeutschen Großstadt dann das erste Mal wieder einen heftigen Anfall von Luftnot, während einer Fahrt mit der U-Bahn. Jetzt bekäme er in unregelmäßigen Abständen immer wieder diese heftigen Anfälle beim Fahren von Bussen oder U-Bahnen, ohne daß er eine Regel darin erkennen könne.
Allergietestung: Hochempfindlich auf Gänsefederkiele.

Hier hat sich offensichtlich etwas entwickelt: Der Patient hat eine Allergie gegen Gänsefedern. Vermutlich waren die Betten (oder zumindest einige davon) in der alten Berliner Wohnung mit Gänsefedern gefüllt. Beim Einatmen der kräftig aufgeschüttelten Federn bekam der Patient Asthmaanfälle, vor denen er solche Angst hatte, daß er lieber einen langen Schulweg zu Fuß in Kauf nahm, um dem frischen Aufgeschüttelsein der Bettdecken zu entgehen. Als sich dann dieses Vermeidungsverhalten auf Druck der Eltern nicht mehr halten ließ, hatte er vor den nun folgenden Anfällen solche Angst, daß er bereits vor Kontakt mit den Gänsefedern mit einem Asthmaanfall reagierte. Als sich nach dem Krieg eine neue Wohngegend anbot und wahrscheinlich auch, nach dem Verlust der alten Wohnung, neue Decken ohne Gänsefederfüllung angeschafft wurden, war die Symptomatik verschwunden. Sie trat wieder auf, als seine Mutter gestorben war, die offensichtlich ihn oder seine Krankheit als Grund für das Umziehen aus der Hauptstadt in eine erheblich kleinere Stadt ansah (zu fragen ist natürlich, ob dies wirklich der Grund war, denn schließlich war die Familie komplett ausgebombt, an der Nordsee wohnten damals Verwandte, die sie sofort aufnahmen).

Das Symbolische an dieser Krankheitsgeschichte ist geradezu mit den Händen zu fassen. Zuerst hat eine **Generalisierung** stattgefunden, das heißt auf einen Reiz, der rein körperlich ausgeprägt war, wurde eine seelische Bereitschaft zum Astmaanfall. Es genügte nun ein wenig von dem, was einstmals ursächlich zu einem Asthmaanfall führte, um wiederum einen auszulösen. *Aus einem **extrinsic asthma** entwickelte sich ein **intrinsic asthma**.*

Diese Situationen waren verschwunden (das Lernen wurde „gelöscht"), erschienen aber wieder, als die Mutter, die ihn wohl jahrzehntelang als Grund für ihr „Exil" ansah, starb. Eigentlich könnte dieser Patient nun befreit sein, *aus sich heraus kommen*, dies war ihm aber aus Gründen eines schlechten Gewissens nicht möglich, so daß er durch erneuten Ausbruch gerade der Symptomatik, die angeblich für den Umzug der Mutter aus Berlin ursächlich war, sich selbst bescheinigen konnte: Asthmaanfälle treten in den Verkehrsmitteln von Großstädten auf, d.h. die Mutter hat nicht umsonst gelitten.

Für uns ergibt sich hieraus, daß es zum Asthmaanfall kommen kann durch

- allergische,
- psychische und
- entzündliche Faktoren.

Psychoanalytisch orientierte Mediziner (wie Franz Alexander) sehen bei Asthmapatienten den Hauptkonflikt in einer gestörten Mutter-Kind-Beziehung oder (wie Schultz-Hencke) in einer Haltung des Nichthergeben-Könnens (die Luft kann beim Asthma ja nicht regulär ausgeatmet werden).

Verschweigen wollen wir nicht, daß rein körperlich oder auch mechanisch denkende Mediziner über diese Interpretation lächeln. Sie verkennen allerdings, daß dieses nur ein Symbol, ein Handlungsmuster darstellt, das sich allerdings sehr häufig wiederholt und oft den Lebensstil eines Menschen bestimmt.

Nicht außer acht gelassen werden darf aber der erhebliche Einfluß des *Lernens am Modell*. Asthmakranke haben entweder direkte „Vorbilder", die ihnen „gezeigt haben", was Asthma ist und wie die Familie darauf reagiert (Asthma kommt ja in Familien gehäuft vor), oder aber sie haben aus der Situation gelernt, die sie selbst erlebt hatten.

Wenn sich also hier eine **Konditionierung** zu erkennen geben kann, dann kann sie natürlich auch **dekonditioniert** werden.

Die Persönlichkeitsstruktur des Asthmapatienten gibt es nicht. Sehr viele Asthmatiker aber sind eher zurückhaltend, gehemmt, kommen nicht aus sich heraus, sind häufig voller nicht ausgelebter Aggressionen, deshalb mißtrauisch. Uns allen ist sicherlich schon aufgefallen, wie sorgfältig Asthmapatienten ihre Tüten voller Medikamente mit ins Krankenhaus bringen und wie selten sie von einer rein „organischen Erklärung" ihrer Erkrankung abzubringen sind. Erfahrungsgemäß ist auch die Rate der Frührentner unter Asthmakranken recht hoch (obwohl sie oft mit den „chronisch-obstruktiv Lungenkranken" in einen Topf geworfen werden).

In seinem Buch „Praktische Psychosomatik" zitiert A. Jores einen seiner Asthmapatienten: „Asthma, das ist Unzufriedenheit mit sich selbst und Protest dagegen." Wir glauben, dies ist der beste und kürzeste Beitrag zum Thema „Asthma-Persönlichkeit".

Die *pflegerische Führung* eines Asthmatikers ist demzufolge nicht sehr leicht. Da eine medikamentöse Therapie immer nur einen Aspekt der Behandlung darstellt, müssen die anderen Auslösesituationen genau untersucht werden. Gerade durch eine sorgfältige Erhebung der Pflegeanamnese ergeben sich hier oft genug Schwerpunkte, die zusammen mit dem Patienten bearbeitet werden können. Der Mann in unserem Fallbeispiel hatte ja, allerdings unbewußt, bereits durch ein Vermeidungsverhalten (Gehen des langen Schulweges zu Fuß an den Tagen, an denen die Betten aufgeschüttelt wurden) eine Lösung zu finden versucht. Bei überwiegend psychischer Auslösung des Asthmas ist es wichtig, die Situationen und das „Setting" kennenzulernen, das einen Anfall auslösen kann. Und hier ergeben sich dann Ansatzpunkte zur Behandlung.

Wir persönlich halten die verhaltenstherapeutische Psychotherapie für am besten geeignet, da sie in den meisten Fällen eine raschere Lösung erbringen kann als eine tiefenpsychologisch fundierte Behandlung. Der Leidensdruck der Patienten ist nämlich manchmal recht hoch, so daß sich eine schnellere Klärung empfiehlt.

 Zusammenfassung: Das Asthma bronchiale ist der Prototyp einer Erkrankung mit verschiedenen Ursachen und Wechselwirkungen (multifaktoriell bedingte Erkrankung). Körperlich hierzu nicht veranlagte Menschen werden nicht an einem Asthma erkranken. Andererseits kann sich bei hierzu veranlagten Menschen die Erkrankung „losgelöst" von den ursprünglichen Ursachen durch rein emotionale Bedingungen verselbständigen.

Hyperventilationstetanie

(Beschreibungen mit gleicher Bedeutung: nervöses Atemnotsyndrom, Effortsyndrom, Da-Costa-Syndrom, Herzangstsyndrom, kardiorespriratorisch-tetaniformer Symptomenkomplex).

Wenn ein Fußballspieler gekonnt, aber vom Gegner nicht berührt, mit einem Schmerzensschrei auf den Lippen im Strafraum stürzt und sich dann auf dem Boden windend, tapfer-mannhaft seine Qualen wegen der Rüpeleien seines Gegners nur unter leichtem Gestöhn aus sich herausläßt – dann halten wir diesen Mann für einen Schauspieler. So erging es ja auch dem bezahlten Fußballspieler Andreas Möller, der durch eine gekonnte und wohl oft geübte „Schwalbe" letztlich die deutsche Fußballmeisterschaft 1994/95 entschied. Die Folge (außer empörten Buh-Rufen der Fans): Man glaubt ihm nicht mehr! Sollte er dann wirklich einmal gefoult werden, werden die von ihm genaseweisführten Schiedsrichter möglicherweise erst einmal gegen ihn pfeifen.

So ein Verhalten des Schiedsrichters ist menschlich verständlich. „Ich laß' mich doch nicht für blöd verkaufen!" steckt dahinter.

Wie sieht es aber aus, wenn wir, zur Hilfeleistung ausgebildet und verpflichtet, jemanden sehen, der sich durch theatralisch anmutendes schnelles Atmen einer offensichtlichen Aufgabe entziehen will?

Notarzteinsatz im Winter. Wir werden zu einem hell erleuchteten Haus gerufen, an dessen Eingang ein sehr elegant gekleideter Mann nervös auf und ab läuft. Wir werden gleich nach oben ins Umkleidezimmer seiner Frau geleitet, die dort verkrampft und hechelnd liegt. Ihre Hausangestellte bemüht sich durch gutes Zureden um sie. Auf dem Boden liegt ein rotsamtenes Abendkleid, Schmuck liegt anziehbereit auf einer Kommode, die Frau selbst hat außer vornehmer Unterwäsche und seidig glänzenden Strumpfhosen nichts weiter an.

Wir erfahren, daß ihr beim Überstülpen des Abendkleides plötzlich die Luft weggeblieben sei, seitdem sei sie kaum noch ansprechbar gewesen, habe sich immer mehr verkrampft und dabei nur noch schnell, aber sehr flach atmen können. Nach kurzer Zeit berichtet die Frau, inzwischen anbehandelt, indem sie ihre Ausatemluft mit Hilfe einer Plastiktüte wieder selbst eingeatmet hat, beim Durchschlüpfen in das Abendkleid habe sie plötzlich „in diesem dunklen Loch" eine riesige Angst bekommen, sie habe Herzrasen verspürt und sei danach bewußtlos geworden. Es sei ihr sehr peinlich, denn sie und ihr Mann seien zu einer Abendgesellschaft geladen gewesen, auf die sich ihr Mann schon sehr gefreut habe. Ob sie sich auch gefreut habe ...? Na ja, sie solle halt mitgehen, sie kenne da niemanden, aber ihr Mann freue sich so, er habe ihr auch extra dieses Kleid gekauft.

Weitergehende Ratschläge werden von beiden Eheleuten brüsk zurückgewiesen.

Etwa 15 Monate später, im Frühling, werden wir wieder zu diesem Haus gerufen. Schon bei der Einfahrt prescht ein sechszylindriges Nobelfahrzeug mit einem Insassen an uns vorbei auf die Straße. Wir finden etwa die gleiche Situation vor wie im vergangenen Winter, es gibt nur einen Unterschied: Die Hausangestellte bürstet im Nebenzimmer einen Mantel aus, während die Frau des Hauses wieder auf ihrem Bett liegt. Es hat etwa die gleiche Szene gegeben (auch das jetzige Kleid ist neu), nur ist diese Szene mittlerweile etwa ein dutzendmal passiert. Immer, wenn der Mann seine Frau zu einer geselligen Veranstaltung mitnehmen wollte, verkrampfte sie sich. Man habe immer einen Notarzt oder den Hausarzt gerufen, einige Male bekam die Frau etwas gespritzt, einige Male nicht, manchmal ging alles schnell vorbei, gelegentlich dauerte es länger.

Jetzt nehmen wir die Frau mit ihrem Einverständnis mit ins Krankenhaus und leiten eine psychiatrische Untersuchung mit anschließender Paartherapie ein.

Die Geschichte erinnert etwas an das Märchen von dem Hirtenjungen, der beim Hüten seiner Schafe so oft brüllte „Der Wolf kommt!", bis die herbeilenden Männer des Dorfes die Nase voll hatten und nicht mehr kamen, als er wieder rief – aber jetzt war der Wolf wirklich da.

Aus dem Fallbeispiel können wir sehen, daß die Hyperventilation mit Angst zu tun hat. Wir atmen schneller, flacher und nicht mehr entspannt. Dadurch verändert sich im Extremfall der Blutsäurewert, so daß sich Kalzium vermehrt an die Körpereiweiße bindet und für eine seiner Hauptaufgaben nicht mehr in ausreichender Menge zur Verfügung steht: einer gleichmäßigen Muskelbeweglichkeit. Es kommt jetzt zum Krampf, zum **tetaniformen Krampf**, der natürlich noch mehr Angst macht. Es kann zu einer massiven Verkrampfung der Hände und Füße („Pfötchenstellung") oder der Hals- und Nackenmuskulatur („Arc de cercle", das ist eine hysterische Verkrampfung, bei der sich der Körper mit zurückliegendem Kopf und nach oben gerichteten Becken fast zum

Kreisbogen stemmt) kommen. Der Kreislauf fängt von vorne an.

Wir können sowohl *unbewußt* hyperventilieren (eben bei Angst z.B.) als auch *bewußt*. Das heißt also, wir können willentlich eine Hyperventilationstetanie hervorrufen (wir können *uns wegschreien*). Solche Anfälle scheinen dem Außenstehenden oft wie auf Bestellung zu kommen, im Fallbeispiel nämlich immer dann, wenn die Frau mit ihrem Mann zu seinen, ihr meist nicht bekannten Geschäftspartnern ausgehen sollte. Davor hatte sie wohl Unbehangen oder Angst, die sich aktualisierte, als sie in „den dunklen Schlauch eines Kleides" einsteigen sollte. Sie konnte diesen Konflikt nicht lösen, sondern reagierte mit vermehrtem Atmen, als wenn sie die Angst aus sich „herausatmen" wollte.

Wir finden unter den Hyperventilierern deutlich mehr Frauen als Männer, insgesamt auch erheblich jüngere Patienten. Sehr oft wird das Symptom ausgelöst durch Herzschmerzen, wobei im Rückblick nicht mehr klar ist, ob die geschilderten Schmerzen nicht erst nach Beginn der Hyperventilation begonnen hatten, also Begleitsymptome sind. Patienten mit koronarer Herzkrankheit haben jedoch gelegentlich Herzschmerzen und hyperventilieren dann in ihrer Angst, es könnte wieder etwas Ernstes sein. Zudem werden oft auch Schwindel oder Übelkeit beklagt.

Psychisch scheinen die Betroffenen eher ängstlich mit Neigung zur Depression zu sein, sie „schlucken" eher etwas herunter, als daß sie es „aus sich herausließen". Viele neigen auch zu Panikattacken, so daß der amerikanische Psychiater Sheehan gar vorschlug, das Hyperventilationssyndrom und die Herzneurose zu einem Angstsyndrom mit Panikattacken zusammenzufassen.

Die Behandlung gliedert sich in zwei Bereiche: Soforthilfe und längerfristig angelegte Therapie.

In der Soforthilfe während des Anfalls sollte der Patient auf jeden Fall zuerst ohne Hilfsmittel beruhigt werden. Gelingt dies nicht, so muß der Patient seine eigene Ausatemluft wieder rückatmen, dies gelingt am einfachsten durch Ein- und Ausatmen in eine Plastiktüte. Dadurch wird der erniedrigte Kohlendioxid-(CO_2-)Anteil im Blut (ursächlich für die vermehrte Kalziumbindung an das Eiweiß) wieder langsam erhöht. Oft macht aber gerade das Tütenatmen dem Patienten wieder mehr Angst. Behelfen kann man sich in solchen Fällen dadurch, daß man den Brustkorb des Betroffenen an den Flanken drückt oder ihn so hinsetzt, daß sich der Thorax ebenfalls nicht voll entfalten kann. Dadurch wird ebenfalls der CO_2-Gehalt im Blut relativ erhöht.

Bei der längerfristigen Therapie können wir zwei Wege einschlagen: Zum einen die konsequente Atemtherapie mit Erlernen der Kontrolle über das Zwerchfell. Zum anderen die Psychotherapie. Oft genug hilft eine erklärende Haltung, wobei dem Patienten und seinen Angehörigen deutlich gemacht werden muß, daß es sich meistens nicht um „Schaustellerei", sondern um den Ausdruck wirklicher Probleme handelt. Bei schweren neurotischen Störungen ist dann auch gelegentlich eine langfristige, aufdeckende Therapie angezeigt.

In unserem Beispiel endete die begonnene Paartherapie nicht erfolgreich. Der Ehemann, dem nicht bewußt wurde, daß er durch seine dominierende Haltung seine Frau geradezu „abwürgte", nahm nicht mehr an der Therapie teil. Als der Notarztwagen wieder einmal an die bewußte Adresse gerufen wurde, handelte es sich jetzt jedoch um einen Suizidversuch der Frau, genau an dem Abend, als ihr Mann ihr mitgeteilt hatte, er ziehe jetzt zu seiner Freundin. Die Frau überlebte, ist wieder verheiratet und arbeitet als Ernährungsberaterin. Sie habe jetzt das Leben gut im Griff. Einen „Anfall" habe sie nicht mehr gehabt.

Einen hyperventilierenden Patienten können wir in jeder Lage antreffen, sei es vor einem Op.-Termin oder einer anderen Untersuchung, beim Austeilen des Essens, wenn ein neuer Patient kommt oder ein Besucher geht. Deshalb müssen wir in der täglichen Arbeit Wert darauf legen, verschlossene und ängstliche Patienten, insbesondere diejenigen, die bereits einen Anfall hatten, bewußter zu sehen: Wo könnten Probleme sein, die wir vielleicht nicht direkt erkennen, auf die wir nur aus der Reaktion des Patienten rückschließen können? Was darf ich ihm zumuten? Wieweit geht seine affektive Belastbarkeit? Im Stationsalltag fällt das manchmal unter den Tisch, so daß die Risikogruppe (jüngere, unsichere, verschlossene, zu Schlappheit neigende Frauen) leider manchmal übersehen wird. Wenn die Hyperventilation nicht zu einer Waffe umfunktioniert worden ist, mit der man sich manches erpressen kann, so ist sehr häufig Hilfe durch Erkennen der Situation möglich.

Im Fallbeispiel unerwähnt blieb das erste kürzere Gespräch noch im Notarzteinsatz mit den professionell wirkenden orangenen Overalls und dem rotierenden Blaulicht direkt vor dem Fenster. Auf die Frage, warum sie denn gerade jetzt, beim Überstreifen des Kleides den Anfall hatte, bemerkte sie nachdenklich, schlecht sei es ihr schon im Badezimmer gewesen, als sie sich hundertemal im Klappspiegel gesehen habe. Aber die Kontrolle habe sie erst verloren, als sie das Kleid überstreifte (Es handelte sich um eine Art Robe im „Scarlett-Stil"), das ihr Mann ihr für diesen Abend geradezu aufgenötigt hatte und das überhaupt nicht ihr Stil sei. Da sei sie hilflos geworden.

Verschlimmert werden kann das Syndrom ärztlicher- und pflegerischerseits (iatrogen) dadurch, daß immer wieder organische Leiden „diagnostiziert" werden und die Betroffenen mit Spritzen regelrecht auf diese Beschwerden „festgenagelt" werden. Dann ist eine Chronifizierung fast unvermeidlich.

 Zusammenfassung: Bei der Hyperventilationstetanie handelt es sich um eine Art Fehlatmung unter erhöhtem seelischen Druck. Die Betroffenen atmen zu schnell und flach, atmen dadurch vermehrt Kohlendioxid ab, so daß es nach einer Verschiebung des Blutsäurewertes zu einer vermehrten Bindung des Kalziums an Körpereiweiße kommt. Dadurch entwickelt sich eine erhöhte Krampfbereitschaft des Körpers im Sinne einer Tetanie. Betroffen sind in erster Linie jüngere, selbstunsichere, gefühlsmäßig wenig belastbare Frauen. Die Sofortbehandlung hilft den Akutfall zu beherrschen, in der anschließenden Therapie sollten die Situationen und Reize aufgearbeitet werden, die zu den Anfällen führen.

ATL 4 Essen und Trinken

 Unter „Essen und Trinken" verstehen wir eigentlich letzten Endes eine Energieversorgung der Zellen und seiner Unterstrukturen. Diese Aktivität des täglichen Lebens befaßt sich jedoch auch mit der sozialen Seite des Essens und Trinkens. Es geht hierbei sowohl um die „gesunde" Seite als auch um eine Mangelbeschreibung - Hunger und Durst.

 Beispiele aus der Umgangssprache: *„Mir steht's bis hier!"*, schreit der Mann im Büro, der sich über etwas ärgert, *„ich finde das zum Kotzen!"*. Seine Kollegin, die *süße* Maus, die ihn sonst *zum Fressen gerne hat* und der bei seiner Stimme und seinem Anblick *das Wasser im Munde zusammenläuft*, wundert sich. Während sie ihn *mit den Augen verschlingt*, meint sie: *„Da bleibt mir ja das Essen im Halse stecken*, aber so schlimm ist das alles nicht. Wollen wir uns nicht nachher *zu einem Bierchen zusammensetzen*, um darüber zu reden?"

Essen und Trinken drücken die tiefsten emotionalen Bewegungen aus. In den angeführten Redewendungen läßt sich das gut zeigen. Was wir gerne haben oder gut finden, soll wie bei der Nahrungsaufnahme regelrecht verinnerlicht werden. Etwas, was wir loswerden wollen, geht den anderen Weg oder gelangt erst gar nicht in uns – wie der berühmte Kloß im Hals, der den Weg für andere Sachen versperrt.

Laden wir die heiß Angebetete nach stundenlangem Ringen mit uns selbst dann endlich doch zu einem Bier oder Wein ein, so erwarten wir sicherlich mehr als nur eine stumme gemeinsame Nahrungsaufnahme in einem dieser Rasch-Runter-Restaurants mit einem Stück Fleisch zwischen zwei weichen Brötchen. Wir erwarten Gemütlichkeit und Vertrautheit, ein wenig Nähe.

Interessant ist hierbei auch die Abstufung. Am zwanglosesten wirkt die wie nebenbei gestellte Frage: „Ach, hast du noch Lust auf eine Tasse Kaffee?" Ein wenig verbindlicher ist schon die abendliche Einladung: „Wollen wir nicht einmal ein Bier oder ein Glas Wein zusammen trinken?" Eine gewisse Stufe wird jedoch mit einem kompletten Abendessen übertreten: „Ich würde gerne einmal mit dir richtig schön essen gehen."

Da es hierbei in allen Fällen um mehr geht als die gemeinsame Einverleibung von Energie und Mineralstoffen, hat das Essen und Trinken eine starke soziale Komponente. In manchen Kulturen gilt der, der mit jemandem zusammen ißt, als Freund. „Gastgeber" und „Freund" hatten im Griechischen denselben Begriff. Und überall galt es als schlimmste Verletzung auch des nicht geschriebenen Gesetzes, jemanden bei Tisch zu töten. Daher stammt die Sitte, beim Essen den nicht besteckführenden Arm ebenfalls offen auf den Tisch oder zumindest sichtbar hinzulegen. Dies sollte Waffenlosigkeit, Friedlichkeit belegen.*

Es entwickelte sich eine Menge von Regeln beim und zum Essen, die Eßkultur. Da diese ungeschriebenen Regeln zuerst an den Fürstenhöfen gepflegt wurden, gilt noch heute jemand mit bestimmten Umgangsformen und einer guten Tischkultur als *höflich*.

Eine Studie der Universität Bremen besagt, daß sogenannte *Sensationslustsucher* eher „oral-aktive Nahrung" (die man kräftig kauen muß) zu sich nehmen wie z.B. rohes Gemüse oder Fleisch, während die *Nicht-Sensationslustsucher* eher „oral-passive Nahrung" essen wie Quark oder Müsli. Also: Bungee-Springer und Mountain-Biker nagen eher an einem Stück Fleisch oder einer Paprika, während die Müslischlucker sich auch sonst eher zurückhaltend geben. Zu den psychologischen Hintergründen der „Philobaten" siehe aber auch Kapitel ATL 1.

Unser Kumpane ist jemand, mit dem wir Brot teilen (lat. *cum pane*: mit Brot), während der *Eigenbrödler* für sich alleine ißt – und damit ist.

Wir können aus all dem entnehmen, daß Essen und Trinken auch einen starken Symbolcharakter haben. Nicht unverständlich also, wenn sich hieraus auch Krankheiten entwickeln, die gerade diesem Symbolcharakter Rechnung tragen.

Wir haben bemerkt: Zusammen zu essen bedeutet behütet oder beschützt zu werden. Für den Säugling bedeutet es wahrscheinlich mehr. Er empfindet das Gefüttertwerden als ein Geliebtwerden. Der satte und ruhige (und damit *gestillte*) Säugling ist sich einer emotionalen Zuwendung sicher. Weiter hängt mit der Nahrungsaufnahme auch ein Besitzstreben zusammen. Das wissen alle diejenigen zu berichten, die in endoskopischen Abteilungen Kleinkindern Münzen, Spielsachen oder andere Kleinteile aus dem Magen entfernen müssen. Und zum Besitzstreben gehören alle sekundären Begleiterscheinungen wie Haß, Neid oder Gier. Anders herum: Störe ich dieses Besitzstreben, dieses „Einverleiben" nachhaltig, so kann sich eine aggressive Haltung daraus entwickeln. Auch dies ist keine neue Erfahrung.

Ein dritter Punkt zur frühkindlichen Nahrungsaufnahme ist noch wichtig: die Lust, die körperliche Befriedigung. Mund und Lippen sind sehr sensibel und empfindlich. Sehr viele Säuglinge lutschen deshalb an allen möglichen Dingen herum, wahrscheinlich um diese Lust weiter zu teilen. Und schauen wir uns selbst an: Das Küssen eines geliebten Menschen, das Erspüren seiner Haut mit dem eigenen Mund ist ja meist nun auch nicht eine von heldenhafter Selbstüberwindung geprägte Tat in stummer Schicksalsergebenheit, sondern sie macht Lust und Spaß.

Diese drei Aspekte:
- Gefüttertwerden = Geliebtwerden
- orale Aufnahme = Besitzstreben
- Saugen = Lustgefühle

sind so wichtig, daß die Tiefenpsychologen die erste psychologisch abzugrenzende Lebensphase die **orale Phase** nennen. Hier aufgetretene Störungen betreffen die Oralität nicht im Sinne eines heißhungrigen Feinschmeckers, sondern beziehen sich auf diese drei Aspekte. Störungen in der oralen Phase können also folgendes betreffen: Die Fähigkeit zu lieben und geliebt zu werden, den Umgang mit Besitz und Gefühlen, die zum Streben nach Besitz gehören, sowie die Akzeptanz von Lustgefühlen.

Unter diesem Gesichtspunkt wollen wir besprechen:
- die Magersucht (Anorexia nervosa)
- die Freßsucht (Bulimia nervosa)
- Störungen der Essensaufnahme bei anderen Erkrankungen

---

* Interessant, daß es diese Sitte in einem Land, das sehr freizügig im Umgang mit Waffen ist wie die USA, nicht gibt.

Anorexie (Magersucht)

Unter Magersucht oder Anorexia nervosa verstehen wir eine körperlich-seelische Erkrankung, die zumeist in der Pubertät beginnt und aufgrund einer *primären** Eßstörung zu einem Gewichtsverlust führt, der mehr als ca. 25% des Normalgewichts ausmacht, so daß z.B. eine 165 cm große Patientin nur 48 kg wiegen würde.

Weiter finden wir einen *suchtartigen* Charakter der Eßstörung. Der Wunsch, abzunehmen, ist unkontrollierbar und wird mit welchen Mitteln auch immer verwirklicht. Dabei fehlt jegliche *Krankheitseinsicht*, die Betroffenen halten sich für völlig gesund. Möglicherweise wird dies auch durch eine Änderung des *Körperempfindens* so beeinflußt: Die Kranken nehmen sich anders wahr, sie empfinden sich als schlank, nicht als abgemagert.

Zwei verschiedene Formen können wir in Anlehnung an die psychiatrische Klassifikation unterscheiden:
1. Die klassische **passiv-restriktive** Form (Typ I)
2. Die **aktive** Form (Typ II)

Zum Typ I:

Er ist die Form, die wesentlich häufiger vorkommt als die andere (das Verhältnis beträgt etwa 2:1). Ein wichtiger Punkt ist hierbei die ausschließliche Essensverweigerung oder zumindest Reduktion der Nahrungsaufnahme. Nach einiger Zeit wird der Hunger nicht mehr bemerkt, die Appetitlosigkeit hat sich verselbständigt. Hungergefühle zu Anfang des Leidens werden in aller Regel mit Mengen von Mineralwasser oder Kaffee regelrecht „zugeschüttet".

---

* *Primär* heißt diese Störung deswegen, weil keine anderen Erkrankungen erst zu einer Veränderung der Nahrungsaufnahme führt. Beim Ösophaguskarzinom z.B. führt die Verengung der Speiseröhre zu einer gestörten Nahrungsaufnahme, dies wäre *sekundär*.

Zum Typ II:

Diese aktive Form begnügt sich nicht mit der ausschließlichen Essensverweigerung, sondern hilft durch phasenhaftes Erbrechen, Laxantien- oder Diuretikamißbrauch oder einer motorischen Überaktivität (z.B. in Form von stundenlangem Radfahren oder Dauerlauf) nach.

Der Begriff „Mager*sucht*" ist hier am deutlichsten. Das Abnehmen- und Hungernmüssen steht hierbei im Vordergrund, es handelt sich um einen nicht abwehrbaren Zwang ohne das Erreichen eines Zieles wirklich zu erkennen.

In der letzten Zeit sind gerade über diese Erkrankung sehr viele Veröffentlichungen erschienen, so daß ein gastroenterologisch tätiger Internist die Vermutung äußerte, die ganze Psychosomatik kümmere sich nur noch um das Essen und das Nichtessen. In der Tat ist diese Erkrankung durch Zunahme des Wissens um Beginn und Entwicklung keine so fremde Erkrankung mehr wie noch vor einigen Jahren. Von den vielen Büchern, die zu diesem Thema in letzter Zeit erschienen sind, halten wir die von Meermann, Fichter und besonders Feiereis am besten geeignet. Feiereis' Buch bietet neben hervorragenden Bildern Erkrankter einen Vorteil: Er beschreibt darin seinen eigenen Weg zur Psychosomatik, der mit dem Tod einer Anorexiekranken seinen Anfang hatte.

Woran erkennen wir eine Anorexie?

Das ist gar nicht so einfach, denn dem Erfindungsgeist der Erkrankten ist keinerlei Grenze gesetzt. Oft bemerken wir überhaupt nicht, daß die Patienten nicht essen, auch wenn wir direkt daneben sitzen und zur „Eßwache" eingeteilt sind. Zudem ist die Gewichtsabnahme auch nicht plötzlich zu bemerken. Gerade zu einer Zeit, in der die Mode lange und wallende Gewänder vorschreibt, ist das Aussehen nur wenig zu beurteilen. Die Patientinnen sind in aller Regel auch deutlich intelligenter als der Durchschnitt, so daß hier die Findigkeit für Ausreden und Finten eine schier unüberwindliche

Hürde vor Beginn der Behandlung darstellt. Ein paar Daten lassen uns vielleicht aber doch etwas mehr Klarheit bringen:
- Die allermeisten Kranken sind *junge Frauen*. In den Untersuchungen von Feiereis sind lediglich maximal 6% der Patienten Männer.
- Das *Alter bei Beginn der Erkrankung* betrug zumeist zwischen 11 und 15 Jahren (30% der Patientinnen) und zwischen 16 und 20 Jahren (44%), drei Viertel aller Betroffenen begannen mit ihrer Krankheitsgeschichte in der Pubertät oder in engem zeitlichem Zusammenhang damit.
- Fast die Hälfte der Kranken suchte *im ersten Jahr* ihres Leidens bereits einen Arzt oder ein Krankenhaus auf.
- Am buntesten ist das Bild der *vorgebrachten Klagen*: Fast alle klagten zu Beginn über Leib- oder Bauchschmerzen, aßen irgendwann immer weniger, bis „die Mahlzeit auf Ritual oder Karikatur reduziert" (Feiereis) wurde. Im Gegensatz dazu gesellt sich eine fast panische Angst vor einer Gewichtszunahme. Feiereis beschreibt „Spiegelepisoden": Die Kranken schauen sich jeden Tag mehrmals vor dem Spiegel an und reagieren mit depressiver Verstimmung auf wenige Millimeter Vorwölbung oder anders mit Freude auf zunehmende körperliche Verflachung: „Je konkaver der Leib, desto größer die Euphorie" (Feiereis).

Die Umwelt bemerkt erst sehr spät etwas von der oft bedrohlichen Abmagerung. Die jungen Frauen sind eingepackt in mehrere Schichten dicker Kleidung. Dies nicht nur, weil das Abmagern kaschiert werden soll, sondern weil sie tatsächlich dauernd frieren. Feiereis prägte hierfür wieder einen prägnanten Begriff: Die Patientinnen liefen auf „vagotoner Sparflamme". Bei ihnen liegen vor:
- Bradykardie
- Hypotonie
- Hypothermie
- Obstipation

Psychische Konflikte der Patientinnen

Tasten wir uns langsam an das Krankheitsbild heran, so fallen uns drei Punkte sofort auf:
1. Eine Geschlechtsgebundenheit fast ausschließlich an Frauen
2. Eine altersmäßige Bindung an die Zeit der Pubertät
3. Eine erstaunliche körperbezogene **Ambitendenz**: Einerseits werden das Körperliche und der eigene Körper abgelehnt, andererseits wird ihm ununterbrochen höchste Aufmerksamkeit geschenkt.

Weiter fällt auf eine Tendenz zur **Negation**: Nicht essen, nicht Frau werden, nicht so werden wie die eigene Mutter. Durch Nahrungsverweigerung entsteht eine Haltung „Füttere mich!". Tiefenpsychologisch nennen wir dieses Zurückgehen auf eine psychologisch frühere Entwicklungsstufe **Regression**. Patientinnen befinden sich jetzt wieder in der oralen Phase (s.o.), ohne daß allerdings eine Reifung zu erkennen ist. Die psychischen Methoden, hier die Oberhand zu gewinnen, sich also nicht von seinen „oralen Wünschen" führen zu lassen (und damit immer in der Regression zu verbleiben), sind:

Verleugnung, womit Freud das strikte Ableugnen bestimmter Tatsachen beschrieb;

Spaltung, womit ein Abtrennen von bestimmten Bewußtseinsvorgängen gemeint sein soll;

Projektion, die das „Hinausschieben" von eigenen Erlebnissen und Empfindungen auf andere beschreibt („Nicht ich bin dürr, die anderen sind alle fett");

sowie die **Sublimation**, auch wieder ein von Freud geprägter Begriff, der einen Ausgleich für abgelehnte Triebe beschreibt (also „sublimiert" z.B. der strenggläubige Maler in wunderschönen Madonnenbildern seine verpönten sexuellen Triebe).

Wenn alles nur negativ ist – wovon haben die Kranken dann Gewinn oder Nutzen?

Ein System muß uns doch zumindest zu einer bestimmten Zeit Gewinn bringen oder wenigstens einen Sinn haben, damit wir es aufrecht erhalten. Wozu aber eine solche Haltung wie die Magersucht, die uns körperlich verfallen läßt und uns zwingt, immer in einer Abwehrhaltung zu leben? Wozu eine Haltung, die man auch als **chronischen Suizid** bezeichnen kann?

Um diese Frage zu beantworten, müssen wir erst eine weitere klären: Wann fängt das Leiden an?

Aus den o.a. Zahlen von Feiereis sehen wir, daß bei drei Vierteln aller Kranken der Beginn etwa in der Pubertät ist. Dies ist nicht nur eine Zeit des Stimmbruchs und der Pikkel, sondern auch eine psychisch sensible Phase, in der wir uns Selbständigkeit von Eltern und Geschwistern erkämpfen. Entwickelt sich also in dieser Zeit eine seelisch-körperliche Krankheit, dann darf wohl berechtigt angenommen werden, daß sie ihren Ursprung auch in dieser Ablösung oder Reifung haben kann.

Und wir sehen tatsächlich ganz häufig *Störungen in der Selbstentwicklung*. Wir erkennen ein häufig *gestörtes Urvertrauen*, es ist oft so, als ob der junge Mensch sich nicht recht entscheiden kann zwischen einer *Zunahme der Selbständigkeit* und einem *Festhalten an der bisherigen Abhängigkeit*.

Natürlich gibt es nicht *den einen* Verlauf, jede Krankheitsgeschichte ist anders – ganz einfach, weil jeder dahinter liegende Konflikt auch anders ist. Aber häufiger, als statistisch zu erwarten ist, sehen wir bei den Kranken

- einen Vater, der emotional wenig mit seinem Kind anfangen kann
- eine Mutter, die als Vorbild hinsichtlich Weiblichkeit und Sexualität (oder eigentlich richtiger: Identifikationsobjekt) für die Kranke nicht „paßt",*
- und daraus folgend ein asexuelles Ich-Ideal.

Alles, was an Frau „erinnert", sowohl was die „sexuelle" als auch was die „soziale" Frau betrifft, wird abgelehnt. Daraus resultieren einerseits ein *gestörtes Körperbild* und andererseits eine Überbetonung des *Geistigen* gegenüber dem Körperlichen.

Sehen wir uns also an, was bei diesen Kranken auffällt:
- Zurückbleiben auf der oralen Stufe (Regression)
- Unentschiedene Haltung zwischen Zunahme von Unabhängigkeit und Beibehalten von Abhängigkeit
- Familienkonflikte
- Entwicklung zu Asketentum, Betonung von Geist und Ablehnung alles Körperlichen.

So ahnen wir vielleicht, wozu dieses kunstvolle Gebäude zwischen Ablehnung von allem nicht selbst Bestimmten bei gleichzeitigen Appellen wegen eigener Hilflosigkeit gut sein kann: Es schützt vor allen Anforderungen einer normalen Reifung. Mit Hilfe dieses Systems sind die Kranken in vielen Punkten doch unabhängig, allerdings auf einer psychischen Stufe (orale Phase), die noch von genereller Abhängigkeit geprägt ist. Der Kranke hat sich mit seinem Leiden richtiggehend „eingeigelt", ein Herankommen an ihn und seine Probleme ist schwierig.

Behandlung

Wir haben folgende fünf Punkte zum Erkennen der Magersucht:
1. Unaufhörliche, nicht mehr willentlich steuerbare Gewichtsverluste (Suchtaspekt!)
2. Änderung des Körperschemas
3. Ekel vor Essen (Typ I) oder zwanghaftes Erbrechen bzw. Mißbrauch von Laxantien und Diuretika (Typ II)

---

* Ganz häufig handelt es sich bei diesen Müttern um Frauen, „die ihren Mann stehen", als weibliches Identifikationsobjekt also wenig geeignet sind.

4. Fehlende Krankheitseinsicht
5. Amenorrhoe

Um dieses dichte Netz von psychischen Erscheinungen und körperlichen Veränderungen aufzulösen, müssen wir gleichzeitig körperliche und psychotherapeutische Behandlungsformen wählen. Eine Behandlung nur der einen Form (z.B. mit Tranquilizern oder mit [jahrelanger?] Psychoanalyse) hat lange nicht so günstige Ergebnisse gezeigt wie eine kombinierte Therapie.

Dennoch sollten wir eines bedenken: Die Sterblichkeit bei Anorexie ist immer noch sehr hoch, sie wird manchmal auf bis zu 10% der Erkrankten geschätzt. Dabei versterben die Betroffenen nicht in erster Linie an einer Auszehrung, sondern dramatisch häufig an erfolgreichen Suiziden. Oder anders ausgedrückt: Eine Behandlung, die sich ausschließlich um das Gewicht kümmert und nicht die der Erkrankung zugrundeliegenden psychischen Konflikte berücksichtigt, ist in vielen Fällen ungenügend.

Folgende Behandlungsformen stehen uns zur Verfügung:

1. Anzustreben ist ein **therapeutisches Bündnis** zwischen Patient und Arzt bzw. Schwester. Dieses therapeutische Bündnis muß folgende Punkte beinhalten:
   - Die Entscheidung zur Behandlung muß *frei* und nicht erzwungen sein;
   - die Beratung muß demzufolge eine freie Entscheidung zulassen;
   - ein Therapieziel muß *gemeinsam* festgelegt werden;
   - bei der Besprechung anzuwendender Maßnahmen besonders „invasiver" Art, wie z.B. eine Ernährungssonde, muß absolute *Offenheit* herrschen;
   - es muß eine gegenseitige *Verpflichtung* zum Erreichen des Therapieziels vereinbart werden.
2. Die **Ernährung** muß auf die Ausgangslage und die psychische Stabilität der Patientin ausgerichtet werden. Feiereis meint hierzu, nur wenige Patientinnen könnten mehr als 1–2 kg Gewichtszunahme pro Woche ertragen, andererseits sei bei schnellerer Gewichtszunahme auch mit metabolischen Komplikationen zu rechnen. Das bedeutet: In den ersten beiden Wochen täglich etwa 1500 kcal, danach dann langsame Zunahme auf bis etwa 3000 kcal täglich.
3. Eine **medikamentöse Stützung** kann mit Neuroleptika erreicht werden, hier empfehlen sich die niederpotenten, also in erster Linie sedierenden Neuroleptika wie Atosil® oder Neurocil®. Hierdurch kann zweierlei erreicht werden: Zum einen wird die energiezehrende Hyperaktivität gedämpft, zum anderen wird es dem Patienten ermöglicht, sich von seiner Problematik gerade im Anfangsstadium der Behandlung etwas zu distanzieren. Natürlich sollen gefährliche Elektrolyt- oder hormonelle Entgleisungen entsprechend behandelt werden.
4. Verschiedene **psychotherapeutische** oder richtiger: **psychosomatische Behandlungsverfahren** kommen ebenfalls zur Anwendung. Eine stationär eingeleitete Behandlung hat gegenüber der reinen ambulanten Versorgung den Vorteil der häufigeren Visite. Die einzelnen Verfahren wollen wir im folgenden etwas näher besprechen:

Entspannungsverfahren

In erster Linie denken wir hierbei an **autogenes Training** oder die **Progressive Relaxation**. Zwei Aspekte halten wir bei diesen Verfahren für besonders wichtig:

1. Der Betroffene lernt eine tiefe Entspannung kennen, er kann von da aus Vergleiche zu seinem bisherigen Leben, das ja meist in gespannter Abwehrhaltung geführt wurde, ziehen. Entspannungsverfahren haben neben der rein körperlichen Entspannung ja auch eine tiefgehende psychische, die der Patient nun im wahrsten Sinne „begreifen" kann
2. Genau so wichtig ist jedoch auch die Erfahrung, selbst auf den Körper Einfluß nehmen zu können. Hier erfährt der Pati-

ent, daß er grundsätzlich Körperfunktionen selbst regulieren kann. Warum dann auch nicht seine erkrankten Körperfunktionen?

Bewegungs- und Tanztherapie

Hierbei geht es um Körpererfahrungen, auch um körperliche Ausdrucksmöglichkeiten. Deswegen zählt man diese beiden Verfahren auch zu den „nonverbalen" (sprachlosen?) Psychotherapieformen. Die Tänzerin (und Ärztin) A.-K. Müller legt bei ihren Übungen den Schwerpunkt auf das Erlebnis des Betroffenen, seinen Körper im Verlaufe der Behandlung neu wahrzunehmen: Da die Patienten ja fast ausschließlich eine veränderte Körperwahrnehmung haben, bieten gerade Tanz- und Bewegungstherapie die Möglichkeit, das gestörte Körpergefühl ändernd zu erfahren.

Psychotherapie im eigentlichen Sinne

Schon in den sechziger Jahren wurde über Erfolge in der **psychoanalytischen Behandlung** von Anorexiepatientinnen berichtet. Die hier erkennbare Schwierigkeit liegt jedoch darin, daß dies in aller Regel eine „Langstreckenbehandlung" ist, zu der nur wenige Patienten zu motivieren sind.
Eine andere Form hat sich mit der **Familientherapie** entwickelt. Prinzipiell handelt es sich hierbei um eine Gesprächstherapie. Die Schwierigkeit allerdings liegt darin, das Gespräch zwischen Eltern und Kind erst einmal in Gang zu bringen.
Es gibt zudem sehr erfolgreiche **verhaltenstherapeutische Ansätze**. Wichtigster Gedanke hierbei ist das Erlernen von Selbstkontrollverfahren. Weiter gehören in diesen Bereich ein Selbstsicherheitstraining, möglicherweise auch die systematische Desensibilisierung, worunter wir ein allmähliches „Entschärfen" von ansonsten durch Angst besetzte Gebiete verstehen. Im Prinzip funktioniert das ähnlich wie bei der Desensibilisierung von Allergien.*

Die Behandlung kann als abgeschlossen gelten, wenn das vorher in der Absprache gemeinsam angepeilte Therapieziel in Form des Körpergewichts erreicht ist *und* der Patient die Gewähr zu bieten scheint, sich soweit zu kontrollieren, (er hat sein Körperbild schon so verändert), daß ein Rückfall als eher unwahrscheinlich anzusehen ist. Die Therapiedauer kann auch stationär bisweilen ein ganzes Jahr dauern, meist handelt es sich aber um etwa 12–20 Wochen.

 Zusammenfassung: Die Anorexia nervosa oder Pubertätsmagersucht ist eine Erkrankung zumeist von jüngeren Frauen, die einhergeht mit einem Abnehmen- und Hungernmüssen, das einem Suchtcharakter entspricht, einer Veränderung in der Erfassung und Wahrnehmung des eigenen Körpers und einer Veränderung von körperlichen Erscheinungen wie z.B. dem Wegbleiben der Monatsblutung nach bereits eingesetzter Regel (Amenorrhoe). Die Gewichtsabnahme kann lebensgefährdende Ausmaße erreichen, so daß bisweilen eine Behandlung auch gegen den Willen der Betroffenen eingeleitet werden muß. Ansonsten wird man sich am besten um eine kombinierte somatopsychische Behandlung mit Psychotherapie und möglicherweise begleitender Medikation bemühen. Die Behandlungserfolge sind, im Vergleich zu den Ergebnissen von vor wenigen Jahrzehnten, besser geworden, aber immer noch nicht befriedigend.

---

* Wenn wir genau sein wollen, handelt es sich natürlich *nicht* um eine **De**sensibilisierung, sondern am ehesten um eine **Hypo**sensibilisierung, denn sensibel, also empfindlich, reagieren wir nach wie vor, nun jedoch nach Abschluß der Behandlung erheblich weniger deutlich.

Bulimie (Freßsucht)

Die Bulimie wird in der Alltagssprache oft recht deutlich als „Freß-Kotz-Sucht" umschrieben. Sie kommt damit eigentlich recht nahe dem Typ II der Anorexie, bietet aber dennoch einige Unterschiede.

Für die Bulimie gibt es ebenfalls eine Vielzahl anderer, auch wissenschaftlicher Namen. Feiereis zählt 22 Synonyme auf, worunter auch so nette Begriffe wie „Dietary Chaos-Syndrom" (Essens-Chaos-Syndrom) oder „Thin-fat-people" zu finden sind.

Die vielen amerikanischen Bezeichnungen rühren daher, daß die Erkrankung vor etwa 25 Jahren zuerst in den Vereinigten Staaten aufgefallen ist. Mit der üblichen Verspätung wird die Bulimie nun auch bei uns seit etwa 10 bis 15 Jahren gehäuft bemerkt.

Die Bulimie ist eine Eßstörung, bei der anfallsweise ein nicht beherrschbarer Drang besteht, große, ja riesige Eßmengen innerhalb kürzester Zeit zu sich zu nehmen. Begleitet wird dieser Drang von der immer herrschenden Angst vor einer Gewichtszunahme. Es treten also *anfallsweise (**paroxysmale**) Freßattacken* zusammen mit normalem Eßverhalten auf. Sehr häufig wird nach einem Freßanfall das gerade zu sich genommene Essen wieder erbrochen, meist selbst ausgelöst. Dieses Erbrechen ist in der Regel zumindest anfangs *selbst induziert*, später ist es dann bereits *reflektorisch*. Das Erbrechen geschieht meist heimlich.

Ein ganz großer Unterschied zum „normalen" Übergewicht ist hier der suchtartige Charakter. Diese Erkrankung ist ohne Therapie praktisch nicht behebbar, sie erscheint fast unbeeinflußbar.

Wie schon bei der Anorexie sehen wir auch hier zwei verschiedene Typen:
1. Bulimie ohne zwischengeschaltete Phasen der Magersucht
2. Bulimie mit einleitender oder zwischengeschalteter Magersucht

Zum Typ I:
Dies ist die etwas häufigere Form, bei der z.T. erhebliche Nahrungsmengen in kürzester Zeit in sich hineingefressen werden. Dabei besteht nach wie vor eine deutliche Angst vor einer Gewichtszunahme.

Zum Typ II:
Die „Heißhungeranfälle" treten auf im Wechsel mit normalen Eßphasen, werden aber eingeleitet von einer anorektischen Phase. Der Unterschied zur Anorexie besteht darin, daß die bulimischen Patienten bei schon leicht erhöhtem oder normalem Körpergewicht Angst davor haben, dick zu werden, die Sucht nach dem Abnehmen aber nicht durchgehend das Krankheitsbild bestimmt.

Die Patienten sind bei Ausbildung ihrer Erkrankung etwa so alt wie die Patientinnen der Anorexiegruppe. Allerdings gelangen die Erkrankten z.T. erheblich später in eine Behandlung als die Anorexiekranken: Sind es bei der Bulimie knapp 50%, die vier Jahre oder später in die Behandlung gelangen und nur knapp 20% mit Vorstellung im ersten Jahr, so sieht das Bild bei der Anorexie genau spiegelbildlich aus: Nicht ganz die Hälfte der Kranken kommt im ersten Jahr zur Beratung und nur 28% nach vier Jahren oder später.

Das bedeutet: Der Krankheitscharakter der Bulimie kann längere Zeit überdeckt werden oder das Leiden wird erst sehr spät als Erkrankung akzeptiert.

Woran erkennen wir eine Bulimie?

Grundsätzlich besteht ein Übergewicht, wenn das Idealgewicht (das ist die Körpergröße minus 100 in kg abzüglich 10%: Ein Mensch von 1,90 m Größe hat ein Idealgewicht von 81 kg) um über 30% überschritten wird. Eine 1,75 m große Frau würde also als übergewichtig bei einem Körpergewicht von 88 kg gelten. Das ist sicherlich eine strenge Definition, die *nicht* nach der aktuellen Gewichtsverteilung in der Bevölkerung errechnet wurde. Über die Hälfte der über 40jährigen in Deutschland gilt heute als übergewichtig. Bei Frauen bildet sich in dieser Zeit eine Fettverteilung im Bereich der Hüften und der Oberschenkel aus, während sich bei Männern der „mittlere Ring" entwickelt: das anfangs erst kleine Bäuchlein.

Das Gewicht allein hilft also nicht weiter. Auch der aus den Vereinigten Staaten zu uns importierte „Body Mass Index" bingt nicht viel mehr: Der Körper-Masse-Index ergibt sich, wenn man das Körpergewicht durch die zum Quadrat erhobene Körpergröße in Metern teilt: Die Frau im obigen Beispiel hat einen BMI von $88:1{,}75^2$ entsprechend 28,7. Alle Werte über 25 gelten als zu hohes Körpergewicht.

Nun, das war ja bekannt. Am besten kommt man deswegen mit einer Messung der Falten des subkutanen Fettgewebes weiter. So kann man unterscheiden zwischen Übergewicht und Fettsucht.

- Unterschiede zur „normalen" (weil weit verbreiteten) Übergewichtigkeit aufgrund einer falschkalorischen Ernährung liegen in der *Art der Essensaufnahme*. Der normaldeutsche Übergewichtige schaufelt Essen bis zum Abwinken in sich hinein und fühlt sich dann satt: Pommes, Jägerschnitzel, Currywürste, Chips, Kartoffeln mit Soße, viel Fleisch. Alles vermutlich relativ gemütlich, eventuell auch mit Vorfreude auf die „kleine Belohnung zwischendurch".
- Der bulimische Patient schlingt, frißt und stopft in sich hinein. In einer unglaublich kurzen Zeit hat er, oftmals beidhändig, wahre Berge von zumeist hochkalorischen Essensmengen in sich hineingepreßt. Es wurden schon Kalorienmengen von bis zu 12 000 pro Mahlzeit bemerkt! Diese Freßanfälle kommen zudem unvermittelt, sie sind unabwendbar wie ein Gewitter. Während der Anfälle wird wahllos verfressen, was es nur gibt.

Statistisch gesehen kommen die Anfälle bei der Hälfte der Betroffenen etwa täglich vor, bei der anderen Hälfte mehrmals in der Woche.

Nicht alle, aber ein sehr großer Prozentsatz der Erkrankten (Feiereis errechnete 85%) erbricht sich nach dem Essen. Das muß wohl bereits in Fleisch und Blut übergegangen sein, denn etwa die Hälfte der Patienten erbricht sich auch nach einem Essen *ohne* Freßanfall.

Die Geschlechtsverteilung ist fast so wie bei der Anorexie. Auch hier gibt es kaum Männer, nur 4% der Kranken sind männlich.

Psychische Konflikte der Patientinnen

Ganz deutlich überwiegt bei den bulimischen Patientinnen eine *depressive Verstimmung*, die sehr lange anhalten kann. Der Freßanfall wird fast ausschließlich als Niederlage gewertet, als Schwäche, sich gegen einen Drang nicht behaupten zu können. Er löst dann wiederum eine depressive Phase aus, die in ein wenig Hoffnung einmündet, vielleicht beim nächsten Mal ... Verzweiflung und Hoffnung kehren in einem bestimmten Rhythmus bei bulimischen Patientinnen wieder.

Betont wird immer wieder, wie häufig lange bestehende Ängste, depressive Verstimmungen, Suizidgedanken und –versuche bei bulimischen Patientinnen sind. Erschreckend hoch ist die Zahl der Suizidversuche: Feiereis berichtet von 10% der Betroffenen, die bereits einen Suizidversuch unternommen hätten.

Besteht bei anorektischen Patientinnen die Unfähigkeit, etwas aufzunehmen oder Liebe und Zuneigung auszudrücken, so sieht die Bulimiekranke wie das Gegenteil aus. Durch die rasche Essensaufnahme, also durch die Sucht, sich etwas einzuverleiben, könnte der Eindruck eines zwanghaften „Geliebt-werden-wollens" entstehen. Dieses Wollen kann allerdings nicht akzeptiert werden, so daß das Einverleibte wieder hervorgebracht wird. Dies könnte in der Tat die tiefere Symbolik sein. Tiefenpsychologisch (s. z.B. Alexander) werden unbewußte sexuelle Strebungen in die Diskussion geworfen, die mit einem Nicht-akzeptieren-Können der weiblichen Rolle in Konflikt geraten. Es resultiere daraus die „Schaukeltaktik" des Essens und Erbrechens.

Der verhaltensmedizinische Ansatz (s. z.B. Meermann und Vandereycken) sieht die Entwicklung eher **kognitiv**: Bulimiepatientinnen hätten einen eigenen kognitiven Stil, der alles Erfahrbare auf diese Weise präge. So komme es vermehrt zu Schwarz-weiß-Denken und dem Drang zum Perfektionismus. Daraus folge eine Haltung wie „Entweder ich lebe jetzt voll Diät oder ich werfe sämtliche Regeln über Bord!" Zudem hätten diese Patientinnen immer sehr hohe Anforderungen an sich, die bei Nichterfüllen dann mit Depressionen beantwortet würden. Nahrung werde auf diese Weise als Hebel zur Bewältigung eingesetzt, mit der die Schwächegefühle überdeckt werden könnten.

Klinik

Die Bulimie läßt sich wie folgt erkennen:
1. Es werden in wahren Freßanfällen gewaltige Kalorienmengen (bis 10 000 und mehr) zu sich genommen. Die Freßanfälle können täglich oder seltener auftreten. Das subjektive Erleben eines Anfalls ist aber verschieden: Meint die eine Patientin, bereits der Genuß einer sehr kleinen Menge eines ansonsten nicht auf dem Diätplan stehenden Nahrungsmittels sei schon ein Freßanfall, so sieht eine andere den Freßanfall erst nach dem kompletten Leeräumen eines nach dem Wochenendeinkaufs gefüllten Kühlschranks als erfüllt an.
2. Die Freßanfälle können nicht abgewehrt werden, sie wirken wie eine von außen kommende Kraft.
3. Die Freßanfälle treten in aller Regel nur heimlich auf oder wenn die Patientin allein ist.
4. Der seelische Zustand vor einem Anfall kann unauffällig oder depressiv gestimmt sein. Meist liegt eine innere Spannung vor, die durch den Anfall zumindest teilweise gelöst wird.
5. Nach einem Anfall machen sich die Betroffenen heftige Vorwürfe, sie haben Schuldgefühle und kommen sich klein und verloren vor.

Behandlung

Gerade aus verhaltenstherapeutischer Sicht gibt es eine Fülle von Therapiemodellen, zur Übersichtlichkeit möchten wir auf das bereits oft zitierte Buch von Rolf Meermann und Walter Vandereycken verweisen. In Kürze seien nur zwei wichtige Ansätze, gerade für die stationäre Behandlung, angerissen:

Therapie nach dem Angstmodell

Diese Überlegungen sagen grundsätzlich aus, daß das Erbrechen nach einem Anfall einen *angstreduzierenden Charakter* habe. Durch das Essen sei eine angstvolle Spannung (auch aus Angst vor Selbstbestrafung) aufgebaut worden, die durch das Erbrechen gelindert werde. Damit wird diese Erkrankung ähnlich behandelbar wie andere Zwangshandlungen (z.B. dem ewigen Kontrollieren, ob der Wecker auch richtig gehe, oder dem permanenten Händewaschen bei einem zwanghaften Händewascher). Behandlung der Wahl ist deswegen grundsätzlich die **Reizexpostion**, also das Einem-Reiz-ausgesetzt-Sein. Die Patientin wird mit den Reizen (also sich unter der Last herrlichster Gerichte biegende Tische) direkt konfrontiert, sie wird zum Essen und In-sich-Hineinschaufeln ermuntert, darf aber nicht zur Lösung der Spannung durch Erbrechen greifen. Nach der Mahlzeit dann werden die angstweckenden Gedanken besprochen, wobei die Therapie nur sinnvoll ist, wenn die Verdauung beginnen konnte. Die Patientin muß also etwa drei Stunden mit der Schwester oder dem Arzt zusammensein. Hierdurch lernt die Patientin, daß normale Mengen Essen nicht dick machen, auch ist die Angst nach diesen Mahlzeiten nicht unaushaltbar. Wichtigster Punkt bei diesem Verfahren ist das Erlernen des Gefühls, sich selbst unter Kontrolle haben zu können, nicht machtlos den Anforderungen wie Anfall und Erbrechen-Müssen ausgesetzt zu sein.

Therapie nach dem kognitiven Modell

Hier steht die Überlegung im Zentrum, daß sachlich falsche Vorstellungen über Nahrung und Nährwerte, Diäten und Gewichtszunahmen die Unterhaltung der Bulimie fördern. Meist steht die Zwangsvorstellung vom Schlankheitsideal im Zentrum des Leidens. Bekannt ist (s.o.), daß Bulimiepatientinnen sich erheblich dicker fühlen als sie sind. In der Therapie geht es also darum, diese Fehlvorstellung durch a) Informationen und Kontrollernen, b) Änderung der Einstellungen zu einem Ideal und c) vorbereitende Auseinandersetzung mit Problemen, die in der Zukunft entstehen können, zu korrigieren.

Die Behandlung der Bulimie verläuft in aller Regel ambulant, nur bei sehr schweren, ansonsten therapieresistenten Fällen scheint eine stationäre Behandlung angezeigt.

Zusammenfassung: Bei der Bulimie handelt es sich um eine Erkrankung, von der in den meisten Fällen (ca. 95 %) Frauen befallen sind. Beginn der Erkrankung ist, ähnlich wie bei der Anorexie, die Pubertät, die meisten empfinden sie jedoch zumindest anfangs nicht als Krankheit, so daß die Hälfte der Betroffenen erst nach etwa vier Jahren einen Arzt aufsucht. Die Bulimie geht einher mit dem zwanghaften Essen gewaltiger Nahrungsmengen, die nach einem Freßanfall wieder erbrochen werden. Dieses Erbrechen ist zu Anfang selbst ausgelöst, später geschieht es reflektorisch. Behandlungsversuche können tiefenpsycholgisch als aufdeckendes Verfahren mit Bearbeitung von Familienkonflikten oder verhaltenstherapeutisch nach verschiedenen Modellen eingeleitet werden. Die Prognose ist nicht überwältigend gut, es gibt sehr viele Rückfälle.

Störungen der Essensaufnahme

Hierunter wollen wir das Erleben von Störungen im Bereich des Essens besprechen, die durch eine andere Erkrankung hervorgerufen werden. Wir werden diese Erkrankungen „sekundär" nennen, hier am besten übersetzt mit „als Folge von..."

Wen würde nicht tiefste Depression bei dem Gedanken befallen, etwas lange mit Spaß und Laune Betriebenes plötzlich nicht mehr ausüben zu können? Und wer kennt andererseits nicht auch Menschen, die aus dieser verzweifelten Situation nicht doch noch Glücksmomente und Sinn am Leben fanden?

Wenn wir oben in diesem Kapitel gesehen haben, daß das Essen eine große soziale Komponente hat, so werden Störungen im Bereich der Essensaufnahme immer auch mit sozialen Schwierigkeiten einhergehen müssen. Denken wir nur, wir werden zu einem festlichen und fröhlichen Essen eingeladen, nur einer der Gäste bekommt konstant Astronautenkost vorgesetzt: Ihm nämlich mußte wegen einer bösartigen Geschwulst die Speiseröhre und ein Teil des Magens entfernt werden. Durch eine körperliche Erkrankung ergeben sich deutlichste psychische und soziale Konsequenzen. Eigentlich müßte deswegen unser Fachgebiet „Psychosoziosomatik" heißen, um alle diese Bereiche mit zu umfassen.

Treffen wir Patienten mit einem Karzinom im Bereich der oberen Speisewege, so wird die Kenntnis davon für ihn ganz unterschiedliche Folgen haben:

- Hatte der Patient schon länger Schmerzen und Schluckbeschwerden, so kann die Operation oder Bestrahlung, auch wenn sie nur palliativ, also lindernd, erfolgte, doch wie eine Befreiung wirken.
- Konnte sich der Betroffene nicht auf die Erkrankung einstellen, so wird ihn möglicherweise die Diagnose oder das hilfreiche „Füttern" wie eine neue Wunde verletzen, wie eine Erniedrigung treffen.
- Vielleicht ergeben sich für den Patienten in erster Linie wenig soziale Konsequenzen, da er schon länger für sich allein lebte und jetzt nur darauf wartet, mit der neuen Magensonde vertraut zu werden.

Es gibt also verschiedene Möglichkeiten, wie ein Patient auf Schluckstörungen und der damit verbundenen Unfähigkeit, Essen wie gewohnt zu sich zu nehmen, reagieren kann. Für uns am Krankenbett ist es deshalb immens wichtig, folgendes über ihn zu wissen:

- Wie hat er vorher gelebt?
- Welche Vorlieben hatte er vor der Erkrankung?
- Gehörten gemeinsames Essen und Trinken mit zu dem sozialen Umfeld, in dem er lebte?
- Welche psychischen Stützen kann ich ihm nun spontan anbieten? Wie reagiert er darauf?
- Gibt es in seiner Umgebung Vorbilder für erfolgreich mit dieser Störung Lebende?

Prinzipiell genau das Gleiche gilt natürlich auch für Patienten, die infolge eines Schlaganfalles nicht mehr richtig schlucken können oder sich andauernd verschlucken. Nur einen schwergewichtigen Unterschied gibt es: die Hoffnung!

Krebspatienten haben zwar in aller Regel immer Hoffnung, auch wenn das Ziel sich ändert (vom „Es kann kein Krebs sein!" bis „Hoffentlich bin ich beim Sterben nicht allein!", dazu siehe aber weiter Kapitel ATL 2 „Kommunizieren"), dennoch besteht gleichzeitig auch immer Angst: Angst vor Erweiterung des örtlichen Befundes, vor Metastasen, vor Schmerzen. Die besteht in dieser Ausprägung bei Schlaganfallpatienten in aller Regel nicht!

Zwar wissen alle Apoplektiker, ein Schlaganfall ist meist der Vorbote für einen weiteren, aber dennoch sieht diese Angst ganz anders aus. Aus diesem Grunde werden in aller Regel Eingriffe wie das Legen einer PEG-Sonde (perkutane endoskopische Gastrostomie) auch bereitwilliger angenommen, es wird oft wie eine nur vorübergehende Störung angesehen, zumal in vielen Fällen nach Rückgang eines Hirnödems tatsächlich bestimmte Funktionen wiederkehren können.

Von Problemen mit der Nahrungsaufnahme können sehr häufig Schwestern auf geriatrischen Stationen berichten. Hier sind zwei Schwerpunkte zu nennen:

1. Das Erbrechen bei älteren Patienten
2. Verminderte Flüssigkeitsaufnahme

Wenn ältere Patienten sich häufiger übergeben, so hat das viele mögliche Ursachen, aber mit großer Sicherheit keine, die direkt am Magen zu suchen wäre. Der spielt beim Erbrechen des älteren Patienten nur eine sehr nebensächliche Rolle.

Am häufigsten sind folgende Ursachen:

- *Medikamentenüberdosierung.* Meist geschieht dies unbeabsichtigt, aber durch verminderte Leistungen von Nieren und Leber werden nicht mehr so viele Medikamente abgebaut wie früher.
- *Metabolische Ursachen* wie Diabetes und Niereninsuffizienz mit Urämie.
- *Herzinsuffizienz* mit Aufstauung des Blutes in den Magengefäßen (Stauungsgastritis) und der Leber.
- *Zentrale Ursachen* wie Schwindelanfälle bei der Menière-Krankheit oder durch eine Hypotonie ausgelöst.

Der Patient sucht nun meist rasche Hilfe – die er auch braucht, denn Erbrechen mit Wasser- und Elektrolytverlusten kann wirklich lebensbedrohlich werden.

Neben der Abklärung und Hilfeleistung gehört es deshalb zur unbedingten Aufgabe jeder Pflegekraft, auch die psychische Komponente des Erbrechens mit in den Pflegeplan einzubeziehen. Oft stehen die Betroffenen nämlich wie erschlagen vor diesem Leiden, dem sie sich wehrlos gegenüber sehen.

Oft sehen wir bei älteren Patienten eine verminderte Flüssigkeitsaufnahme. Das liegt nicht an „Trinkfaulheit", sondern an einer verminderten Empfindlichkeit der hierfür zuständigen Rezeptoren, so daß den älteren Patienten gar nicht bewußt sein kann, daß sie zu wenig trinken. Zudem haben sie, auch wenn noch so liebevoll angeboten, wenig Verständnis dafür, daß sie so viel trinken sollen, wo sie doch schon längst satt sind.

Die erfahrene Schwester hält sich für solche Fälle immer ein paar Tricks parat, sei es eine Abmachung mit dem Patienten, genau diese Menge zu trinken, oder aber viel Abwechslung in den Tassen und Bechern, so daß immer wieder ein neuer Reiz beim Trinken entsteht und keine Gewöhnung an einen Geschmack aufkommt.

 Zusammenfassung: Erbrechen und verminderte Flüssigkeitsaufnahme gehören häufig zu den Problemen bei geriatrischen Patienten. Die plötzlich aufgetretene Unfähigkeit zu schlucken, kann psychosoziosomatische Probleme mit sich bringen, so daß es nicht damit getan ist, nur *ein* Problem aus diesem Bereich zu lösen.

ATL 5 Ausscheiden

Zum Ausscheiden gehört immer auch ein Aufnehmen, so daß „ausscheiden" auch „hergeben" heißen kann. Während die Aufnahme des Essens aber zum Teil regelrecht zelebriert oder in Verbindung mit anderen Aktivitäten gebracht werden kann („Arbeitsessen"), gibt es das im Bereich der Ausscheidung nicht. Sie ist, zumindest in unserer heutigen Zivilisation, in einer großen Tabuzone geparkt worden.
Die Lebensaktivität „Ausscheiden" befaßt sich mit der gesunden und der erkrankten Funktion. Wir wollen in diesem Kapitel Krankheiten im Bereich des Magen-Darm-Trakts sowie bei gestörter oder gar aufgehobener Nierenfunktion besprechen.

Beispiele aus der Umgangssprache: Wenn einer die *Hosen voll* hat, fühlt er sich ganz mies vor Angst, eben *beschissen*. Andere haben die *Schnauze voll* oder es *kotzt* sie direkt an, wenn sie nichts dagegen tun können, wenn es einem *stinkt*. Einen dritten interessiert das alles nicht, während der *Korinthenkacker* säuberlich Buch führt.

Sigmund Freud benannte zwei seiner drei jugendlichen Entwicklungsphasen nach den beiden Enden des Magen-Darm-Trakts: Er grenzte eine **orale** von einer **analen** Phase ab. In der analen Phase lernt das Kind den Unterschied zwischen „hergeben" und „behalten". Es lernt, durch eigene Kontrolle, hier des Ausscheidungsorgans, Lob und Tadel zu provozieren. Der „anale Charakter", also der, dessen Entwicklung im wesentlichen von dieser Phase geprägt wurde oder in der er psychisch stehen geblieben ist, zeichnet sich aus durch die „anale Trias" von:
- Sparsamkeit
- Ordnungsliebe
- Eigensinn

In ihrer Extremversion haben sich die „analen Züge" ausgebildet zu:
- Geiz
- Pedanterie
- Intoleranz

Es werden also enge Zusammenhänge zwischen einer psychischen Eigenart und bestimmten körperlichen Funktionen angenommen.
Unter diesem Aspekt wollen wir besprechen:
- funktionelle Darmstörungen (Reizkolon, emotionale Diarrhö)
- chronisch entzündliche Darmerkrankungen (Colitis ulcerosa und Crohn-Krankheit)
- funktionelle Oberbauchbeschwerden
- Magen- und Zwölffingerdarmgeschwüre
- chronische Dialyse

Funktionelle Darmstörungen

Reizkolon

Diese Erkrankung oder vielmehr dieses Syndrom ist unter mehreren Namen bekannt: Spastisches Kolon, irritables Kolonsyndrom oder auch Colica mucosa.
Hierbei handelt es sich um funktionelle Beschwerden in dem Sinne, daß wir eine körperliche Ursache (Verletzung, Entzündung, Zelluntergang usw.) nicht finden können. Hauptkennzeichen dieses Bildes ist der drückende, krampfartige oder auch länger anhaltende *Schmerz* im gesamten Abdomen. Da andere Darmerkrankungen ähnlich aussehen, ist dieses Syndrom eine Ausschlußdiagnose: Nur wenn wir nach gründlichster gastroenterologischer Abklärung keine andere Ursache finden, dürfen wir diesen Namen als Arbeitsüberlegung führen.
Auffällig sind *Stuhlunregelmäßigkeiten*, die von Durchfall bis zu tagelanger Verstopfung führen können, wobei die Obstipation führend ist. Daneben treten immer wieder Schmerzen und Blähungen (*Meteorismus*) auf. Meist haben die sich sehr quälenden Patienten schon länger versucht, mit Abführmitteln oder gar Klistieren ihrem Übel zu Leibe zu rücken.
Auffällig ist, daß der Stuhlverhalt besonders auftritt in Anspannungssituationen wie Prüfungen, Ärger mit Angehörigen oder im Beruf. Die Betroffenen schildern zumindest eine sie überfallende Angst, die später sozusagen „in den Darm abgeführt" wird. Die Patienten sind in allererster Linie kontrolliert, emotional „flach", d.h. sie können sich weder übermäßig freuen noch extrem traurig sein. Man hat den Eindruck, sie sind irgendwo in ihrer gefühlsmäßigen Entwicklung „steckengeblieben" – wie es jetzt ihr Darminhalt ist.
Meist handelt es sich um Frauen, aber auch bei Männern ist diese Erscheinung nicht ganz selten. Auf der Station „nerven" diese Patienten, die vielleicht wegen einer ganz anderen Erkrankung gekommen sind, mit permanenten Wünschen nach Abführmitteln oder dauernden Hinweisen, welche Menge sie heute wieder *nicht* ausgeschieden haben.
Therapeutisch hat man zu Beginn der Entwicklung noch eine ganz gute Prognose, später hat sich das Bild verselbständigt, so daß ihm kaum beizukommen ist. Am besten bewährt haben soll sich eine aufdeckende Behandlung, also eine Therapie, die Entwicklungszusammenhänge bearbeitet. Nur in diesem Fall sollte man auch *zusätzlich* mit Medikamenten, z.B. valiumähnlichen, eine Besserung erreichen können. Ohne eine Psychotherapie jedoch kann man mit diesen Medikamenten nur für eine Chronifizierung sorgen.

Emotionale Diarrhö

Dies ist sozusagen das Gegenstück zum Reizkolon. Bei diesem Krankheitsbild ist das Augenfälligste eine zeitlich häufig auftretende Störung des Kolons, die zu Bauchschmerzen und wäßrigen Durchfällen führt. Durch eine beschleunigte Darmpassage (*Hyperperistaltik*) kann Wasser nicht mehr in ausreichendem Maße aus dem Darm in die Blutbahn resorbiert werden, so daß der Kot nicht entsprechend eingedickt wird.
Auslösesituationen sind im allgemeinen alle Bereiche, die mit Angst zu tun haben: Angst vor Versagen oder Überforderung z.B. Jeder, der schon einmal vor einer größeren Menschenmenge eine Rede halten oder vor dem Richter stehen mußte, kann von einem kleinen Ziehen im Bauch berichten. Die ausgeprägtere Form davon ist der Durchfall. Tiefenpsychologisch, also symbolhaft, bedeutet der Durchfall eine vollständige Hingabe: Ich bin ohnmächtig und gebe dir alles von mir ...
Patienten mit diesem Syndrom sind in aller Regel sehr ehrgeizig, erfolgs- und leistungsorientiert und haben einen großen Geltungsdrang. Dabei allerdings haben sie unbewußt das Gefühl von Schwäche (das manchmal

durch lautes, rüpelhaftes Auftreten kaschiert werden soll), dem sie durch eine völlige Hingabe zu entgehen hoffen.

Im Krankenhaus werden die Patienten mit einer emotionalen Diarrhö in aller Regel mehrfach mit Stuhlproben und vielen endoskopischen Untersuchungen belastet. Meist wird der Zusammenhang zwischen der Angstsymptomatik und den Durchfällen nicht gesehen. Die Patienten sind allerdings auch Meister darin, ihre Angst durch Lautstärke im Umgang mit anderen zu verbergen.

Therapeutisch nützt sehr häufig eine tiefenpsychologische Behandlung, die von einem nur wenige Sitzungen dauernden Gespräch bis zu einer längeren Analyse reichen kann. Verhaltenstherapeutisch ist dem Patienten der Zusammenhang zwischen einer bestimmten Situation und dem Auftreten der Durchfälle näher zu bringen. Indem er lernt, mit den Anforderungen umzugehen, können auch die Durchfälle verschwinden.

 Zusammenfassung: Über die funktionellen Darmstörungen läßt sich sagen, daß sie zwar eine unterschiedliche, ja gegensätzlich Ausprägung (Verstopfung und Durchfall) haben, aber beide eine körperliche Antwort auf Angst und Anspannung sind. Im Krankenhaus haben wir es besonders mit dem Patienten mit einem Reizkolon nicht sehr einfach, da er sehr fixiert auf seine Darmreinigung ist.

Chronisch entzündliche Darmerkrankungen

Unter dieser Überschrift fassen wir im allgemeinen zwei Erkrankungen zusammen, deren Ursache bis heute noch nicht geklärt ist, die aber auf eine kombinierte somatische und psychotherapeutische Behandlung besser ansprechen als mit einer der beiden Formen allein. Oft wurde diskutiert, ob die Colitis ulcerosa und die Crohn-Krankheit nicht zwei Formen der gleichen Erkrankung sind. Aber aus historischen und praktischen Gründen werden wir auch hier die Zweiteilung beibehalten.

Colitis ulcerosa

Die Colitis ulcerosa ist eine akut oder manchmal auch subakut einsetzende Erkrankung, deren Verlauf aber chronisch oder chronischrezidivierend ist. Aus einem plötzlich einsetzenden Leiden wird also eine lang anhaltende Erkrankung mit sehr häufigen Rückfällen.

Symptomatik

Meist beginnt die Colitis mit plötzlich einsetzenden, häufig bereits bei den ersten Attacken schon blutig durchsetzten Durchfällen. Der ganze Dickdarm ist befallen, die Erkrankung beginnt aber zu über 90% im Rektum und breitet sich dann nach oben hin aus. Die Diagnose wird durch ein typisches rektoskopisches Bild gestellt, gelegentlich wird auch noch eine Röntgenuntersuchung veranlaßt.

Als *Begleiterscheinungen* sieht man eine Vielzahl von Krankheiten: Sie können von Ekzemen und eitrigen Hautveränderungen (Pyodermien) zu meist im Bereich der unteren Wirbelsäule betonten rheumatischen Arthritiden und Nierenentzündungen reichen. Daneben sehen wir auch sehr häufig Thrombosen und eitrige Entzündungen im Bereich der Augen. Finden wir alle diese Erscheinungen oder auch nur einige von ihnen neben blutigen Durchfällen, so ist die Diagnose eigentlich schon ohne Endoskopie bewiesen.

Das *endoskpische Bild* zeigt eine ödematös verquollene, fast schon samtig glänzende Schleimhaut. Flächenhafte Einblutungen können bisweilen eine ganz beträchtliche Größe erreicht haben. Dazwischen finden sich mannigfaltige Geschwürbildungen, die z.T. die Schleimhaut untergraben, so daß sich Schleimhautbrücken und Pseudopolypen zeigen. Unter dem Mikroskop sehen wir

schließlich, daß sich in den Darmkrypten Abszesse gebildet haben.
Die Colitispatienten zeigen zudem ein typisches psychisches Bild: Sie sind durchweg depressiv und von vermindertem Antrieb. Zudem hat man den Eindruck, diese Patienten sind abgrundtief hoffnungslos, nichts kann sie aus diesem tiefen Tal befreien. Natürlich ist es schwer zu sagen, was nun durch die Krankheit bewirkt und was zur sog. Primärpersönlichkeit gehört. Wahrscheinlich sind von beiden Möglichkeiten Anteile dabei.
Dieses psychische Aussehen ist übrigens so typisch, daß manche Autoren (z.B. Bräutigam und Christian) von einem **Colitis-ulcerosa-Psychom** sprechen ...
Die Persönlichkeitsstruktur der Patienten sieht folgendermaßen aus:

🖉 Sie sind in der Regel *emotional unreif* und *wenig belastbar*. Zudem weisen sie eine ausgeprägte *Gefühlsabwehr* auf, als wenn sie jemanden nicht an sich herankommen lassen möchten. Sie sind *leicht kränkbar*, was im Stationsalltag einer nicht psychosomatisch orientierten Klinik die Arbeit mit ihnen manchmal sehr unbefriedigend erscheinen läßt.

🖉 Viele Hinweise auf Entstehung und Unterhaltung der Erkrankung werden von den Patienten als Vorwürfe aufgefaßt. Allerdings werden diese „Vorwürfe" nicht aggressiv abgewehrt, da die Patienten meist *aggressionsgehemmt* sind.
Es gibt hier wie in anderen Bereichen auch zwei verschiedene Patientengruppen:
den **aktiven Typ**, der eine Selbständigkeit so demonstriert, daß sie fast wie übertrieben wirkt;
den **passiven Typ**, der ganz offen seine Abhängigkeitswünsche oder auch -bedürfnisse zeigt.
Auffällig ist bei der Anamneseerhebung das Verhältnis zu den Eltern und ihrer psychischen Situation. Die Mutter des Patienten wird im allgemeinen als dominierende Person geschildert, die durch ihre Dominanz rasch jede Autonomie des Patienten abgewehrt und unterdrückt hat. Der Vater gilt häufig als strafend bis brutal, wobei nicht beide Elternteile diese Dominanz aufweisen müssen. Festzustellen ist jedoch, daß die Patienten es im Elternhause nicht gelernt haben, selbständig zu werden. Sie weisen ein großes *Abhängigkeitsbedürfnis* auf und sind in aller Regel gerne und schnell bereit, von sich abzugeben.

Alle Altersgruppen können von der Kolitis betroffen sein, am häufigsten tritt sie auf im Zeitraum zwischen dem 20. und dem 35. Lebensjahr. Im allgemeinen kann man sagen, daß Frauen etwas häufiger betroffen sind als Männer.

Komplikationen

Die gefürchteste Komplikation ist die **Darmperforation**, die bei fortgeschrittenem Prozeß schnell geschehen kann. Wenn das Kolon vor einer Engstelle massiv aufgebläht ist, weil die Stenose nicht passiert werden kann, treten von Bakterien gebildete Toxine in das Blut über, so daß wir das Bild eines **toxischen Megakolons** vor uns haben mit hohem Fieber bis hin zum septischen Schock. Ist es soweit gekommen, so ist natürlich das Risiko einer Darmperforation noch größer. Weiter kann es bei Einreißen der Schleimhaut zu massivsten, z.T. lebensbedrohlichen Blutungen kommen. Als Spätkomplikation kann man das **Kolonkarzinom** ansehen, das sich manchmal an besonders belasteten Stellen auch erst nach ein bis zwei Jahrzehnten Krankheitsdauer entwickeln kann.

Konflikte

Der „Kolitiker" sieht fast typisch aus. Er ist stark in seiner Aggressivität gehemmt, ja manchmal ist man im Umgang mit ihm richtig wütend, weil er alles so klaglos über sich ergehen läßt.

Ein Beispiel: Eine jetzt 33jährige Frau lebt seit Jahren unverheiratet mit einem Mann zusammen, für den sie in seinem Betrieb mitarbeitet. Er macht weder ihr noch Dritten gegenüber einen Hehl daraus, daß sie nicht seine einzige ist und bleiben soll. Dann zieht er zu einer anderen Frau, ohne sich ganz von ihr zu trennen oder eine dritte Beziehung zu lösen. Die Patientin darf in seinem Haus wohnen bleiben und versorgt seine Kleidung und Wäsche, arbeitet auch weiter für ihn. Nach der Trennung erkrankt sie akut mit heftigsten, blutigen Durchfällen und muß notfallmäßig ins Krankenhaus, vergißt aber nicht, ihm einen entschuldigenden Zettel hinzulegen, daß sie nicht alle Wäsche habe bügeln können. Später stellt sich heraus, daß dies nicht ihre erste Attacke dieser Art ist: Als sie vor zehn Jahren mit einem anderen Mann zusammen lebte und der sie verließ, hatte sie die blutigen Durchfälle auch schon erlitten.

Zu einer im Krankenhaus angeratenen Psychotherapie kann sich die Patientin nicht entschließen, sie wartet im Gegenteil das Ende der Arbeitsunfähigkeit nicht ab, sondern fängt sofort wieder bei dem Mann zu arbeiten an. Sie hofft nicht nur insgeheim, daß er zu ihr zurückkommt.

Hier sehen wir die typischen Konfliktfelder des Kolitikers:
1. Die Unmöglichkeit, eine bestimmte Verpflichtung nicht vollständig erfüllen zu können.
2. Der gescheiterte Ehrgeiz, etwas zu vollbringen, was eine konsequente Energievergabe verlangt.

Bräutigam und Christian sehen den Konflikt in erster Linie darin, daß der Patient ohne Aussicht und Hoffnung auf Erfolg immer und immer wieder schwere und belastende Aufgaben weiter hartnäckig verfolge.

Die Ursache mag in einer nie verarbeiteten Verlust- oder Trauerreaktion stecken. Dieser Verlust kann sich auf den Tod einer geliebten Person oder Zurückweisung durch einen Liebespartner beziehen, er kann sich in einer Trennung oder einer Schmähung ausdrücken. Meist steht der Beginn der Erkrankung in einem engen zeitlichen Zusammenhang zu der Auslösesituation.

Man kann in dieser Sicht die Kolitis als verpaßte Trauerarbeit interpretieren. Jeder hat vielleicht schon am eigenen Leib erfahren müssen, daß auch bei uns traurige Verstimmtheit mit Magen-Darm-Verstimmungen einhergehen können (nichts essen können oder an Verstopfung oder auch Durchfall leiden). Symbolisch sehen wir hier wieder eine Ohnmachtsgeste: Ich gebe dir alles ...

Nun ist es mit Sicherheit nicht leicht, sich vorzustellen, daß eine so ernste Erkrankung wie die Colitis ulcerosa aus einem nicht verarbeiteten Konflikt entstehen soll. In der Tat sehen das viele reine Organmediziner auch so. Allerdings bleiben sie eine Antwort schuldig: Warum, wenn nicht durch einen (in einem meist engen zeitlichen Zusammenhang mit der Krankheit stehenden) Verlust, reagiert dieser Patient jetzt so wie er reagiert? Warum entwickelt er gerade jetzt diese Symptomatik?

Wir müssen daher nach unserer festen Überzeugung, so fern uns auch z.B. eine Verbindung zwischen den blutigen Durchfällen und dem Umzug einer geliebten Person sein mag, den Menschen als eine Einheit und als eine Einmaligkeit sehen: Durch seine nur ihm eigene Vorgeschichte in der Erziehung, im Umgang mit Verlusten und Kränkungen, kommt es bei diesem einen Menschen eben zu einer solchen Erscheinung, die ein anderer, der eine andere Biographie hat, nicht aufweist. Und aus diesem Grunde halten wir eine Therapie, die nur den einen Schenkel berücksichtigt, entweder nur den somatischen oder nur den psychischen, für verfehlt. Patienten mit einer Colitis ulcerosa gehören bestimmt nicht zu den am einfachsten zu führenden, insbesondere auf einer „normalen" Krankenhausstation. Da sie am Darm erkrankt sind, ist oft die normale Reaktion des einweisenden Arztes, sie einer gastroenterologischen Klinik zuzuweisen – was nicht immer die glücklichste Wahl ist. Wir dürfen nicht in den Fehler der spezialismus-fanatischen Medizin verfallen und annehmen, je mehr Ahnung jemand von *einem* Gebiet hat, desto besser kann er es vertreten. Hier ist nämlich der Hinweis erlaubt, daß die Spezialisten dazu neigen, gerade den Kolitispatienten ungenau, nämlich nur von einer Seite zu behandeln. Wir halten nichts von der Aufteilung, „ein Arzt für den Darm, einer für die Seele". Dies entspricht nicht einer Medizin, die auf den gesamten Menschen eingeht – der kommt ja schließlich auch nicht zu verschiedenen Zeiten, einmal mit Durchfällen, die nur körperlich zu behandeln sind, zum anderen mit Durchfällen, die eine seelische Behandlung erfordern: *Er ist **ein** Mensch mit **einer** Krankheit!!*

Kolitispatienten verlangen viel. In der Regel muß man sich darauf einstellen, daß der Patient eine immerwährende Verfügbarkeit von Ärztin und Pfleger erwartet. Man muß sicher auch damit rechnen, daß bei einer Ablehnung dieser Dauerverfügbarkeit mit Verletztheit und Rückzug reagiert wird, so daß das therapeutische Klima deutlich darunter leiden kann.

Ganz wichtig ist noch, daß bei einem unabdingbaren Wechsel der Bezugspersonen im Stationsalltag dieser einfühlsam vonstatten geht. Optimal wäre es, würde man eine Schwester oder einen Pfleger nur für einen Patienten für einen möglichst langen, idealerweise unbegrenzten Zeitraum zur Verfügung haben, der sich nur um diesen einen Patienten kümmert (wobei „nur" hier nicht heißen soll, er muß sich um nichts anderes mehr kümmern, sondern er allein steht für diesen Patienten zur Verfügung), statt ständig wechselnder Bezugspersonen.

Therapie

Zur *körperlichen Therapie* rechnen wir in erster Linie medikamentöse Behandlungen:
- Kortison (Glukokortikoide) für eine begrenze Zeit
- Salazosulfapyridin
- Mesalazin
- evtl. Methotrexat
- evtl. Azathioprin[*]

Eine richtige „Kolitisdiät" gibt es nicht, aber dennoch sollte auf eine ballaststoffreiche Nahrung Wert gelegt werden.

Im Notfall muß auch an eine chirurgische Behandlung gedacht werden, sei es zur Unterbindung einer sehr starken Blutung oder zur Behebung von Stenosen. Zudem muß sich immer überlegt werden, ob nicht eine Resektion bei ansonsten schon häufigen therapieresistenten Rezidiven doch die bessere Wahl ist.

Psychotherapeutisch ist zumindest im Akutstadium an eine stützende Therapie zu denken. Manche nennen diese Form auch **anaklitische** Therapie, wobei ein anaklitisches Verhalten als klammerndes Verhalten gewertet wird. Diese Therapie soll in erster Linie Schutz und Geborgenheit bieten und damit dem Grundbedürfnis des Kolitikers entgegenkommen.

Die **Prognose** ist abhängig von der Krankheitsdauer und der Stärke des Verlaufs. Aus Erfahrung wissen wir jedoch, daß die Heilungschancen nur dann gut sind, wenn sämtliche Umfeldbedingungen angegangen worden sind: Persönliche Probleme einschließlich bisherige Lebensweisen müssen überprüft sein.

 Zusammenfassung: Die Colitis ulcerosa ist eine Erkrankung des Enddarmes, die sich nach oben hin ausbreitet und mit blutigen und häufigen Durchfällen einhergeht. An Komplikationen kann es zu Darmperforationen und später zu bösartigen Entartungen kommen. Als Begleiterkrankungen sieht man rheumatische Beschwerden oder Hautveränderungen, häufig auch Thrombosen. Die Diagnose wird durch Endoskopie gestellt. Neben einer medikamentösen Behandlung kommt eine aufdeckende psychotherapeutische in Betracht.

---

[*] Wir haben hier auf die Angabe der Handelsnamen verzichtet, weil es durch Einführung der Generika eine fast nicht mehr zu bewältigend Anzahl verschiedener Medikamentennamen gibt.

Crohn-Krankheit

Die Crohn-Krankheit hat wie die Colitis ulcerosa eine noch nicht bekannte Ursache. Dafür hat sie jedoch viele Namen (Ileitis terminalis, Colitis regionalis, granulomatöse Jejunoileitis). In seiner nur wenige Seiten umfassenden Erstbeschreibung von 1932 nannte Crohn diese Krankheit „Ileitis regionalis" (er sprach natürlich Amerikanisch: regional ileitis).

Betroffen ist bei der Crohn-Krankheit vornehmlich der untere Dünndarm (Ileum), insbesondere im Übergang zum Dickdarm (Kolon). Das ist auch der Grund, weshalb die Krankheit manchmal *Ileitis regionalis* und manchmal *Colitis regionalis* heißt. Allerdings können sämtliche Abschnitte des Magen-Darm-Traktes bis zur Speiseröhre und Mundhöhle betroffen sein.

Die Beschwerden beginnen ganz uncharakteristisch. Sie komplikationslos dem einen oder anderen Krankheitsbild zuzuordnen gelingt meist nicht. Zuerst tauchen krampfartige Bauchschmerzen auf, meist im rechten Unterbauch, dann lassen sich vorübergehend Durchfälle (im Unterschied zur Colitis ulcerosa ohne Blut im Stuhl) nachweisen, wegen der Durchfälle kann es zu Gewichtsverlust und Appetitlosigkeit kommen. Das Beschwerdbild taucht also so oder ähnlich täglich im Krankenhaus oder in der Praxis auf, ohne daß immer eine Crohn-Krankheit dahintersteckt. Deshalb sind auch Fehldiagnosen zumindest im Anfangsstadium relativ häufig. Am wichtigsten muß man bei diesen Beschwerden auch denken an:
- akute Appendizitis
- Durchfallerkrankung nach Infektion mit Yersinien oder Salmonellen
- Adnexitis
- postantibiotische (sog. pseudomembranöse) Kolitis
- Gallenwegserkrankungen
- Bauchspeicheldrüsenentzündungen

Am aussagekräftigsten zur Abklärung des Krankheitsbildes ist die Endoskopie. Wir finden eine Vielzahl von verschiedenen Befunden, ihre Zusammenfassung und die Gewichtung in der Abklärung zur Colitis ulcerosa lassen aber fast immer eine Crohn-Krankheit erkennen. In der Endoskopie sehen wir:
- Fleckförmige, meist nicht in direkter Verbindung miteinander stehende Entzündungen
- Nekrosen neben gesundem oder nicht abgestorbenem Darmgewebe
- Durch Ödembildung in der Schleimhaut hervorgerufene Aufquellung einzelner Abschnitte („Pflastersteinrelief")
- Wenig Schleim oder Eiter
- Einengung des Darmschlauches durch Stenosen oder Strikturen
- Fistelbildungen, zumeist in der Region der Ileozökalklappe oder des Rektums
- Wandstarre durch Verdickung der gesamten Darmwand

Gegenüber der Colitis ulcerosa haben wir hier also doch deutliche Unterscheidungsmerkmale. Wir können uns als Eselsbrücken merken:

CROHN= **C**olitis **r**egionalis **o**hne **H**äm**n**achweis

oder: Der Crohn fistelt, die Colitis ulcerosa blutet.

Komplikationen

Die Komplikationen sind im Gegensatz zu denen der Colitis ulcerosa in der Regel nicht akut lebensbedrohlich, massive Blutverluste sind also nicht zu erwarten. Dafür kann es aber zu höchst unangenehmen Erscheinungen wie Fistelbildungen (krankhaft angelegte Verbindungsgänge) zwischen der Bauchdecke und dem Darm (dies zumeist im rechten Unterbauch), der Blase oder der Scheide und dem Darm und letztlich im Bereich des gesamten Anus mit vielfältigen Fistelgängen oder gar schon –systemen kommen. Weiter sieht man örtliche Stenosen da, wo sich die Wandverdickungen massiv ausgebildet haben. Sie können bis zu einem Ileus (Darmverschluß) reichen. Reißt die Schleimhaut doch einmal, können wir auch hier Darmperforationen beobachten, aber erstens erheblich seltener als bei der Colitis ulcerosa und zweitens zumeist als gedeckte Perforation, d.h. der Darminhalt ergießt sich im Gegensatz zu der Komplikation der Colitis ulcerosa nicht in die Bauchhöhle, sondern wird durch das Bauchfell noch gedeckt. Blutungen können auf diese Weise natürlich auch entstehen, stärkere Blutungen sind aber eher die Ausnahme. Und während es bei der Colitis ulcerosa zu einem „Spätkrebs" kommen kann, ist diese Komplikation bei der Crohn-Krankheit die sehr seltene, eigentlich kaum beobachtete Ausnahme.

Psychische Situation

Die Persönlichkeit und die Krankheitsverarbeitung bei den von diesen Krankheiten Betroffenen sind sich eigentlich recht ähnlich. Auch hier sehen wir emotionale Unreife und eine z.T. erhebliche Trennungsangst. Die Crohnpatienten sind in der Regel noch abhängiger von einer Bezugsperson als die Kolitiker. Während bei der Colitis ulcerosa eine *direkt erlebte* Verlustsituation häufig als Auslöser eines Schubes in Betracht kommt, ist dies bei der Crohn-Krankheit eher die *Angst* vor Trennung oder Verlust: Hier also die Erwartungshaltung, etwas zu verlieren, dort der tatsächlich erlittene Verlust. Psychodynamisch laufen ansonsten die gleichen Vorgänge ab.

Die Mütter der Crohnpatienten sind in der Regel als besonders ängstlich, wenig durchsetzungsfähig, dafür aber zwanghaft und kontrollierend beschrieben worden. Die Kinder seien häufig ohne oder mit sehr wenig emotionaler Wärme und Zuwendung erzogen worden. Daraus entwickelte sich dann oft eine Angepaßtheit, ein Wunsch nach anerkanntem Wohlverhalten sowie eine auch noch lange nach Trennung vom Elternhaus bestehende Aggressionshemmung.

Auch Crohnpatienten wirken insgesamt in ihrer emotionalen Entwicklung verzögert.
Schon Crohn selbst bemerkte 1932 in der Erstbeschreibung „seines" Krankheitsbildes eine auffällige „nervöse" Unruhe. Er berichtet, daß sehr viele dieser Patienten und Patientinnen über einen Psychiater zu einem Internisten gekommen seien.

Wir dürfen daraus schließen, daß sich die psychische Komponente der Erkrankung vor der körperlichen entwickelt oder aber, daß die Krankheit erst einige Zeit im Körper „schlummert", bis sie ausbricht.

Vergleich Colitis ulcerosa – Crohn-Krankheit

Aus verschiedenen Lehrbüchern haben wir einmal die auffälligsten körperlichen und psychischen Unterschiede zusammengesucht und hier tabellarisch aufgelistet (Tab. 5.1). Eine Differentialdiagnose ist nun allerdings keinesfalls durch Anhaken der zu bestätigenden Symptome zu erreichen, zumal auch die eine Krankheit gelegentlich in die andere übergehen kann. Diese Tabelle soll nur auf gewisse Unterschiede verweisen.

Aus dieser Gegenüberstellung läßt sich erkennen, daß die körperlichen Unterschiede größer sind als die psychischen. Für den Stationsalltag müssen wir also in etwa mit den gleichen Schwierigkeiten rechnen.

Für die Steuerung der Behandlung haben sich Verlaufsbögen bewährt, die einen „Crohn-Aktivitäts-Index" nach bestimmten Punkten errechnen.

Therapie

Die grundsätzlichen Behandlungsrichtlinien gleichen denen der Colitisbehandlung. Prinzipiell werden die gleichen Medikamente und die gleichen Psychotherapie-Verfahren eingesetzt. Um uns nicht zu wiederholen möchten wir also auf das bei der Colitis ulcerosa Gesagte verweisen.

 Zusammenfassung: Die Crohn-Krankheit ist eine chronische und chronisch-rezidivierend verlaufende entzündliche Darmerkrankung, deren Ursache noch nicht bekannt ist und die viele Ähnlichkeiten zur Colitis ulcerosa aufweist. Die betroffenen Patienten sind ebenfalls

Tab. 5.1 Vergleich von Colitis ulcerosa und Crohn-Krankheit

	Colitis ulcerosa	**Crohn-Krankheit**
Psychische Struktur	entwicklungsverzögert, depressiv – zwanghaft, aggressionsgehemmt	selbstsicher bis rigide, dabei „pseudounabhängig", aggressionsgehemmt, nachgiebig
Psychische Auslösung	reales Verlusterlebnis	Trennungserwartung
Krankheitsfolge	Depressivität, leichte Kränkbarkeit, Hypochondrie	Depressivität, Stimmungslabilität
Betroffenes Alter	jedes	jedes
Durchfall	häufig, blutig	häufig, kein Blut
Schmerzen	selten	häufig
Befallene Region	fast ausschließlich Kolon	gesamter Magen-Darm-Trakt vom Mund bis zum Anus
Fistelbildungen	Rarität, kaum jemals direkt beobachtet worden	häufig
Abszesse (außerhalb des Darmes)	selten	häufig
Befallmuster	Kolon kontinuierlich, SH diffus befallen; flache Geschwüre; bei Kontakt mit dem Endoskop leichte Blutung	gesamter Magen-Darm-Trakt diskontinuierlich befallen; fleckiger Befall, kaum Kontaktblutungen, Fissuren

aggressionsgehemmt und in ihrer emotionalen Entwicklung verzögert. Die Behandlung richtet sich nach dem Schweregrad des jeweiligen Schubes. Psychotherapeutisch hat sich eine aufdeckende Therapie, die aus der Jugend übernommene Probleme aufarbeitet, bewährt.

Funktionelle Oberbauchbeschwerden

Wir sprechen von funktionellen Beschwerden, wenn ein Patient über Schmerzen oder nachlassende Funktionen klagt, ohne daß wir aus der Untersuchung einen Hinweis auf das Vorliegen einer körperlichen Erkrankung ableiten können. Das bedeutet natürlich nicht (hier wiederholen wir uns), daß ein Patient nichts hat, wo wir nichts finden. Man müßte nach einer Untersuchung, die „o.B." = ohne Befund* endet, dem Patienten ehrlich sagen: Wir haben nichts gefunden, das heißt aber nicht, daß Sie nichts haben, nur weil wir nicht fündig geworden sind.

Diese funktionellen Beschwerden kommen im Bereich des Verdauungstraktes in ganz gehäuftem Maße vor. Meist werden *Schmerzen* angegeben, die unabhängig vom Essen oder in wechselndem zeitlichen Abstand hierzu sein können. Oft wird auch von einem

---

* Dieser Ausdruck ist natürlich absoluter Blödsinn: *ohne Befund* ist keine Untersuchung, wahrscheinlich ist hier *ohne krankhaften Befund* gemeint.

Funktionelle Oberbauchbeschwerden

Völlegefühl, von *saurem Aufstoßen*, von *Blähungen*, von *Verstopfungen* und folgenden *Durchfällen* berichtet.

Beschwerden im Bereich des gesamten Magen-Darm-Traktes nennen wir nach einem Vorschlag von Thure von Uexküll funktionelle Abdominalbeschwerden (FAB). Sie lassen sich aufteilen in funktionelle Unterbauchbeschwerden (FUB) und funktionelle Oberbauchbeschwerden (FOB). Die FUB haben wir eingangs des Kapitels schon besprochen, die FOB sollen folgen.

Für diesen Bereich gibt es so viele Bezeichnungen wie sonst kaum noch in der Medizin. Das liegt nicht nur daran, daß Beschwerden dieser Art eben nicht so genau faßbar sind wie z.B. ein Schienbeinbruch oder eine Tuberkulose. Es liegt auch daran, daß in der Folge dieser geringen Faßbarkeit eine große Anzahl von Theorien über Entstehung, Verlauf und Ausgang dieser insgesamt doch vielgestaltigen Beschwerden entstanden ist.

Andere Namen für die FOB sind: Dyspepsie, Gallenwegsdyskinesie, Gastritis, Magenneurose, vegetative Dystonie, Postcholezystektomiesyndrom, Reizmagen, nervöser Magen, Gastropathie …

Einige dieser Begriffe kennen wir auch heute noch, nur müssen wir uns vorstellen, daß sie in den meisten Fällen in einem anderen Zusammenhang entstanden sind. Eine Gastritis um die Jahrhundertwende war etwas anderes als das, was wir uns unter diesem Krankheitsbild im Zeitalter der Endoskopie und der Biopsie vorstellen.

Stellen wir uns den Weg eines Patienten vor, der mit ihm bisher nicht bekannten oder ihn schon seit langem quälenden Magenbeschwerden zum Arzt geht. So richtig kann er seine Beschwerden möglicherweise auch gar nicht fassen und sich selbst erklären, nur eines weiß er: Da ist 'was! Mit den vorgebrachten Klagen löst er bei seinem Arzt ein typisches Verhalten aus: Der Patient wird untersucht, eventuell noch einmal genauer, dann kommen Spezialuntersuchungen, vielleicht bekommt er Medikamente verschrieben, wird überwiesen, arbeitsunfähig geschrieben und kann sich eventuell mit dem Gedanken an eine Operation anfreunden.

Um uns nicht mißverständlich auszudrücken: Der Arzt kann ja auch gar nicht anders. Natürlich müssen Beschwerden auf ihre körperlichen Ursachen hin untersucht werden. Und niemandem wird auf der Universität beigebracht, nach zwei Untersuchungen, die „o.B." verlaufen sind, zum Patienten zu sagen: „Lassen Sie uns jetzt einmal gemeinsam überlegen, ob wir nicht besser die eine oder andere Untersuchung einsparen …".

Der Patient seinerseits wird durch die Mitteilung, er habe nichts Ernstes, was ihm da im Magen weh tue, nur halbwegs froh werden: Schön, daß es nichts Bösartiges ist, was mir da weh tut, aber was soll ich denn nun meiner Frau und meinen Kollegen sagen, nachdem ich jetzt so lange an diesen Beschwerden leide und auch noch krank geschrieben worden bin? Halten die mich nicht bald für einen eingebildeten Kranken, einen Simulanten?

Der Patient wird also wieder und wieder zu einem Arzt gehen, neue Untersuchungen über sich ergehen lassen und wieder nur halbwegs hoffen, nichts Ernstes zu haben. Die mittlerweile vielen Ärzte werden zusehends nervöser, ja manchmal sieht eine Bauchdecke eines Patienten wie ein Schlachtfeld aus, nachdem die Narben von Operationen verheilt sind, die genervte Chirurgen in der Hoffnung durchgeführt haben, nun endlich Ruhe zu bekommen.

Fehlanzeige, zumindest sehr oft!

Patienten mit FOB berichten bei einer ausführlichen Anamnese, die auch soziale und psychische Gegebenheiten mit einbezieht, in sehr vielen Fällen (etwa zu zwei Dritteln) von einem sie irgendwann sehr tief berührenden Verlust. Diesen Verlust haben sie möglicherweise gar nicht anders zu verarbeiten gelernt als durch Druck und Schmerzen im Bauchraum. Diese Patienten geben überwiegend körperliche Beschwerden an, sind dabei aber gleichzeitig „affektiv verschlossen", lassen keinen so richtig an sich heran. Dennoch verspüren sie eine große psychosoziale Belastung, wenn man die Umstände in der

Familie, am Arbeitsplatz und im (möglicherweise doch schon arg ausgedünnten) Freundeskreis genauer betrachtet. Der Untersucher hat das Gefühl, mit einem freundlichen und offen wirkenden Menschen zu arbeiten, der aber immer genau weiß, wo seine Schranken einzuhalten sind.

Diese Verschlossenheit macht die ganze Behandlung so sehr schwierig, vor allem auch deswegen, weil der Patient von sich aus immer wieder auf „der körperlichen Schiene" fährt, von seelischen Problemen meist nichts wissen will. Zu sehr mag sich vielleicht bei ihm der Eindruck „Psychotherapie ist nur etwas für Verrückte" gehalten haben.

Ist nach einiger Zeit jedoch die Einsicht und die Bereitschaft zu einer auch seelisch ausgerichteten Behandlung da, kann die Prognose gut sein. Ansonsten muß mit einer „Chronifizierung" seiner Beschwerden gerechnet werden.

 Zusammenfassung: Funktionelle Oberbauchbeschwerden haben nach unserem heutigen Kenntnisstand keine körperlich begründbare Ursache. Sie treten sehr häufig auf im Zusammenhang mit einer Trauer- oder Verlustsituation. Dabei können die Patienten in der Regel nicht über ihre seelischen Sorgen sprechen, sie wirken sehr verschlossen. Stattdessen geben sie Schmerzen im Bauchraum, Übelkeit, Druckgefühl und dauernde Luft im Bauch an. Die Prognose ist meist schlecht, eine vollständige Heilung von diesen Beschwerden ist kaum zu erwarten.

Magen- und Zwölffingerdarmgeschwür

In den meisten Lehrbüchern werden diese Erkrankungen getrennt von einander besprochen. Früher nahm man an, daß es unterschiedliche Typen eines Magen- und eines Duodenalkranken gebe. Insgesamt ist die Wertigkeit dieser Ansicht durch zwei ganz wesentliche Entdeckungen der letzten Jahre eingeschränkt:

1. Etwa 1975 wurde mit dem Medikament Cimetidin (Tagamet®) ein erstes wirklich sicher wirksames Mittel gegen Magengeschwüre in die Behandlung eingeführt. Das Medikament gehört zur Stoffklasse der sogenannten H_2-Blocker, das also bestimmte Histaminrezeptoren im Magen blockiert und damit die Säureentwicklung nachhaltig und wirksam hemmt, bis ein Geschwür abgeheilt ist. In der Entwicklung folgten viele H_2-Blocker, von denen besonders Ranitidin (Zantic®) über eine längere Zeit hinweg das meistverkaufte Medikament der Welt war. Heute stehen mit den Protonenpumpen-Hemmern wie Omeprazol (Antra®) noch potentere und nebenwirkungsärmere Medikamente zur Verfügung.

2. Anfang der achtziger Jahre beobachtete der australische Gastroenterologe Marshall einen Zusammenhang zwischen dem Befall der Magenschleimhaut durch bestimmte Krankheitserreger und der Gastritis bzw. den Magengeschwüren. Er nannte diese Erreger in seinen ersten, 1985 erschienenen Veröffentlichungen Campylobacter pylori[*]. Durch Behandlung dieser Erreger verschwand auch das vorher beobachtete Magengeschwür.

Zwei Ergebnisse, einmal ein wirksames Medikament und zum anderen ein für Schleimhautentzündungen verantwortlich zu machender Erreger, veränderten also grundlegend die bisherigen Ansichten zur Psychosomatik der Magen- und Duodenalgeschwüre. Dabei war das Medikament noch nicht einmal so schwerwiegend (das Prinzip

---

[*] Auch Marshall sprach natürlich Amerikanisch: Die Erreger hießen bei ihm *pyloric campylobacter*, während er sie in seiner ersten Arbeit zwei Jahre zuvor noch gekrümmte Bakterien = *curved bacilli* nannte.

der Säureunterdrückung oder -bindung wurde ja mit verschiedenen Medikamenten probiert), die eigentliche Abrißbirne am Gebäude der Idee von der psychischen Entstehung von Magengeschwüren war ein kleiner, mit einer Fortbewegungsgeißel versehener Einzeller.

Campylobacter pylori hieß dieser Erreger anfangs, später wurde er aus Gründen der besseren Verständigung in Helicobacter pylori umbenannt. Er ist ein Erreger, der aufgrund eines Schutzsystems, das er mit einem Enzym namens *Urease* bildet, vorübergehend an der sauren Schleimhaut des Magens leben und sich während dieser Zeit die günstigsten Stellen zum Eindringen in die Schleimhaut aussuchen kann. Die beliebtesten Gebiete zum Einnisten sind in der Region des Magenpförtners (Pylorus), die auch Antrum heißt. Dort lagert er sich durch eine örtliche Entzündung in die einzelnen Zellen ein. Auf diese Weise gehen diese Zellen langsam zugrunde, so daß sich nach einer Entzündung ein Geschwür entwickeln kann. Es gibt mehrere Methoden, den Helicobacter pylori nachzuweisen: Einmal durch eine histologische Untersuchung (die Erreger färben sich in einer Silberfärbung tiefschwarz in einem ansonsten rosa erscheinenden Zellgebiet an), dann durch einen Schnelltest, in dem die Urease der Helicobacter nachgewiesen wird (Urease-Schnelltest oder CLO-Test, in dem die Campylobacter ähnlichen Organismen nachgewiesen werden: *campylobacter like organisms*) und zum anderen durch einen Atemtest. Die Behandlung wird in aller Regel mit mehreren Medikamenten gleichzeitig durchgeführt. Es gibt verschiedene Kombinationen, z.B. das *italienische Triple-Schema* mit Amoxicillin und Metronidazol als Antibiotika und Pantoprazol als Protonenpumpen-Hemmer.

Die Behandlung zur Entfernung des Helicobacter nennt man Eradikation, was eigentlich „Ausrottung" oder „Entwurzelung" bedeutet.

In den meisten Fällen, jedoch nicht immer, ist eine Magenschleimhautentzündung, eine Gastritis, eine Vorstufe zu einer Geschwürbildung. Es gibt nur die Ausnahmen, bei denen sich auf eine örtlich begrenzte Schädigung („lokale Läsion") sofort ein Geschwür pflanzt. Ansonsten unterscheiden wir drei Arten von Magenschleimhautentzündungen:

- Die A-Gastritis, die durch Autoimmunprozesse ensteht (gegen den eigenen Körper gerichtete Entzündungen);
- die B-Gastritis, die durch bakterielle Erreger wie den Helicobacter entsteht;
- die C-Gastritis, deren Ursache chemische Prozesse sind, wie sie durch in den Magen fließende Gallensäuren ausgelöst werden.

Wir haben diesen Bereich etwas ausführlicher, als es in einem Buch mit diesem Titel wohl zu erwarten war, besprochen. Denn nach allen Untersuchungen und Befunden stellen sich doch einige Fragen: Warum erkrankt längst nicht jeder, der Helicobacter in seiner Magenschleimhaut aufweist, an einem Geschwür? Und warum ist nun doch nicht, wie eigentlich nach einer „Ausrottung" zu erwarten, ein für allemal Schluß mit einer Gastritis oder einem Geschwür?

Im aktuellen Standardwerk der deutschen Magen-Darm-Heilkunde, der zwei-bändigen „Gastroenterologie" von Harald Goebell liest man im „Gastritis"-Kapitel nicht einen Buchstaben über eine mögliche Beteiligung des psychischen Erlebens an der Entstehung einer Schleimhautentzündung und eines Geschwürs. Daß sich die Autoren nicht dazu herabgelassen haben, auch nur einen kurzen Schlenker zur Seele zu machen, mag daran liegen, daß an diesem Artikel ein Pathologe beteiligt war, dessen bevorzugtes Arbeitsgebiet ja eben nicht der lebende Mensch ist.

Obwohl, trotz allem, folgendes doch nachdenklich stimmen müßte: 1957 wurde ein Rekrutenjahrgang untersucht. Man stellte anhand des Serum-Pepsinogen-Spiegels „Hypersekretoren" und „Hyposekretoren" fest. Und anhand des psychologischen Testergebnisses allein konnten die Untersucher, ohne jede Kenntnis des Blutwertes, feststellen, wer zu welcher Gruppe gehörte. Und noch eines: Zehn Rekruten wurden anhand des psychologischen Tests als Kandidaten für ein Ulkus angesehen, in der Tat bekamen sieben von ihnen eines.

Dieses Untersuchungsergebnis ist nicht mit

Helicobacter pylori zu erklären, so daß gesagt werden muß:

🖉 Zur Entstehung eines Geschwürs im Magen-Darm-Trakt ist ein „multifaktorielles Geschehen" notwendig, von dem der Erreger und die psychische Situation jeweils nur ein Teil sind.

Erklärungsversuche für die Meinung, psychische Belastung könne zu Magenschleimhautentzündung und Geschwür führen, gab es viele. Am intensivsten wurde die Überzeugung diskutiert, das Geschwür sei eine Art Antwort auf eine permanente Reizung des Magens.

Lange wurde eine experimentelle Untersuchung hierzu als Basis der Vorstellungen genommen. Zwischen den beiden Weltkriegen wurde „Silbermann's Hund" bekannt. Silbermann benannte eine 1927 erschienene Arbeit: „Experimentelle Magen-Duodenalulkuserzeugung durch Scheinfütterung nach Pawlow". Herr Silbermann operierte einem Hund eine Ösophagusfistel, so daß jedes Essen sofort wieder aus dem Hals oder vielmehr der Fistelöffnung fiel, ohne daß es je in den Magen gelangte. Der Hund fraß sofort das Essen wieder – manchmal bis zu einer dreiviertel Stunde. Der so gereizte und nie durch Essen beruhigte Magen entwickelte schnell ein Geschwür. Interessant ist neben dem reinen Hintergrund auch die Frage, für wen diese Studie eigentlich nützlich sein sollte: Sie erschien im „Zentralblatt für Chirurgie".

Wir können bis hierher zusammenfassen: Es gibt offensichtlich Mechanismen, die dazu führen, daß trotz gleicher Ausgangslage der eine ein Magengeschwür entwickelt, der andere nicht. Ein Mechanismus könnte die Erwartung sein, gleich zu essen, oder symbolisch ausgedrückt: das Bedürfnis nach „fütternder" Zuneigung.

Der „Ulkustyp"

Seit etwa 60 Jahren wird behauptet, es gibt einen typischen Ulkuspatienten, also einen Ulkustyp. Von v. Uexküll wurde schon seit längerem betont, dies stimme nicht. Auch Franz Alexander bestreitet seit mindestens 1950 (dem Erscheinungsjahr seines Buches „Psychosomatische Medizin") die Existenz eines Ulkustyps.

Dennoch hat sich der Glaube daran gehalten (was ja in gewisser Weise praktisch ist, so kann man etwas abstreiten, was allerdings niemals behauptet war).

Wir sehen unter den Ulkuskranken und jenen, die später einmal ein Geschwür entwickeln werden, zwei verschiedene Typen, die sich sehr unterscheiden. Beide Typen kommen uns sicherlich bekannt vor:

🖉 Typ 1 gilt als der aktive, aggressive Typ, der an die Sachen herangeht und sie nicht unbearbeitet läßt. Er gilt als der sog. Manager (was immer man sich auch jeweils unter diesem Etikett vorstellen mag);
Typ 2 ist der passive Typ, der stillschweigend viel in sich „hineinfrißt" und nicht aus sich herausfindet.

Beide kennen wir: den stillen Leider, depressiv gestimmt, der aus seinem Zimmer kaum herauskommt und Wünsche, wenn er sie überhaupt aussprechen mag, eher flüstert, und den elanvollen Yuppie mit dem vollen Terminkalender.

Beide sind von ihrer sozialen Umgebung abhängig, der stille Leider ganz offen, während der elanvolle Yuppie durch den Versuch, eher andere von sich abhängig zu machen, als *pseudounabhängig* gilt: Er ist abhängig davon, mit anderen zusammen zu sein und ihnen eine Richtschnur zu geben.

Beide sind in der Betreuung nicht eben einfache Patienten: Während der stille Leider Ärztin und Pfleger durch seine Appelle an ihre Hilfsbereitschaft fast überfordert, immer wieder nach neuen Richtlinien und Anweisungen fragt, ist der elanvolle Yuppie schwer zu bändigen, indem er meist genau das macht, was seiner Gesundheit nicht eben zuträglich ist. Er zeigt sich unabhängig, kann sich aber genau in dem Punkt immer seine eigene Abhängigkeit von Arzt und Schwester bewahren. Dadurch, daß er die Behandler zwingt, sich immer wieder mit ihm und seinen Eskapaden auseinanderzusetzen, kann er das Abhängigkeitsverhältnis fast bis zum St. Nimmerleinstag führen.

Hier eine Therapie zu finden, gehört auch nicht zu den ganz leichten Aufgaben. In den meisten Fällen hat sich nach unserer Überzeugung nach Ausschöpfung aller sonstigen Behandlungsmaßnahmen, die auf die körperliche Komponente der Erkrankung abzielt, eine Verhaltenstherapie bewährt, die darauf abzielt, den Patienten die Situationen erkennen zu lassen, die bisher zu Gastritiden und Ulzera geführt haben. Es gilt also ein *Erkennen* der Situation.

Ganz generell darf gesagt werde, daß der Patient dann erkrankt, wenn er irgendwie seiner sozialen Stellung oder Rolle beraubt wird: Klassische Beispiele sind der Gastarbeiter, der versetzte Lehrer und der Werkzeugmacher, der nun einerseits nicht mehr im Kreise seiner Kollegen arbeitet, aber auch (noch?) nicht im Kreise der Verwaltungsleitung seines Betriebes. Gerade diese „Zwitter-Arbeiter" hatten bisher in den meisten Untersuchungen den höchsten Erkrankungsgrad an Gastritiden und Geschwüren.

Das Verhalten, das *zu* einer Geschwürkrankheit führt, ist relativ schwer zu beschreiben. Wir wollen mit wenigen Sätzen aber noch die Situation *bei* einer Geschwürkrankheit besprechen.

Eine Erfahrung, die wohl bisher nur die älteren Chirurgen machen konnten, ist die, daß das Ergebnis desto besser ist, je ausgeprägter der Befund vor der Operation war. Es liegt vielleicht auf der Hand, wie diese Erfahrung zu interpretieren ist: Je schwerer ein Befund ist, desto wahrscheinlicher werden wohl auch körperliche Ursachen wie eine Keimbesiedelung, ein gastrinproduzierender Tumor o.ä. mitverantwortlich für das Geschwür sein. Eine Operation wird also die Hauptstörung mitbeseitigen können. Bei einem nicht so ausgeprägten Befund werden wohl eher zumindest vorrangig psychische Mechanismen eine Rolle spielen. Werden jetzt nur die körperlichen Symptome behandelt, so verbleiben die psychischen Ursachen, so daß die Krankheit ja gar nicht behandelt wurde.

Den gleichen Weg können wir uns natürlich ohne Operation, nur mit Medikamenten vorstellen. Es gilt hier genau das gleiche. Ohne Berücksichtigung der psychischen Situation werden die Ursachen in diesem Falle nicht angegangen: Der heimwehkranke und seiner sozialen Stellung entwurzelte Gastarbeiter bleibt heimwehkrank und entwurzelt, auch mit 40 mg Antra® pro Tag; der versetzte oder frühpensionierte Lehrer gewinnt auch unter Zantic® nicht sein altes Kollegium zurück; und der Werkzeugmacher wird weiterhin allein an seinem Einzelarbeitsplatz werkeln, weder Arbeiter noch Angestellter. Egal welcher Meinung wir zuneigen: Eine Gastritis ist Ausdruck einer Besiedelung durch Helicobacter pylori oder sie entsteht durch Verlust der sozialen Bindung, wir müssen immer beide Komponenten behandeln, den kranken Körper und die kranke Seele.

Zusammenfassung: Die Entstehung eines Magengeschwürs kann durch verschiedene Mechanismen in Gang gesetzt werden. Wir unterscheiden drei verschiedene Gastritisformen: Die A-Gastritis, die durch Autoimmunprozesse bedingt ist, die B-Gastritis, die durch bakterielle, zumeist Helicobacter-Besiedelung entsteht, und die C-Gastritis, die aufgrund von chemischen Prozessen (ausgelöst durch Gallensäuren und deren krankhafte Zusammensetzung) Schäden hervorruft. Psychisch fällt bei den Betroffenen eine ausgeprägte Abhängigkeitsproblematik auf, die entweder durch einen passiven Typ („Stiller Leider") oder durch einen hyperaktiven Typ („Elanvoller Yuppie") verarbeitet werden soll. Eine Behandlung muß immer beide Aspekte behandeln: die kranke Seele und den kranken Körper.

Chronische Dialyse

Dieses Kapitel hätten wir auch „Terminale Niereninsuffizienz" nennen können, als Endstadium einer Nierenfunktionsschwäche. Der vollständige Verlust der Nierenfunktionen allerdings führt bei uns zu einer Dialysebehandlung, also der „Blutwäsche". Damit ist es jedoch bei weitem noch nicht getan, denn die Niere hat Aufgaben in verschiedenen Bereichen zu erfüllen:

🖉 Die Niere ist über das Hormon Erythropoetin an der Blutbildung beteiligt; sie nimmt Funktionen im Bereich des Knochenauf- und -umbaus wahr; sie ist für die „Entgiftung" des Körpers von Stoffwechselendprodukten zuständig.

Alle Bereiche sind bei einem kompletten Funktionsausfall der Niere betroffen, so daß die Dialyse nur *ein* Problem des Betroffenen ist.
Auch Dialysepatienten haben gelegentlich mehr als nur eine Erkrankung. Bei ihnen gestaltet sich z.B. die Diabeteseinstellung erheblich schwieriger als bei Nichtdialysepatienten. Häufig sind neurologische Erkrankungen, die mit der Niereninsuffizienz oder ohne sie auftreten können (Polyneuropathie), in ihrer Behandlung noch unzufriedener einzustellen als ohnehin schon. Alles in allem kann man wohl sagen: Die terminale Niereninsuffizienz mit chronischer Dialyse stellt einen enormen Eingriff in das körperliche und seelische Leben dar.

Grundprinzip der Dialyse

Die Niere wird im Normalzustand von ca. 1,2 l Blut pro Minute durchflossen, was einem Anteil von etwa 20% des Gesamtblutflusses ausmacht. Weder Hirn noch Leber erhalten einen größeren Anteil, lediglich die Muskulatur in ihrer Gesamtheit bekommt mehr Blut. Das Blut wird durch das Nierenknäuelchen (Glomerulum) geleitet, von dort werden nach dem **Gegenstromprinzip** die zu entfernenden Stoffe abgepreßt. Dieses Prinzip besagt, daß zwei Stoffe gegeneinander in zwei nicht ganz geschlossenen Kanälchen vorbeigeführt werden, so daß die Strombahn mit dem höheren Anteil eines Stoffes von diesem an das andere Kanälchen abgeben kann. Dadurch wird dieser Stoff aus dem einen Kanälchen in das andere zumindest z.T. überführt, damit also aus dem einen System entfernt.

Prinzipiell funktioniert die Dialyse ähnlich. Hier wird das Blut in einer Lösung durch einen Schlauch in einen Filter geleitet und „gewaschen". In der Nephrologie unterscheiden wir Hämodialyse von Hämofiltration, wobei der grobe Unterschied darin besteht, daß bei der Filtration dem Blut ein eiweißloses Ultrafiltrat entzogen und durch eine andere Flüssigkeit ersetzt wird, während der Reinigungsvorgang bei der Dialyse über Diffusion, einem Flüssigkeitsentzug durch Druck, vonstatten geht. Die Hämofiltration ist ein wenig kreislaufneutraler. Ein Versuch, beide Verfahren zusammenzufassen, ist die Hämodiafiltration.

Um an das Blut des Patienten zu kommen, wird ihm ein sog. Shunt operiert, also eine Verbindung zwischen Arterie und Vene am Unterarm. Die Venen dort werden unter dem arteriellen Druck aufgeweitet, so daß die doch schon sehr großen Dialysenadeln relativ problemlos eingeführt werden können.

Die Niere arbeitet normalerweise Tag und Nacht, was bei der Dialyse aus praktischen Gründen natürlich nicht geht. Ein Kompromiß zwischen medizinischen und sozialen Anforderungen ist die dreimal wöchentliche Dialyse, die entweder „Mo-Mi-Frei" oder „Di-Do-Sa" durchgeführt wird.

Eine Möglichkeit, relativ unabhängig von einer so häufigen Fahrt ins Dialyse-Zentrum zu sein, ist die kontinuierlich ambulante Peritonealdialyse (CAPD), bei der das Bauchfell, das Peritoneum, als Filter genommen wird:

Der Kranke bekommt über einen Katheter, der in die beiden Schichten des Bauchfells operiert wird, Flüssigkeit, die dort einige Zeit verbleibt und dann wieder abgelassen wird. In diese Flüssigkeit werden dann die gelösten Stoffe abgegeben. Normalerweise werden pro Durchgang 1,5–2 l einer Spülflüssigkeit in die Bauchhöhle geleitet und verbleiben dort 4–8 Stunden, so daß dieser Vorgang 3- bis 5mal pro Tag wiederholt werden muß.

Ursachen der Niereninsuffizienz

Die Ursachen einer Niereninsuffizienz sind vielgestaltig (Tab. 5.2). Auf der Grundlage der Nierenanatomie können wir ganz verschiedene Bereiche unterscheiden, die auch in unterschiedlichem Ausmaß zu einer Niereninsuffizienz führen können. Wir wollen sie nur kurz in tabellarischer Form aufzählen:

Wir können aus dieser Vielzahl von Ursachen erkennen, daß die Niere ein empfindliches Organ ist und daß viele Erkrankungen, die hier gar nicht alle aufgeführt werden konnten, zu einem Funktionsausfall führen.

Behandlungsformen

Anfangs wird man immer versuchen, Nierenerkrankungen durch Diät (eiweißarm und hochkalorisch, zudem salzreduziert und kaliumneutral) und Medikamente, die die Harnausscheidung fördern, zu beeinflussen. Immer wieder müssen wir jedoch feststellen, daß in den wenigsten Fällen der Fortschritt der Erkrankung umzukehren ist, wobei manchmal wenigstens ein Stopp des Fortschreitens zu erzielen ist. Zusammenfassend aber können wir sagen: Durch die Vielzahl der Nierenfunktionen fällt auch eine Vielzahl von lebenswichtigen Leistungen aus, so daß jeder

Tab. 5.2 Ursachen für Niereninsuffizienz

Erkrankung	Untergruppe	Auftreten einer terminalen Niereninsuffizienz (TNI)
Erkrankungen des Glomerulum	primäre Glomerulonephritis	etwa 20%
	membranöse GN	etwa 70%
	Goodpasture-Syndrom	fast immer
	GN bei Diabetes	8–50% (unterschiedlich nach Typ I und II Diabetes)
Gefäßbedingte Nierenerkrankungen	Nephrosklerose	3–10%
	hämolytisch-urämisches Syndrom	40% (bei Erwachsenen, nur 10% bei Kindern)
Zystische Nierenerkrankung	familiäre polyzystische Nierenerkrankung	über Jahre hinweg bis zu 100%
Interstitielle Nephropathien	chronische Stauungsnephropathie (z.B. bei Prostatahypertr.)	bei Infekten bis zu 100%, ansonsten bis 50%

Patient durch Medikamente oder Diät auch eine Vielzahl von Behandlungen vor sich hat.

🖉 Kein Patient muß in der Regel so viele Medikamente bei gleichzeitg so strenger Diät und strikter Ein- und Ausfuhrkontrolle zu sich nehmen wie ein chronisch kranker Nierenpatient!

Nierentransplantation

Da die Dauerdialyse mit sehr vielen Einschränkungen verbunden ist, hoffen natürlich viele Dialysepatienten auf eine Ersatzlösung. Diese besteht nach wie vor ausschließlich in der Verpflanzung einer Fremdniere. Da die Transplantation einer Niere von Verwandten eher die Ausnahme ist (sie liegt zahlenmäßig bei weniger als vier Prozent aller verpflanzten Nieren), kommt also nur die Transplantation einer Leichenniere in Frage.

Eine Dialysepatientin meinte einmal aus diesem Grunde über sich selbst ganz erschrocken: „Ich habe neulich bemerkt, wie sehr ich mich über die ersten Frühlingsstrahlen freue. Nicht nur wegen der Wärme und des Lichts, sondern auch, weil dann die Motorradsaison wieder anfängt." Dieser Patientin ist der Zusammenhang zwischen Verkehrsunfällen und Spendernieren in der für sie selbst sehr problematischen Form bewußt.

Die Selbsthilfegruppen der Dialysepatienten sind nicht nur aus diesem Grunde sehr aktiv, wenn es um die Verbreitung des sog. „Organspenderausweises" geht. Für viele, insbesondere jüngere Patienten, ist die Nierenverpflanzung der einzige Ausweg aus dem dauernden Zwang der Dialysebehandlung.

Da auf der anderen Seite die Spenderfrequenz immer mehr abgenommen hat (von 1994 auf 1995 um über 10%), werden immer höhere Ansprüche an die Gesundheit und den momentanen Allgemeinzustand des Patienten gestellt. Er wird sich deswegen, bevor er auf die Transplantationsliste gesetzt wird und das ersehnte „T" (transplantabel) hinter seinem Namen findet, einer größeren Prozedur von Untersuchungen unterziehen müssen.

Neben dieser Belastung ist es für sehr viele Patienten auch schwierig, im Bewußtsein, daß sie nur wegen des Todes eines anderen Menschen unbeschwert weiterleben können, unbefangen mit dieser Gewißheit umzugehen. Normalerweise wird aus diesem Grunde auch der Name des Spenders nicht erwähnt.

Für die Angehörigen ist es ebenfalls oft nicht einfach, einer Transplantation von Organen ihres Verwandten zuzustimmen: Oft ist dies dann der endgültige Abschied, die Gewißheit, jetzt ist jede Hoffnung zu Ende. Viele wollen und können aus diesem Grunde ihre Zustimmung nicht geben.

Es ist aber auch der genau umgekehrte Aspekt möglich. Im Winter hatten wir einen Einsatz mit dem Notarztwagen zu einem Verkehrsunfall. Dort lag leblos eine 19jährige Frau, äußerlich unverletzt, aber mit einer ausgeprägten Anisokorie (zwei unterschiedlich große Pupillen). Im CCT ließ sich eine massive Hirnblutung nachweisen, die mit einem Ausfall der Lebensfunktionen einherging. Die Frau wurde für tot erklärt. Die vollkommen entsetzten Eltern überlegten nicht lange und baten um Verpflanzungen aller nur irgendwie hierfür geeigneten Organe ihrer Tochter. Sie erklärten dies mit ihrem Wunsch, daß sie auch noch nach ihrem Tode anderen hilfreich sein sollte. Außerdem gaben sie ausdrücklich, was sehr selten ist, ihr Einverständnis, daß der Empfänger bei entsprechendem Wunsch über die Identität des Spenders und auch der Eltern informiert werden dürfe. Ein Nierenempfänger nahm nach langem inneren Ringen das Angebot an und setzte sich mit den Eltern in Verbindung, die bis heute nach Jahren noch nicht abgerissen ist.

Es sind also beide Aspekte möglich: Der der Betonung des Verlusts eines Angehörigen und der, der auf das Helfen und zumindest teilweise Weiterleben abzielt.

Auf jeden Fall muß und soll sowohl mit potentiellen Spendern (das ist die Gesamtheit der Bevölkerung) als auch mit möglichen Empfängern von Organen ein behutsames Gespräch vor einer Verpflanzung geführt werden, in dem auf die mögliche Problematik nach einer Transplantation hingewiesen wird.

Psychische Probleme und Lebensqualität unter Dialysebehandlung

Wir haben die Dialysebehandlung und die Mechanismen, die dahinter stehen, ein wenig ausführlicher behandelt, damit wir uns ein Bild von den Anforderungen machen können, die ein Dialysepatient zu bewältigen hat. Wir brauchen keine Studien oder Untersuchungen, um ganz knapp feststellen zu können: Das ist eine ziemlich anstrengende Behandlung sowohl was die Dialyse selbst als auch was die medikamentöse Behandlung einschließlich Diät und Lebensführung betrifft. Wir sollten uns nur kurz vorstellen, wie wir uns fühlen würden, wenn wir dreimal in der Woche zur Dialyse müßten, Urlaub nur dort machen könnten, wo es ein Urlaubs-Dialysezentrum gibt, kaum noch etwas spontan unternehmen dürften und andere Einschränkungen mehr erleiden müßten.

Natürlich gibt es eine Vielzahl von Untersuchungen über die psychische Belastung von Dialysepatienten, man kann sogar sagen, es gibt keinen nicht auf irgendeine Art untersuchten psychologischen Aspekt von Dauerdialysepatienten. Wir wollen uns ein wenig mit deren psychischer Situation beschäftigen.

Berufliche Situation

In den siebziger Jahren dauerte eine durchschnittliche Dialysebehandlung pro Woche noch etwa 25 Stunden, zur Zeit 12 bis 15 Stunden. Hinzu kommen noch die Anfahrts- und Vorbereitungszeiten. Dann darf auch nicht vergessen werden, daß sich sehr viele Patienten nach einer Dialyse körperlich sehr müde fühlen. Man kann also zusammenfassend sagen, allein der zeitliche Aufwand kommt einem Vollzeitberuf sehr nahe.

Aus diesem Grunde ist es verständlich, daß nur etwa 20% aller Dialysepatienten (allerdings stark unterschiedlich je nach Dialysezentrum) einem Beruf vollzeitlich nachgehen können. In anderen Ländern liegen diese Zahlen z.T. beträchtlich höher. Die berufliche Rehabilitation bei Dialysepatienten ist demzufolge schlichtweg schlecht, was natürlich auch Auswirkungen auf die soziale Akzeptanz hat.

Familiäre Situation

Aufgrund des Zeitaufwandes, der verschiedenen Kostformen, des sehr hohen Medikamentengebrauchs, der Vorsicht vor einer zu starken Flüssigkeitszunahme (im sog. „kurzen Intervall" zwischen zwei Werktagen sollten nicht mehr als 1,5 bis 1,8 kg an Gewicht zugenommen werden) und verschiedener Folgekrankheiten wie Gelenkversteifungen, Gefahr von Knochenbrüchen (wegen der nierenbedingten Knochenerkrankungen [renale Osteopathie] und der Verhärtung von Gelenkbändern) usw. ist ein Familienleben im klassischen Sinne mit spontanen Ausflügen, Feiern und großen Spaziergängen kaum oder gar nicht möglich. Ebenfalls ist die Sexualität nach allen vorliegenden Befunden stark bis sehr stark eingeschränkt. Wir sehen, daß Krankheit und Behandlung also sehr stark in das Familienleben eingreifen.

Persönliche Situation

Zur Illustration soll die Vorstellung eines Patienten dienen, der auf einer Nordseeinsel wohnt und jeden zweiten Tag zur Dialyse in ein Zentrum muß, nachdem die CAPD zu Hause nicht mehr geklappt hat. Da er auf einer Insel mit tidenabhängigem Fährverkehr (also mit bei Ebbe und Flut wechselnden Fährzeiten) wohnt, muß er manchmal bereits am Tag vor der Dialyse an die Küste. Einfach umzuziehen gelingt ebenfalls nicht, da er einerseits eine sehr starke Bindung an seine Heimat hat und zum anderen auch eine Gastwirtschaft führt, anderswo also nicht unbedingt einen ähnlichen Verdienst zu erwarten hat. Durch die Dialyse ist er vorübergehend manchmal nur Gast in seinem eigenen Haus.

Lebenserwartung

Ohne Dialysebehandlung ist eine terminale Niereninsuffizienz nur für wenige Tage mit dem Leben zu vereinbaren. Erstaunen wird es sicherlich dann doch viele, daß die Lebenserwartung bei Dialysepatienten trotzdem nur knapp über der eines Mammakarzinoms ohne Fernmetastasen liegt.

Psychische Belastung

Aus allen hier aufgeführten Anteilen können wir die psychische Belastung eines Dialysepatienten erkennen. Unter der Würdigung dieses Aspekts verwundert es dann vielleicht weniger, wenn ein Patient jedesmal im „kurzen Intervall" mit 5 kg und noch mehr Gewichtszunahme (pro Tag also über 2,5 l Flüssigkeitsaufnahme!) erscheint. Diese starke Gewichtszunahme muß dann natürlich mit entsprechendem Wasserentzug behandelt werden, um eine Überwässerung bis zum Lungenödem zu vermeiden. Daraus resultieren dann wieder Krämpfe, sehr niedrige Blutdrücke und oft ein relativer Salzüberschuß – also Durst. Damit beginnt ein kaum zu unterbrechender Kreislauf. Dies ist aber mitnichten ein „Suizid auf Raten", sondern einfach als Wunsch zu werten, auch am alltäglichen Leben teilzunehmen. Und da gehört das abendliche Bier (im vertrauten Männerkreis an eher runden Tischen auch erheblich mehr als eins) zum „Dabeisein".

Oft entsteht am Bett ein Kampf um das „Soll-" oder „Trockengewicht", das ein Patient nach der Dialyse aufweisen soll und das als Zielvorgabe für die Behandlung dient. Bewährt hat sich da unserer Meinung nach, vermehrt auf Angaben des Patienten zu hören, wann es ihm am besten gehe, wann er am leistungsfähigsten sei. Sicherlich weicht eine solche Angabe oft von wissenschaftlich fundierten Daten ab, aber hier muß man, wenn es vertretbar erscheint, zu Kompromissen bereit sein. Das hat übrigens einen positiven Nebeneffekt: Dadurch wird das Bemühen um den Patienten in aller Regel auch viel ernster genommen, als wenn man nur mit Tabellen und Statistiken argumentieren würde.

Wir meinen, ein exakter Einstellungswert hat für den Patienten nur dann Nutzen, wenn er von ihm nicht nur gerade eben vertragen wird, sondern wenn er sich damit unter Berücksichtigung aller vorhin geschilderten Problembereiche am besten fühlt. Ansonsten kommt unweigerlich ein Rückschlag, ein vielleicht sogar unwillentlich unternommener „Wasserexzeß", also eine sehr starke Flüssigkeitsaufnahme. Da aber gerade diese sehr starken Wasseraufnahmen die Lebenserwartung begrenzen, ist es aus körperlicher und seelischer Sicht günstiger, die Angaben über Wohlbefinden überaus ernst zu nehmen.

Oft klagen Patienten zudem über Störungen wie heftigen Juckreiz und trockene Haut. Hier liegt häufig genug eine Unverträglichkeit vor, die über sog. ETO-Antikörper (ETO ist ein Filtermaterial) nachgewiesen werden kann. Häufiger allerdings ist ein psychogener Pruritus, den man daran erkennt, daß der Juckreiz dann stärker ist, wenn dem Patienten nicht genügend Aufmerksamkeit gewidmet wird, und der schwächer bei vermehrter Zuwendung wird. Hier empfiehlt sich eine Verhaltenstherapie, die dem Patienten die Zusammenhänge vom Auftreten des Juckreizes und bestimmten Situationen verdeutlicht. Im allgemeinen kann man eine Besserung durch diese Behandlungsform erreichen.

Ähnliches gilt für plötzliche Blutdruckkrisen während der Dialyse. Bekannt ist das Phänomen, daß zu Beginn einer Dialyse noch während der Vorbereitungsphase der Blutdruck sehr hoch sein kann. Oft ist dies dann der Fall, wenn die gewohnte Nadellegerin nicht da ist und der Patient unsicher darüber ist, wer ihm nun wie die Nadeln verpaßt. Dieser hohe Blutdruck fällt in der Regel sofort nach Anschluß an die Maschine ab.

Noch während der Arbeiten an diesem Buch beschäftigen wir uns mit einer 37jährigen Dialysepatientin, die seit fast 20 Jahren dialysepflichtig ist. Ihre Jugend verbrachte sie in Krankenhäusern zur Diagnosefindung und anschließend in Dialysezentren. Sie berichtete schon verbittert, daß sich im Laufe von nur zwei Jahren sämtliche Freundinnen von ihr „abgeseilt" hätten, „die hatten bald ihre Freunde, ich meine Maschine". Diese Patientin leidet seit Jahren unter einem heftigen, sich situativ noch verstärkenden Juckreiz. Auch langwierige dermatologische Behandlungen hatten keinerlei Veränderungen gebracht, im Gegenteil, es wurde nur eine Aversion gegen den behandelnden Hautarzt deutlich, der sich nicht genug um sie gekümmert habe. Schon während der Anamneseerhebung wurden der Patientin eine Menge „Aha-Erlebnisse" bewußt.

Insgesamt empfiehlt sich eine psychotherapeutische Führung, Stützung oder Gesprächsführung immer dann, wenn Probleme mit der therapeutischen Dialyseführung nicht anderweitig beherrschbar erscheinen.

 Zusammenfassung: Die terminale Nierenschwäche ist Endstadium verschiedener Nierenerkrankungen, sie zwingt zu einer Nierenersatzbehandlung, meist zu einer chronischen Dialyse, seltener zu einer Nierentransplantation. Wegen der verschiedenen Funktionen der Niere müssen in aller Regel sehr viele Medikamente eingenommen werden. Zusätzlich werden erhebliche Einschränkungen in diätetischer Hinsicht verlangt. Der Zeitaufwand für eine chronische Dialysebehandlung liegt manchmal bei dem für eine Vollzeitbeschäftigung. Es kann teilweise zu erheblichen Komplikationen im Bereich des Skelettsystems, der Gelenke, des Herz-Kreislauf-Systems und der Blutbildung kommen. Auf alle diese Probleme antwortet der Patient häufig mit dem Wunsch nach vermehrter Zuwendung oder betont nachlässigem Verhalten. Die Schwierigkeit liegt hier in der Abschätzung des eigenen Verhaltens.

ATL 6 Für die persönliche Hygiene sorgen und sich kleiden

 Unter diesem Aspekt werden diejenigen Aktivitäten des täglichen Lebens verstanden, die einerseits dem Schutz des Äußeren dienen und gleichzeitig das Empfinden für unsere Organe erheblich mitsteuern. Aus diesem Grunde fassen wir unter dieser ATL dermatologische Probleme als direkten Ausdruck für mangelnden äußeren Schutz und neurologische als Hinweis auf gestörtes Körperempfinden zusammen.

 Beispiele aus der Umgangssprache: Wir kennen alle denjenigen, der an einem Thresen lehnt und sich vom Geschrei der um ihn Herumstehenden nicht beeindrucken läßt: Er schlürft weiter in aller Seelenruhe an seinem Bier, er hat *ein dickes Fell.* Seinen Nachbarn hat die Schreierei aber mächtig aufgeschreckt, insbesondere hat es ihm die Stimme verschlagen, als er sah, wie ein Gast verprügelt wurde. Das ist ihm doch richtig *unter die Haut gegangen.* Der Täter hat sich schnell aus dem Staube gemacht, obwohl schuldig, ist er nun doch *mit heiler Haut davongekommen.* Jemand anderes, wohl ein Freund des Opfers, hat sich so darüber aufgeregt, daß er *aus der Haut gefahren* ist.

Psychosomatische Probleme in der Dermatologie

Welche Aufgaben hat nun diese Haut?

 Sie soll uns *Schutz* geben vor Kälte oder Wärme, die *Wärme-* und *Flüssigkeitsabgabe* regulieren, sie ist ein *Kontaktorgan,* außerdem kann sie wundervoll *Berührungen* und andere *Empfindungen weiterleiten,* sie kann sich *zusammenziehen* (Gänsehaut) oder sich besser *durchbluten* lassen (Erröten), und nicht zuletzt kann sie *Ausdrücke* oder *eigene Empfindungen darstellen.*

Eine prima Sache also, so eine Haut. Andererseits: Wer hätte wirklich noch nie Ekel verspürt beim Waschen oder Betten eines Patienten, der übersät ist von Eiterpusteln, oder wäre wirklich noch nie von einem unter der Dusche in der Badeanstalt ein kleines Stück weggerückt, dessen Haut grindig und zerfurcht ist? Und auch die andere Erfahrung haben wir schon gemacht, die der Scham: Haben wir irgendwo einen dicken Pickel, so verbergen wir ihn nach Möglichkeit. Und auch unser Freund oder unsere Freundin entzieht sich uns oft, bemerkt er oder sie an seiner Lippe etwas, das nach Herpesbläschen aussieht.

Wir wissen aus eigener Erfahrung, daß sich jemand noch so viel Mühe geben kann, oft bleiben seine Hautveränderungen unbeein-

flußbar. Außerdem gehen sehr viele Hauterkrankungen einher mit Juckreiz oder sogar Schmerzen.
Häufig ist die Haut „Spiegel des Inneren", bei bestimmten Erkrankungen verändert sich die Haut. Wir selbst haben mit Sicherheit schon ähnliche Erfahrungen gemacht, nämlich dann, wenn die Haut, die wir so gerne liebevoll-zärtlich streicheln, stumpf und matt geworden ist (oft können wir daran viel früher als durch Gesten oder gar Worte erkennen, daß unser Freund traurig oder verletzt ist).
Wir wollen uns folgendes überlegen:
Jeder hat von sich selbst ein bestimmtes Bild, eine Vorstellung, die Sozialpsychologen nennen dieses Bild **Autostereotyp**. Nach diesem Bild bestimmt sich auch unsere Einstellung zur Umwelt. Gleichzeitig haben wir durch dieses Bild von uns selbst immer auch ein Bild vom anderen, auch wenn wir ihn noch gar nicht kennen. Wir nennen dies ein Fremdbild oder **Heterostereotyp**. Und – nun wird es ein wenig kompliziert – wir nehmen auch an, daß der andere ebenfalls ein Bild von uns hat, für ihn ein Fremdbild. Wir bilden also unweigerlich eine Theorie, wie der andere uns sehen mag, im Fachausdruck heißt das **vorgestellter Heterostereotyp**.
Damit wir nicht glauben, daß müsse alles so kompliziert sein, ein Beispiel: Jemand, der sich für chic, elegant und charmant hält, geht in eine Kneipe und läßt beutehungrig seine Blicke kreisen. An einer Frau bleibt sein Blick hängen. Sie ist groß, blond und hat knallrote Lippen. Nun versucht er sich in Sekunden in die Augen dieser Frau zu versetzen und sieht sich als kräftig, maskulin und gewinnend. Zusammengefaßt gaukelt er sich vor: Ran, netter Gewinn, leichtes Spiel!

Bei jemandem mit einer ihn entstellenden Hautkrankheit wird das Selbstbild entwertet oder zumindest beeinträchtigt sein. Demzufolge wird sich auch das vorgestellte Fremdbild verändern, woraus Unsicherheit und ein Unterlegenheitsgefühl resultieren können.

Wir können daran erkennen, daß sich Erkrankte mit entstellenden Hautveränderungen oft zurückziehen oder nur wenige Personen ihres Vertrauens haben: Ihr sozialer Kontakt ist eingeengt.
Dies müssen wir bei der Betreuung und Behandlung von Hautkranken unbedingt berücksichtigen. Denn, auch wenn die Hauterscheinungen nach unserer Einschätzung längst nicht mehr so „schlimm" sind wie bei der Aufnahme, so hat sich doch das Selbstbild des Patienten möglicherweise noch gar nicht geändert.
Es gibt, in Anlehung an eine Einstufung von A.T. Teichmann und K. Bosse, drei große Gruppen psychosomatischer Krankheiten innerhalb der Dermatologie:
1. Erkrankungen mit psychogenem Anteil (z.B. Neurodermitis)
2. Körperliche Erkrankungen, in deren Verlauf sich psychische Veränderungen mit Krankheitswert herausbilden können (z.B. Psoriasis)
3. Unabhängig von einander auftretende und entstandene körperliche und seelische Veränderungen, die in Beziehung miteinander treten (z.B. Verstärkung der bereits vorhandenen Kontaktschwäche nach Ausbildung einer Glatzköpfigkeit).

Wir wissen alle aus eigener Erfahrung, daß wir sowohl mit Worten (verbal) als auch ohne Worte (averbal) miteinander in Verbindung treten (kommunizieren).

In Woody Allens Film „Manhattan" kann sich der schüchterne Held verbal beim ersten Kontakt mit einer Frau nicht richtig ausdrücken, dafür schwenkt er averbal ein Sportabzeichen durch die Lüfte, um auf diese Weise zu demonstrieren, welch tollen Kerl sie nun gleich kennenzulernen das Vergnügen hat.

Wie ein Kontakt zwischen jemandem mit einer schweren Hautkrankheit und einem anderen aussehen wird, hängt von der jeweiligen *Situation* (zufällig oder im Rahmen einer geplanten und lange vorbereiteten Einladung), dem „Drumherum" (*Setting* nennt man das jetzt [in einer offiziellen Institution

wie einem Krankenhaus oder einem Lokal mit völlig Unbekannten]) und auch dem *Charakter der Kommunikation* (mit eindeutig sexueller oder erotischer Zielrichtung oder im Rahmen einer Unterhaltung über die neue BahnCard).
Aber wie es auch sei: Wie *wir* uns verhalten, ist, wenn auch vielleicht nur ein wenig, für den Erkrankten prägend.

Einige Krankheitsbilder

Neurodermitis

Die vielen Namen für ein und dieselbe Krankheit: Atopische Dermatitis, endogenes Ekzem, konstitutionelles Ekzem, Asthmaekzem, Prurigo Besnier und eben atopische Neurodermitis, lassen schon ahnen, daß sich hier viele Leute um Ursache und Behandlung noch nicht einig geworden sind.
Die erste wissenschaftliche Beschreibung geht schon auf das Jahr 1881 zurück, von den beiden Autoren, den Franzosen Broc und Jacquet, wurde auch der Begriff Neurodermitis geprägt, den wir nach wie vor für den besten halten, denn er soll die enge Verzahnung von seelischen und körperlichen Anteilen erinnern.[*]
Bei der Erkrankung handelt es sich um eine relativ häufig anzutreffende, zumeist chronisch verlaufende Hauterkrankung, die einhergeht mit zum Teil heftigstem, kaum aushaltbarem Juckreiz, Verhärtungen und besonders Ekzembildungen der Haut. Gelegentlich kann man auch noch beobachten, daß allergische Erkrankungen wie Heuschnupfen oder Asthma bronchiale hinzutreten.

---

[*] Der Begriff „Neuro…" bezeichnete zur Zeit der Erstbeschreibung der Neurodermitis den seelischen Anteil. Der Begriff „Neurose", etwa zur selben Zeit entstanden, zeigt ja auch eine seelische Erkrankung an.

Der *Erkrankungsbeginn* ist häufig schon das Säuglingsalter, man bemerkt es an einer zunehmenden Bildung von Milchschorf.

In der in allen Lehrbüchern der Psychosomatik immer wieder zitierten und auch heute noch höchst lesenswerten Studie von R. Spitz („Die Entstehung der ersten Objektbeziehungen") wird auf die Problematik der frühen Mutter-Kind-Beziehungen bei der Ausbildung einer Neurodermitis verwiesen. Spitz fand bei den Müttern von Neurodermitikern außerordentlich viele infantile und debile Frauen, die wenig Fortschritt in der Entwicklung der Persönlichkeit aufwiesen. Hingewiesen werden soll aber darauf, daß Spitz seine Untersuchungen vor allen Dingen in Heimen oder Gefängnissen vornahm.

Viele meinen, die Mütter von Kindern mit Neurodermitis reagierten wenig oder gar nicht auf ihr Weinen und Schreien, sie vernachlässigten sie also emotional. Allerdings sind das nur Meinungen und unsystematische Beobachtungen, regelrechte wissenschaftliche „Beweise", also Statistiken, fehlen hierzu.
Eines fällt aber auf: Patienten mit Neurodermatitis haben oft „Hummeln im Po", sind also sehr umtriebig, möchten viel „dabei sein". Dieses Dabei-sein-Wollen entspricht einem sehr tiefliegenden Wunsch nach Liebe und Geborgenheit. Daß dies auch alles ein Suchen nach Liebe, auch körperlicher, sein kann, macht die Äußerung einer Patientin verständlich, die meint, das Kratzen sei wie ein Gefühl höchster Lust.

Veränderungen während der Erkrankung

Einige Ekzematiker berichten, sie hätten jetzt wieder „einen Schub". Das soll heißen, die Hautveränderungen *blühen* jetzt regelrecht auf, das Zustandsbild wird schlimmer. Beobachten können wir im Krankenhaus, daß dies ganz oft der Fall ist, wenn ein Patient mit einem Infekt, einer Verletzung oder einer inneren Erkrankung zu uns kommt. Dies wird also eine *körperliche Belastung* sein.
Bei *seelischen Belastungen* wie Wohnortswechsel, Streit mit Eltern oder Ehepartner,

Prüfungen, möglicherweise auch ein größeres Familienfest (die sogenannte „Weihnachtsdermatitis"), vor dem uns ein wenig blümerant ist, geschieht dieses Aufblühen der Erkrankung aber genau so häufig.

Merkwürdigerweise können wir beobachten, daß sich gerade jüngere Ekzematiker im Krankenhaus überraschend schnell von ihrem „Schub" erholen. Eigentlich sollte man doch annehmen, daß sich ein Krankenhausaufenthalt als Streß darstellt. Ist er aber nicht immer: Oft wirkt der Krankenhausaufenthalt wie eine Abschirmung, wie ein Schutz vor den Anfordernngen „draußen". Man nennt diese Erscheinung gerade bei Kindern ein **umgekehrtes Hospitalisierungsphänomen**.

Hat sich allerdings ein Ekzematiker mit seiner Erkrankung und besonders verschiedenen Auslösesituationen arrangiert, so kann es schwierig sein, den genauen Grund für das jetzige Aufblühen herauszufinden. Oft hilft hier eben eine solche Einweisung ins Krankenhaus, während der, wie oben erwähnt, die Erscheinungen sehr häufig zurückgehen.

Therapie

Neben der allgemeinen dermatologischen Behandlung, zumeist mit lokalen Kortisongaben, selten auch mit Kortisontabletten oder -spritzen, dann auch mit Teer- und Harnstoffsalben (für den Patienten nicht schön!) kommt eine psychotherapeutische Führung natürlich in Frage. Da wir selbst verhaltenstherapeutisch orientiert sind, ziehen wir die Verhaltenstherapie, also das Lernen, mit auslösenden Situationen umzugehen oder sie zu vermeiden, vor. Oft hilft aber auch eine tiefenpsychologische Therapie, was hier das gemeinsame Aufdecken der Probleme im Wechselspiel zwischen Therapeut und Patient bedeutet.

 Zusammenfassung: Bei der Neurodermitis ihr handelt es sich um den Prototyp einer dermatologischen Erkrankung mit psychogenem Anteil. Eine Veranlagung ist körperlich begründbar vorhanden, Erscheinungsbild und Auftreten der Erkrankung werden aber wesentlich vom seelischen Verhalten mitbeeinflußt. Die Therapie muß also auf jeden Fall beide Seiten, seelische wie körperliche, beinhalten.

Psoriasis vulgaris

Bei diesem Krankheitsbild handelt es sich um ein *anlagebedingtes* und *weit verbreitetes* Leiden: Zwischen 1 und 2,5% der Bevölkerung sollen daran erkrankt sein, gehäuft kommt es in bestimmten Familien vor.

Der typische Psoriasisherd ist scharf begrenzt, weiß glänzend schuppig, die Haut darunter ist gerötet und von ganz unterschiedlicher Größe. Er kommt besonders häufig vor in den Gelenkfalten (Ellenbogen, Kniegelenk), am Haaransatz sowie in bestimmten Bereichen, wo sich Haut auf Haut scheuert (Gesäßritze, unter der weiblichen Brust sowie in den Hautfalten bei ausgeprägter Adipositas). Häufig werden auch zusätzlich noch pilzartige Nagelveränderungen gesehen. Sehr oft läuft auch parallel zu den Hautveränderungen, gelegentlich sogar ohne sie, ein Gelenkleiden, eine Psoriasisarthritis, ab, die wie Rheuma aussieht.

Ausgelöst wird ein Schub der Psoriasis:
- durch örtliche Entzündungen (z.B. auch Sonnenbrand)
- im Zusammenhang mit Infektionskrankheiten
- sowie bei seelischen Belastungen.

Die Psoriasis muß man zu den *entstellenden Hauterkrankungen* rechnen, auch wenn die Veränderungen manchmal völlig zurückgehen. Neben einer rein dermatologischen Behandlung (meist in Form von schuppenlösenden Salben) und der Therapie der Psoriasisarthritis (prinzipiell wie eine Rheumaerkrankung, gelegentlich auch mit Methotrexat) ist eine Behandlung der seelischen Folgen dieser Hautkrankheit absolut unverzichtbar.

Versetzen wir uns in die Lage eines Psoriatikers, der sich nicht in einem öffentlichen Bad duschen kann, weil die Hautschuppen nur so von ihm rieseln, oder der aus dem gleichen Grund an keinem Sport (sei es in der Schule oder im Verein) mehr teilnehmen mag, der zu keinem Tanzabend geht, der sich noch nicht einmal im Sommer leichter bekleiden mag, weil alle ihm diese Krankheit sofort ansehen – dann können wir wohl nachvollziehen, wie leicht sich ein so Betroffener von allen sozialen Kontakten zurückziehen kann. Hier muß die begleitende Therapie einsetzen, wobei auffällt, daß Psoriatiker oft sogar besonders fröhlich, gut kontaktfähig und eigentlich besonders positiv gestimmt sind. Dies ist wohl eine Reaktionsbildung, die jedoch auch leicht aufgegeben werden kann. Die begleitende Behandlung muß auch vorbeugend sein, denn überzufällig häufig werden bei Psoriatikern psychische Erscheinungen gesehen wie Alkoholismus, Depression und Suizidalität.

 Zusammenfassung: Bei der Psoriasis handelt es sich um eine Hauterkrankung mit ursprünglich ausschließlich körperlicher Ursache, deren Verlauf, Schubhäufigkeit und Ausprägung aber ganz wesentlich psychisch mitbestimmt werden. Zudem bilden sich sehr oft auch seelische Erscheinungen und Veränderungen mit Krankheitswert heraus. Psoriatiker verüben im Durchschnitt häufiger Suizid als die gesunde Bevölkerung.

Haarwachstumsstörungen

Diese Erscheinungen haben ganz unterschiedliche Ursachen, sind aber insofern doch miteinander vergleichbar, als daß sie alle Störungen mit z.T. erheblichem Entstellungswert sind.
Hierunter gehören Leiden wie:

- Glatzenbildung (Alopecia areata totalis)
- übermäßige Behaarung bei Mann und Frau (Hypertrichiosis und Hirsutismus)

Bei der Ausprägung einer Alopezie muß man sich fragen: *Wer* bekommt eine Glatze (Mann oder Frau?), *wann* tritt dies auf (bereits bei einem 15jährigen oder bei einem Erwachsenen?), *warum* tritt dies auf (Veranlagung? Krankhaftes Haarausreißen [Trichotillomanie]? Im Zusammenhang mit einer zytostatischen Behandlung einer bösartigen Erkrankung?) und *welchen Krankheitswert* hat dies alles für den Betroffenen. Nach Erhebung aller hierzu erforderlichen Daten und gegebenenfalls auch Einleitung einer entsprechenden Behandlung muß sich die psychosomatische Führung damit beschäftigen, Einstellungsprobleme des Betroffenen zu seinem Körper zu behandeln. Bei einer Alopezie weniger als bei einem übermächtigen Haarwuchs ist das Selbstwertgefühl des Betroffenen oft erheblich gestört.

Wir kennen eine inzwischen 19jährige Frau, die nach ihrer Erinnerung „schon immer" unter einem wirklich schlimmen Hirsutismus litt, also einem männlichen Behaarungsmuster einer Frau. Sie konnte nie kurze Hosen tragen, weil ihre Beine so dicht und schwarz behaart waren „wie bei einem Reh", ihr erster Freund lief buchstäblich weg, als er die Schambehaarung sah, die bis zur Beckenschaufel und über den Nabel reichte. Die Brüste, besonders die Mamillen, waren ebenfalls dicht behaart, lediglich das Gesicht wies keinerlei untypische Behaarung auf. Die Frau hatte es mit oftmaligem Rasieren probiert, dies führte jedoch nur zu eitrigen Verletzungen, weil sich ihr nachwachsendes, dichtes Haar immer wieder unter die Haut schob. Zwei Suizidversuche hatte sie bereits akut unternommen, außerdem stand sie kurz vor einem „Langzeitsuizid" („Dealer interessieren Haare nicht.") mit Heroin. Nach dem zweiten Suizidversuch kümmerte sich ihre neue Hausärztin um eine antiandrogene Hormonbehandlung sowie um eine Elektroepilation (Haarentfernung). Beides schlug gut an, doch offenbarten sich nun die eigentlichen psychischen Probleme: Die Patientin, in einem strengen Elternhaus aufgewachsen, war unfähig zu einem selbständigen Leben und mauerte sich entweder zu Hause komplett ein oder führte alle „Streiche" (Automatenknacken, Handtaschenraub) ihrer Gruppe als „oberste Mitläuferin" besonders eifrig aus.

Eine psychosomatische Behandlung dieser Krankheitsgruppe muß beide Bereiche und insbesondere deren Verknüpfung berücksichtigen: Auf eine kontaktgestörte, selbstunsichere Persönlichkeit kann sich eine entstellende Hauterkrankung noch aufpfropfen, die bei anderen Konstellationen möglicherweise unbeachtet geblieben wäre.

 Zusammenfassung: Haarwachstumsstörungen bei Frauen werden meist schlimmer empfunden als bei Männern. Trifft auf eine solche enstellende Erkrankung noch eine selbstunsichere Persönlichkeit, dann können sich beide Erscheinungen in ihrem Zusammenwirken gegenseitig noch verschlimmern oder erst zu einem richtigen Leiden führen.

Psychosomatische Probleme in der Neurologie

Probleme von Haut und Nerven in einem Punkt gemeinsam abgehandelt?
Haut und Nerven sind entwicklungsgeschichtlich eng miteinander verbunden. Beide Systeme stammen nämlich vom selben „Keimblatt" des Embryos ab, sie haben dieselbe Entwicklung. Aus dem äußeren der drei „Keimblätter" des Menschen, dem Ektoderm, entwickeln sich Haut und Nerven. Erkenntlich ist das indirekt z.B. daran, daß sich bestimmte bösartige Neubildungen der beiden Organsysteme ähnlich sehen.
Neurologische Erkrankungen haben im Vergleich zu anderen Erkrankungen einen erheblichen Nachteil: Sie lassen sich nicht wieder beseitigen (wie Infektionen z.B.) und in den meisten Fällen auch nicht durch Auffüllen des Fehlenden (wie z.B. die Insulintherapie beim Diabetes mellitus) erheblich verbessern. Da sich Nervenzellen ab einem bestimmten Alter praktisch nicht mehr teilen, also vermehren oder reparieren können, sind Nervenschädigungen eigentlich immer dauernde Schäden. Erkrankungen wie (vollständige) Schlaganfälle oder Polyneuropathien sind hierfür ein guter Beleg. Patienten mit Nervenschädigungen sind also in der Regel *chronische* Patienten. Manche Erkrankungen zeigen zudem einen *schubweisen* Verlauf (wie die Enzephalomyelitis disseminata [früher: Multiple Sklerose]) mit immer größerer Tendenz zur Verschlechterung.

Erkrankungen, die mit den Hirngefäßen zu tun haben (Migräne), zeigen andererseits einen insgesamt etwas günstigeren Verlauf.

Uns geht es nicht in erster Linie um eine Darstellung bestimmter Erkrankungen, die wir psychosomatische Erkrankungen *in der* Neurologie nennen können, sondern um eine *psychosomatische Betrachtungsweise* neurologischer Erkrankungen.

Zudem müssen wir uns immer vor Augen halten, daß neurologische Erkrankungen ganz verschieden aussehen und nur wegen des „Erfolgsorgans" Nervensystem zu einer Gruppe zusammengefaßt werden.

Kopfschmerzen

Kopfschmerzen sind die wohl am meisten und häufigsten verbreiteten Beschwerden. Sie treten unabhängig von anderen Erkrankungen auf oder im Zusammenhang mit ihnen. Nur etwa 10% aller Kopfschmerzen haben eine rein organische Ursache, z.B. Hirnmetastasen, Aneurysmen der Hirngefäße, Traumata oder Vergiftungen. Sie werden nach ihrer jeweiligen Grunderkrankung behandelt. Verstimmungszustände, die selbstverständlich im Gefolge von Kopfschmerzen dieser Art auftreten können, verändern sich auch meist je nach Lage der Kopfschmerzen.

Die anderen 90% der Kopfschmerzen lassen grundsätzlich psychosomatische Zusammenhänge erkennen. Das gilt für die beiden Arten, die wir kurz besprechen wollen:

- Spannungskopfschmerzen
- Migräne

Unter **Spannungskopfschmerzen** verstehen wir Schmerzen, die langsam, teilweise schleichend (subakut) einsetzen und über längere Zeit anhalten können. Meist tritt dieser Schmerz auf im Zusammenhang mit bestimmten belastenden Situationen, sei es einer Prüfung, Partnerschafts- oder Familienkonflikten oder beruflicher Belastung. Seinen Namen hat dieser Kopfschmerz von den verspannten Nacken- und Schultermuskeln, die nicht nur eine vermehrte Haltearbeit ausdrücken, sondern auch die innerseelische Spannung betonen.

Die Nackenmuskulatur kann sich verspannt darstellen wie die eines angreifenden Stieres oder die Schultermuskulatur kann hart sein wie die des Titanen Atlas, der ja die ganze Welt auf seinen Schultern trug. Die Verspannung kann eine Angriffshaltung symbolisieren oder auch eine zum Durchhalten. Auf alle Fälle zeigt sie uns plastisch, welche seelische Kraft hinter der Spannung steckt.

Wir erleben die Patienten mit Spannungskopfschmerzen als besonders ehrgeizig, sie imponieren uns mit einem Leistungsstreben, das sie selbst auch oft überfordert. Sie sind die Perfektionisten schlechthin und haben hohe Anforderungen an sich selbst und ihre Umwelt. Dabei fällt ihnen nichts in den Schoß, sondern sie müssen sich im Gegenteil hart anstrengen und stehen unter einer dauernden Anspannung zwischen Anstrengung und Scheitern.

Die Ursache ist nicht recht klar. Manche gehen davon aus, daß über eine Reflexbahn die Anspannung der Muskulatur an die Hirngefäße weitergegeben wird, so daß die Hirndurchblutung schwankt, es möglicherweise auch zu (flüchtigen) Hirnödemen kommt. Aber keine der Überlegungen konnte bisher durch Untersuchungen voll und rückhaltlos bestätigt werden.

Die *Therapie* muß sich damit beschäftigen, dem Patienten zu helfen, den Anlaß *seines* Kopfschmerzes zu finden. Verhaltenstherapeutisch wird man sich um die auslösenden Situationen kümmern, im aufdeckenden psychotherapeutischen Verfahren sollen die Widersprüche in der bisherigen Lebensführung und die Entwicklungen, die hierzu geführt haben, erkannt werden. Als sehr hilfreich haben sich auch Entspannungsverfahren wie autogenes Training oder Muskelrelaxation erwiesen. Wichtig ist es bei dieser Form des Kopfschmerzes, die Haltung des „Ich kann alles, wenn ich mich nur richtig anstrenge" zu überdenken.

Die **Migräne** ist ein anderes Leiden. Früher hieß sie „Hemikranie" (Halbkopf), was auf die meist halbseitigen Schmerzen verweisen sollte. Die Migräne tritt anfallsweise auf, meist akut, und geht in den meisten Fällen einher mit Sehstörungen, Erbrechen oder Durchfall. Oft treten Migräneanfälle zu bestimmten Tageszeiten (morgens sehr früh) auf, halten dann für wenige Stunden eine Schmerzspitze und verlieren sich im Verlaufe von ein, zwei Tagen. In dieser Zeit sind Migränepatienten oft sehr reizbar, sie können aber auch zurückhaltend depressiv sein. Meist wollen sie dann allein für sich in einem dunklen Zimmer und abgeschottet von der Außenwelt sein.

Der Migränepatient hält im akuten Anfall den Kopf zurück und reckt damit trotzig das Kinn. Er bietet der Welt seine Stirn und zeigt, wo es lang geht. Wenn er sich zurückzieht, dann so, daß jeder weiß, daß er auf diese Weise gesund wird – oder still weiterleidet.

Psychodynamisch sind die Migränepatienten ebenfalls sehr ehrgeizig, von einem „unelastischen Charakter" (Bräutigam u. Christian), sie wollen die Dinge auf ihre Weise oder gar nicht. Durch ihren Perfektionismus kommen diese Patienten natürlich oft in unerträgliche Lagen, die dann häufig Migräneattacken auslösen können.

Gerhard Barolin beschreibt in seinem umfangreichen Handbuch „Kopfschmerzen – multifaktoriell" vier Bedingungen, die zur Definition einer Migräne gehören. Es müssen zusamentreffen:

1. Heftiger Kopfschmerz
2. Anfallsartiges Auftreten mit einem „freien Intervall"
3. Wiederkehr „autonomrezidivierend" („wie von alleine" ohne erkennbare äussere Regelung) ohne Restsymptomatik
4. Häufige, aber nicht immer auftretende Begleiterscheinungen wie vegetative Symptome, Licht- und Lärmempfindlichkeit, halbseitiger Kopfschmerz oder anderes mehr.

Klagt also jemand, er habe „immer" Kopfschmerzen, so leidet er nicht an einer Migräne (siehe Punkt 2).

Bereits 1936 haben die Amerikaner Graham und Wolff eine „Dreiphasentheorie" der Migräne entwickelt, die mit einer Ergänzung durch Heyck auch heute noch gilt.

Nach dieser Theorie kommt es in einem Hirnversorgungsgebiet ohne bisher erkennbaren Grund zu einem **Gefäßspasmus**, also zu einer Minderdurchblutung gewisser Hirnbezirke. Als Folge daraus ergibt sich die physiologische Notwendigkeit, diese Bereiche besser zu durchbluten, worauf es nach einer **Gefäßdilatation** zu einer zum Teil drastisch gestiegenen Durchblutung mit teilweise sogar einem vorübergehenden **Hirnödem** kommt. Heyck fand in seinen vielfältigen Untersuchungen diese Wege bestätigt, er fand aber auch **präkapilläre Gefäßkurzschlüsse**, das heißt, das zugeführte Blut wurde zum Teil gar nicht zur Zellversorgung genutzt, sondern floß gleich nach Ankunft über den arteriellen Schenkel auf der venösen Seite wieder ab. Da sich diese auch Shunts genannten Gefäßkurzschlüsse zu unterschiedlichen Zeiten an unterschiedlichen Regionen bemerkbar machen, verstärken sie in ihrer Summe die Trias Spasmus – Dilatation – Ödem.

Letztlich wird durch diese Theorie nur bestätigt, was in der Behandlung schon vorher mit Erfolg probiert war: Seit 1926 wird Ergotamin in der Migränetherapie eingesetzt. Ergotamin ist ein Stoff, der die Blutgefäße auf einer bestimmten Weite hält, also die Wege zu Spasmus und Dilatation nicht „mitmacht".

Zumindest macht Ergotamin dies in einer bestimmten Dosierung. Bekannt ist aus der Geschichte des Mittelalters das oftmalig geradezu als Epidemie auftretende „Heilige Feuer". Das Korn wurde damals natürlich nicht „sortenrein" gehalten, häufig mischte sich ein Pilz, das „Mutterkorn", unter den Roggen. Im Mutterkorn ist Ergotamin der Wirkstoff. Wurde nun zuviel davon gegessen, so entstanden grausamste Gefäßspasmen, die zu einem Absterben der Finger, Zehen und des Penis unter heftigsten Qualen führten. Später kam es dann zur Mangeldurchblutung der Bauchorgane und in den meisten Fällen zum Tod. Da diese Wirkung des Ergotamins bekannt ist, muß extremste Vorsicht bei der Verordnung von Ergotamin bei Koronarkranken oder Durchblutungsgestörten angewandt werden.

Hinweise auf Vererblichkeit der Anlage zur Migräne geben das gehäufte Auftreten dieser Erkrankung in Familien, außerdem liegt eine hormonelle Steuerung auch nahe, da die Migräne häufiger bei Frauen als bei Männern auftritt, meist in einem zeitlichen Zusammenhang zur Regelblutung, und ein Nachlassen in der Menopause zeigt.

Den psychischen Anteil an der Entstehung eines Migräneanfalls hat Barolin nett umschrieben. Er meint: „Psychogene Faktoren sind ja kein mysteriöser, unfaßbarer giftiger Nebel, der irgendwo oder irgendwie zur Wirkung kommt. Sie sind vielmehr Teil von Bedingungskonstellationen mit ständigen psychosomatischen und somatopsychischen Wechselwirkungen".

Stellen wir uns den typischen Migränepatienten noch einmal als erfolgsorientiert, perfektionistisch und geradlinig bis stur vor, so kann nicht positiv erlebter Streß (sog. Disstreß) als Auslöser wirken, wenn er als Hilflosigkeit oder gar als Kontrollverlust (über sich und andere) erlebt wird. Das bedeutet, daß beide Seiten von Forderung, sowohl Unter- als auch Überforderung, zum Migräneanfall führen können. Es kann also durchaus zum operanten Lernen (s. Kap. 3) kommen, wenn durch eine Migräneattacke erlebt wird, daß Kontrolle doch wieder vorhanden ist, sei es auch nur in der Kontrolle über die nun zu erwartende Hilfe.

Die somatische Therapie wird als Anfallsprophylaxe mit Pizotifen (Sandomigran®), β-Blockern und Ergotaminen geführt. Eine Mittelstellung zwischen einem Medikament zur Anfallsprophylaxe und einem für die Sofortbehandlung nimmt Sumatriptan (Imigran®) ein. Es gilt als vielversprechendes Medikament, wobei wirkliche Langzeituntersuchungen bisher nicht beendet wurden. Im Akutfall hilft nach wie vor Azetylsalizylsäure (Aspirin®) am besten als Schmerzmittel. Aber Vorsicht: Nirgendwo ist die Gefahr des chronischen Schmerzmittelgebrauchs so hoch wie bei den Migränepatienten!

Verhaltenstherapeutisch haben sich zur Behandlung des Migränekopfschmerzes am besten Muskelentspannung und autogenes Training erwiesen. Tiefentherapeutische Ansätze haben immer mit dem Ehrgeiz der Betroffenen zu kämpfen, die den Kopfschmerz ja in erster Linie körperlich erleben und, im Sinne ihrer Grundstruktur, eine schnelle, „praktische" Lösung haben wollen. Psychosoziale Ursachenforschung ist für viele Migräniker schlicht uninteressant.

Zusammengefassung: Zur Problematik bei Kopfschmerzpatienten können wir sagen: Es gibt eine akute (Migräne) und eine subakute Form (Spannungskopfschmerz) des nichtorganischen Kopfschmerzes. Die betroffen Patienten haben eine ähnliche Persönlichkeitsstruktur, sie gelten als ehrgeizig und erfolgsorientiert. Neben der medikamentösen Therapie kommt häufig eine muskelentspannende Therapie wie die progressive Muskelrelaxation oder das autogene Training zur Anwendung.

Schlaganfälle (Apoplexien)

Unter einem Schlaganfall verstehen wir eine Durchblutungsstörung eines Hirnanteils mit nachfolgendem Gewebsuntergang (Nekrose) in einem bestimmten Versorgungsgebiet einer hirnversorgenden Arterie. Die Durchblutungsstörung kann akut einsetzen[*] oder schleichend, sie kann ohne jede Vorwarnung erfolgen oder mit häufigen Vorboten, sie kann blutig (nach einem Riß einer Hirnarterie) oder unblutig (ischämisch) erlitten werden.

Es gibt verschiedene *Klassifikationen*, am häufigsten hat sich wohl die Einteilung in der *zeitlichen* Ebene durchgesetzt. Daher unterscheiden wir:

- Vorübergehende Hirndurchblutungsstörung (transiente ischämische Attacke, TIA), die nach bis zu 24 Stunden folgenlos abgeklungen ist
- Vorübergehende Durchblutungsstörung, die nach bis zu drei Tagen abgeklungen ist (reversibles ischämisches neurologisches Defizit, RIND)
- Vorübergehende und bis zu sieben Tagen anhaltende Durchblutungsstörung mit neurologischen Ausfällen in dieser Zeit (prolongiertes reversibles ischämisches neurologisches Defizit, PRIND)
- Kompletter Schlaganfall (CS = complete stroke) mit neurologischen Ausfällen ohne Hinweise auf Rückwendung zum Gesunden.

Alle diese Erkrankungen sind morphologische Veränderungen, haben also eine direkt nachweisbare Schädigung erlitten. Da es sich zudem um Erkrankungen mit lebenslanger Schädigung (zumindest beim CS) handelt, müssen wir hier von einer chronischen Erkrankung ausgehen und eine somatopsychische Sichtweise zur Richtschnur unseres Handelns erklären.

Um uns nicht zu wiederholen, wollen wir auf das in Kapitel ATL 2 zu chronischen Krankheiten Gesagte verweisen und hier nur kurz Spezielles wiederholen.

Nach Meermann und Vandereycken erfolgt die Annahme einer chronischen Erkrankung fast nie bewußt, sondern ist in sich eine Summe aus verschiedenen Vorgaben:

- vielleicht haben wir als Erkrankte früher ähnliches bei Verwandten gesehen und

---

[*] Von griech. αποπλεκτοσ, (apoplektos): vom Schlage getroffen

ziehen jetzt unbewußt Rückschlüsse daraus, wie wir uns verhalten sollen: **Lernen am Modell**;
- möglichwerweise verstärkt uns die Familie darin, wie wir uns mit dieser Erkrankung auseinandersetzen: **soziale Verstärkung**;
- durch die Befreiung von bisher ausgeübten Verantwortlichkeiten im beruflichen oder privaten Leben fühlen wir uns, trotz allem, eigentlich recht wohl: **Vermeidungslernen**.

Hieraus ergeben sich die begleitenden Therapieziele:
Schlaganfallpatienten mit neurologischen Ausfällen (z.B. Halbseitenlähmung) sollen sich soweit wie möglich unabhängig verhalten können, sie sollen nicht als bedauernswerte Kranke gelten dürfen, deren jede Handlung sofort von anderen übernommen wird (Vermeidung von sozialer Verstärkung der Krankenrolle: „Das laß mich doch lieber machen, du bist doch so krank.") und nach Möglichkeit soll ein Vermeidungsverhalten durch Erlernen bestimmter Fertigkeiten selbst vermieden werden. Gerade dieser letzte Aspekt wird in Rehabilitationskliniken versucht, die anderen beiden Punkte werden im täglichen Umgang gelernt.

Noch auf noch eines hinzuweisen halten wir für wichtig:
Kurz nach Einlieferung eines Schlaganfallpatienten mit deutlichem neurologischen Ausfall (z.B. komplette Halbseitensymptomatik) setzen eine depressive Phase über den Verlust der Fertigkeiten und ein manchmal rapider Verlust der intellektuellen Fertigkeiten ein, weil der Patient im Krankenhaus selbst sehr oft diesbezüglich nicht gefordert wird. Starrt er die meisten Stunden des Tages gegen eine einfarbige Wand, gelangen Geräusche nur gedämpft und gefiltert an sein Ohr, liest ihm niemand die gewohnte Tageszeitung vor (solange er sie nicht selbst halten und blättern kann), erleidet dieser Patient ein sogenanntes **Deprivationssyndrom**[*]. Dadurch wird auch die Motivation zu selbständigem Tun vermindert. Wir befinden uns mithin in einem Teufelskreis, der durch unsere Arbeit schon im Akutkrankenhaus und nach Möglichkeit nicht erst in der „Rehaklinik" durchbrochen werden muß.

Motorische Störungen

Unter diesem Aspekt wollen wir uns zwei Krankheitsbildern zuwenden, die unter einem großen psychosomatischen Einfluß stehen: dem Schiefhals und dem Tic.

Schiefhals (Torticollis spasticus)

Wir sehen bei einem hiervon Betroffenen den Zwang, seinen Kopf unwillkürlich zu einer Seite zu wenden und dort so zu belassen. Oft geht diesem Bild ein Ziehen oder ein Krampf der Nacken- und Halsmuskulatur voraus. Auslösend können alle Formen von Erregung sein (ähnlich dem Stottern, letztlich auch ein Krampf der Zungen-Schlund-Muskulatur), vom Schreck bis zum unbehaglichen Gefühl, allein in einer Menge zu stehen oder beobachtet zu werden. Hiervon Betroffene sind allein und unbeobachtet nämlich meist beschwerdefrei.

Einen typischen Schiefhalsspastiker gibt es nicht. Meist handelt es sich jedoch um zurückgezogene, penible Menschen, die seelischen Belastungen auch leichterer Art lieber aus dem Wege gehen. Bräutigam spricht schön bildhaft vom *Überlaufen des Fasses unter affektiven Belastungen*.

Symbolisch kann man den Schiefhals auch relativ einfach deuten: Der davon Betroffene wendet sich von anderen oder einer Konfliktsituation ab.

Soweit möglich, wird bei diesem Krankheitsbild eine aufdeckende, also tiefenpsychologische Therapie vorgeschlagen. Insgesamt fehlen aber größere Untersuchungen, so daß ein eindeutiger Therapievorschlag zur Zeit noch nicht möglich ist.

---

[*] Von lat. *privare*: rauben, stehlen, entfernen. Eine ketzerische Frage hierzu wurde *deprivasiert* = entfernt

Tic

Ein Tic (oder eingedeutscht: Tick) ist eine Muskelzuckung, die unwillkürlich und nach einem immer gleichen Muster (stereotyp) abläuft. Am häufigsten ist die Gesichtsmuskulatur betroffen, entweder als permanentes Augenblinzeln (das bis zum Augenkrampf, dem Blepharospasmus, gehen kann) oder als Kau- oder Schmatzbewegungen. Meist sind diese Zuckungen zusammenhanglos, gelegentlich aber wird man auch Ausdrucksversuche erkennen können.

Am häufigsten sind Jugendliche und Kinder hiervon betroffen, Jungen ungleich häufiger als Mädchen.

Ausgelöst werden diese Bewegungsabläufe zumeist durch Anspannungen oder spannend wirkende Erlebnisse. So wird man in der Schule häufig beobachten, daß ein Tic bei bestimmten Schülern immer dann auftritt, wenn eine Aufgabe an der Tafel vor der Klasse gelöst werden muß, oder bei anderen Anspannungssituationen. Ähnliches wird wohl auch in belastenden Familiensituationen nicht unbekannt sein.

Therapeutisch ist hier eine verhaltensorientierte Behandlung angezeigt, das heißt, alle die Situationen, die zu einem vermehrten Auftreten des Tics führen könnten, sollen erkannt und entsprechend beurteilt werden können.

ATL 7 Die Körpertemperatur regulieren

 Die Körpertemperatur zu regulieren ist ein physiologischer Vorgang. Um Schäden zu vermeiden, *spüren* wir Wärme oder Kühle oder ihre zugespitzten Formen Hitze und Kälte. Von der Fähigkeit zur Regulation der Temperatur hängen andere Einflüsse wie der Verlust von Flüssigkeiten oder der Energieumsatz ab.
Andererseits *empfinden* wir die Umgebungstemperatur und verbinden damit ein wohliges oder unwohliges Gefühl. Demzufolge hat die Fähigkeit zur Temperaturempfindung auch einen emotionalen Aspekt, der sich durch äußere Einflüsse verändern läßt.
Unter der ATL 7 wollen wir die krankhaften Vorgänge und ihre Verarbeitung, die mit Störungen in der Temperaturregulation einhergehen können, besprechen. Hierzu gehören direkt Infektionskrankheiten und chirurgische Eingriffe, indirekt aufgrund des Energieumsatzes Stoffwechselstörungen.

 Beispiele aus der Umgangssprache: Kommen wir zu Besuch in ein uns bis dahin noch nicht bekanntes Haus, so fühlen wir gleich, ob hier eine *frostige Atmosphäre* herrscht oder ob wir uns dort schnell *warm fühlen* können. So richtig *warm ums Herz* wird es uns meistens dann, wenn wir Erinnerungen an schöne Zeiten mit viel Gefühl hervorrufen, obwohl wir auch manchmal zur *Eissäule erstarren* können, wenn uns ein Schreck überfällt und es uns *eiskalt den Nacken hinunterläuft*. Eines werden wir schon längst erfahren haben: Jemand mit einem *eiskalten Blick* ist nicht *warmherzig*!

Die Fähigkeit, seine Körpertemperatur den Gegebenheiten anzupassen, macht den Warmblüter aus. Die Lust, in der Sonne zu liegen und zu „braten", ist möglicherweise noch ein Überbleibsel aus unserer Reptilienzeit, als wir noch einen Wärmeanstoß von außen brauchten, um in Gang zu kommen.

Die warmblütige Temperaturregulierung hat aber den großen Nachteil, daß wir auf Temperaturschwankungen empfindlich reagieren. Heutzutage ist das kein großes Problem mehr, weil wir in beheizten Wohnungen und sogar in Autos mit Klimaanlage leben. Schnellere Temperaturänderungen bemerken wir daher in aller Regel gar nicht. Ändert sich die Lage jedoch grundlegend, gibt es eine Störung in diesem Bereich wie beim Fieber, so kann das Gefüge in verhältnismäßig kurzer Zeit zusammenbrechen.

Wir wollen unter dem Aspekt Temperaturregulation drei große Bereiche besprechen, die hiermit direkt und indirekt befaßt sind:
- Infektionskrankheiten und
- chirurgische Eingriffe, weil sie häufig mit Fieber einhergehen
- Stoffwechselstörungen, weil sie durch

eine Änderung des Stoffumsatzes ebenfalls in die Temperaturregulierung eingreifen können.
Vorher aber noch einmal zur Wiederholung kurz die Unterscheidung zwischen Fieber und Hyperthermie:

🖉 Beim **Fieber** handelt es sich um eine *Sollwertverstellung* der Temperaturregulation durch zumeist äußere (Bakterien und andere Erreger), aber auch innere (Hirnblutung oder Aufnahme von körpereigenen Stoffen = Resorptionsfieber) Einwirkung, ähnlich einer Temperaturregulierung an der Heizung durch Drehen am Thermostaten, während die **Hyperthermie** eher eine *Anpassungsreaktion* an veränderte Bedingungen ist (vermehrte Durchblutung bei Anstrengung).

Infektionskrankheiten

Die Ursachen für eine dieser Infektionskrankheiten wollen wir an dieser Stelle nicht besprechen, uns interessiert eher die seelische Verarbeitung dieser Erkrankungen.
Wir wissen, daß zur Infektabwehr ein funktionierendes **Immunsystem** gehört. Durch die Streßstudien von Hans Selye wissen wir auch, daß gestreßte Menschen ein entweder empfindlicheres oder weniger gut funktionierendes Immunsystem haben. Daraus können wir folgern, daß bestimmte Persönlichkeitsformen mit erhöhter Infektbereitschaft einhergehen.
In der Praxis können wir das auch sehr gut beobachten. Wir wissen aus Erfahrung, daß Alkoholiker öfter einen schwereren Infekt aufweisen als Nicht-Alkoholiker. Da Alkoholiker in den meisten Fällen auch Raucher sind, mag dies auch mit dem vermehrten Zigarettenkonsum zu tun haben. Alkoholiker weisen häufiger ausgeprägte Pneumonien auf. Auch ihre doch einseitigere Lebensweise mit einem erhöhten Risiko zu Verletzungen mag dazu beitragen, daß Infekte „bessere" Bedingungen vorfinden. Denn auch da, wo dies nicht zutrifft (bei sogenannten „Goldrandtrinkern" z.B., die in geborgener und beschützender Atmosphäre oft recht gut situiert zu Hause wohnen)[*], verlaufen Infekte sehr oft sehr viel schwerer.
Hier wird wahrscheinlich eine gestörte Immunantwort eine Rolle zur erhöhten Infektbereitschaft spielen.
Bekannt ist aus der Vergangenheit, daß bestimmte Krankheiten wie die Tuberkulose (Schwindsucht) vermehrt ärmere, nicht gut ernährte Personen traf. Dies führte ja auch zu der Kontroverse zwischen Robert Koch, der den Tbc-Erreger fand, und Rudolf Virchow, der soziale Mißstände für die Tuberkulose verantwortlich machte. Heute weiß man: Beide hatten recht! Es ist also ein *Gefüge von Bedingungen* nötig, damit eine Krankheit bei dem einen ausbricht, beim anderen jedoch nicht.
Viktor von Weizsäcker, einer der Begründer der Psychosomatik, beschrieb 1935 eine **psychogene Angina** und veröffentlichte dazu einige Fälle. Die psychogene Angina hatte wohl damals eine größere Bedeutung, denn es gab eine Menge Namen für sie: Couvadesyndrom, Junggesellen-, Mädchen-, Kindbett-, Hochzeits- oder Verlobungsangina. Zu erkennen an der Namensgebung ist die enge Verbindung zu einer sexuell gefärbten Situation. Das Couvadesyndrom ist übrigens nicht identisch mit der Studenten- oder Kußkrankheit, denn hier handelt es sich um eine übertragbare Infektionskrankheit.

In seinen 1935 erstmals erschienenen „Studien zur Pathogenese", jetzt wieder neu veröffentlicht in Band 6 seiner „Gesammelten Schriften", erwähnt V.v. Weizsäcker gleich zur Einstimmung neun Fälle mit psychogener Angina. Das Kernproblem der geschilderten Patienten wies immer in den

---

[*] „Goldrandtrinker" deshalb, weil nach einem Vorurteil Alkoholiker dieser Gruppe zuhause ihren Konsum aus wertvollen Gefäßen zu sich nehmen und nicht wie ein Nichtseßhafter z.B. nur ihre Hansa-Pils-Dose am Brunnen knacken.

partnerschaftlichen Bereich, sei es, daß eine jüngere Frau gegen ihren eigenen Willen nun doch dem Drängen eines Verehrers in einer Form nachgegeben habe, die zu der berechtigten Sorge wegen eventuellen Nachwuchses Anlaß gab, oder daß eine andere jüngere Frau immer dann mit einer Angina reagierte, wenn es um die Aussteuer und die anderen Hochzeitsvorbereitungen mit einem nicht geliebten Mann ging. Das Kapitel, in dem v. Weizsäcker diese Fälle beschrieb, nannte er übrigens: „Das Drama, sein Inhalt und sein Formalismus. Verschiebung der Erregung. Die Rolle der Sexualität und Moralität."

Das **psychogene Fieber** kehrt immer wieder in die Diskussion zurück. Will man diesen Ausdruck vermeiden, so gibt man sich moderner und spricht von einem FUU oder amerikanisiert *FUO* (Fieber unbekannter Ursache oder *fever of unknown origin*). In jedem Lehrbuch der internistischen Differentialdiagnose (z.B. von Peter Jipp oder Walter Siegenthaler) kann man zudem noch einige Seiten über dieses FUU finden, man merkt aber beim Lesen, daß das Unbekannte an diesem Fieber eigentlich stört, wenn z.B. Jipp schreibt: „... wobei im Einzelfall zu prüfen ist, ob eine Diagnose mit allen Mitteln erzwungen werden muß."

🖉 Das psychogene Fieber ist möglicherweise daran zu erkennen, daß es nach Ausschluß aller anderen Möglichkeiten in aller Regel nicht über 38° C steigt und im Zusammenhang mit Belastungssituationen auftritt, ansonsten nicht.

Psychische Reaktion bei Infektionskrankheiten

In den meisten Fällen geht eine Infektionskrankheit mit Niedergeschlagenheit und Müdigkeit einher. Die meisten Infektionskrankheiten haben einen typischen Verlauf mit Vorstadien, Krankheitsgipfel und Abflauen der Erkrankung. Die psychische Situation verläuft genauso – nur meist um einige wenige Tage nach vorn versetzt: Die Niedergeschlagenheit beginnt oft ohne direktes Krankheitszeichen, der Gipfel liegt ebenfalls kurz vor dem maximalen Krankheitsgipfel und oft fühlt man sich seelisch schon wieder besser, wenn die Krankheit als solche noch gar nicht abgelaufen ist. Gerade in dieser Zeit kann man sich „übernehmen" oder nicht in entsprechendem Maße auf seine Erkrankung Rücksicht nehmen.

Ein tragischer Fall aus eigener Erfahrung: Eingeliefert wird unter Reanimationsbedingungen, die schon seit über 90 Minuten betrieben werden, eine 36jährige Frau. Sie ist im Wald bei einem Lauf plötzlich zusammengebrochen. Die mitgelaufene 14jährige Tochter begann nach kurzer Lagefeststellung (sie arbeitete ehrenamtlich bei der ASJ, der Jugendorganisation des ASB) mit Reanimationsbemühungen, die später nach Alarmierung des Notarztwagens fortgesetzt werden. Festzustellen war, daß die Frau an einer etwa dreiwöchig dauernden Pneumonie gelitten haben solle und nach Meinung des Hausarztes noch nicht wieder ganz wieder hergestellt sei. Trotz eindringlicher Appelle habe sie, eine Leistungsmarathonläuferin, mit dem Training wieder beginnen wollen. Aus Sicherheitsgründen nahm sie deswegen ihre Tochter mit, dann könne ja nichts passieren. Im nachherein muß man von einer viralen Pneumonie mit Myokardbeteiligung ausgehen, so daß es, bei zwar psychischer Stabilität, aber eben noch nicht völliger Wiederherstellung der Gesundheit zu Herzrhythmusstörungen unter einer viralen Myokarditis kam, die nicht mehr beherrschbar waren. Die Reanimationsversuche wurden nach zwei Stunden erfolglos abgebrochen.

Dies ist ein sehr dramatisches Beispiel für das Auseinanderklaffen zwischen psychischer und körperlicher Stabilität.[*]

Das Erleben einer Infektionskrankheit kann sekundären Krankheitsgewinn bringen: Frei-

---

[*] Selbst Sportmediziner und begeisterte Läufer möchte ich dringend davor warnen, unbedingt um jeden Preis nach einer überstanden geglaubten Infektionskrankheit mit dem Training da wieder anzufangen, wo man vor der Erkrankung aufhören mußte. Dies ist nicht das einzige Beispiel für solch fatale Überbewertung des eigenen körperlichen Zustandes!

stellung von der Arbeit, von Familienpflichten oder anderen Belastungen. Dabei muß allerdings auch einkalkuliert werden, daß manche Patienten sich deswegen Vorwürfe machen, wegen einer Lapalie andere für sich arbeiten lassen zu müssen. Daher ist eine Erkrankung, die mit Fieber einhergeht und zu Bettruhe zwingt, nicht nur mit diesen Erscheinungen verbunden, sondern häufig auch mit Streß und Unzufriedenheit über den derzeitigen Zustand.

 Zusammenfassung: Infektionskrankheiten können durch eine Störung des Immunsystems bedingt sein, die wiederum eine Folge von psychischer Belastung sein kann. Aus diesem Grunde wurde früher die *psychogene Angina* diskutiert, so wie wir heute das *psychogene Fieber* oder *FUU* bzw. *FUO* kennen, ohne allerdings die früher gemachten psychischen Zusammenhänge zu diskutieren. Als weiterer Punkt ist die nicht ganz parallel laufende Entwicklung zwischen seelischer und körperlicher Entwicklung einer Entzündungskrankheit zu erwähnen.

Chirurgisch zu behandelnde Erkrankungen

Erstaunlicherweise gibt es zu diesem Thema nur wenige Untersuchungen. Es gibt zwar einige Studien zur „urologischen Psychosomatik", aber hier fast ausschließlich für den Bereich der Prostataoperation. Dies allerdings kann man genauso berechtigt in einem anderen Zusammenhang besprechen.
Nähern wir uns einmal dem Bild, das ein chirurgischer Patient bietet. Es gibt zwei Möglichkeiten:
- Der Patient hatte die Möglichkeit, sich durch Planung und Termingestaltung auf seine Operation vorzubereiten („elektiver Eingriff") oder
- er hatte diese Möglichkeit nicht („Notfallbehandlung")

Im ersten Fall werden wir einen möglicherweise besorgten Patienten sehen, der aber durch sorgfältige Vorbereitung, Aufklärung über Nutzen und Risiken seines Eingriffes und durch die Möglichkeit des vorausschauenden Planens für die Zeit nach der Operation schon viel seiner Angst und seiner Ungewißheit überwunden haben wird.

Der Notfallpatient hatte in aller Regel diese Möglichkeit nicht. Er wacht vielleicht nach einem Verkehrsunfall in einer ihm völlig fremden Umgebung auf und kann sich an nichts mehr erinnern.

Welche Formen das annehmen kann, soll ein Beispiel aus den fünfziger Jahren erleuchten. Ein Mopedfahrer war bei nasser Fahrbahn ausgerutscht und mit dem ungeschützten Gesicht auf die damals üblichen Stoßstangenhörner eines LKW geprallt. Das Gesicht wurde fast in der Mitte von der Stirn bis zum Unterkiefer gespalten, ein Auge war verloren, die Zunge durchgebissen. Er wurde notfallmäßig in der dafür vorgesehenen HNO-Klinik in Hamburg-Altona versorgt. Die Zunge konnte man ihm zum großen Teil wieder annähen, das Auge wurde enukliert, die Knochenverletzungen im Bereich des Schädels stabilisiert. Dann wurde er, immer noch bewußtlos, auf eine Kühlmatte gelegt – Penizillin gab es ja nicht in dem wünschenswerten Umfang. Mit starken Kopfverbänden, einer Mundtamponade, Augenverbänden und geschienten Armen und Beinen wurde er gelagert. Etwa zwei Wochen war er bewußtlos und klarte dann langsam auf.

Für den Patienten sah die Sachlage allerdings ganz anders aus: Er wurde vorübergehend wach. Erste Empfindung: Starke Kopfschmerzen. Dann wieder Bewußtlosigkeit. Stück für Stück wurde er wacher und empfand immer mehr: Kopfschmerzen – Dunkelheit – Kälte – Knebel im Mund – kann mich nicht bewegen... „Fieberhaft" versuchte er, der an nichts eine Erinnerung hatte, sich zu erinnern, bis er sich endlich zusammenreimen konnte, was passiert war: Jemand mußte ihm einen mörderischen Schlag mit einem Knüppel versetzt haben, dann wurde er im kalten Keller mit einer Augenbinde, gefesselt und geknebelt, festgehalten, bis man ihn befreite.

Dem Patienten ging es erfreulich schnell wieder besser, er konnte bis zu seinem Tode 1988 jedes Jahr aus dem Urlaub und zu Weihnachten seinen damaligen Arzt grüßen.

Auch wenn heute unter Sedativa und Analgetika eine etwas subtilere Führung möglich ist, so darf man doch nicht vergessen, daß einige Patienten sicherlich nicht in dieser krassen Form zu Bedingungen der fünfziger Jahre, aber dennoch in etwa vergleichbar ein ähnliches Erwachen aus dem Koma haben. Deswegen ist es sehr nötig, gerade mit verunfallten Intensivpatienten einen engen körperlichen Kontakt zu halten, weil dies die einzige Zuwendungsform ist, die ein beatmeter, relaxierter, sedierter und analgesierter Patient aufnehmen kann.

Andere, nicht intensivpflichtige Notfallpatienten können auf verbale Zuwendung reagieren. Sie müssen eine andere Führung haben, wobei in erster Linie zwei Angstaspekte anzugehen sind: Zum einen die Angst vor einem Mißlingen des folgenden Notfalleingriffs, zum anderen über diesen Zeitpunkt hinaus die Angst vor dem „Wie soll es nur weitergehen?" Zu beiden Aspekten kann jeder im Pflegebereich Beschäftigte eine Menge beitragen: Sei es, daß er die Fähigkeiten des nun Behandelnden besonders betont, sei es, daß er einfach unterstützend und beruhigend zur Seite steht.

✏ Je ruhiger und gepflegter eine Aufnahmesituation sowohl von Seiten der betreuenden Personen als auch seitens der direkt einsehbaren Umgebung (Räumlichkeiten, Einrichtung), desto eher wird der Patient Vertrauen in die Fähigkeiten und Kompetenz aller Behandelnden bringen.

In einer chirurgischen Ambulanz, in der an diesem Tag sehr viel zu tun war, mit einem dieser berühmten „Schlachterkittel" (blutverschmierte Hemden) herumzulaufen, mag zwar für Professionalität sprechen („Mich haut so schnell nichts um!"), das Signal für den Patienten ist aber anders: Die sind schon sehr abgearbeitet, und außerdem bin ich nur einer unter vielen. Der Patient soll aber gerade in einer Notfallsituation den Eindruck gewinnen, nun sind alle für ihn da – und nur für ihn! Muß man sich dann aber doch um jemanden anderen kümmern, so sollte dies dem Patienten auch auf eine Art gesagt werden, die er trotz seiner Lage verstehen kann. „Ich muß 'mal schnell 'rüber zur appen Hand" oder gar nichts zu sagen, dürfte nicht die passende Art sein.

 Zusammenfassung: Chirurgisch zu betreuende Patienten haben sich entweder mit ihrer Erkrankung schon auseinandersetzen können und sind demzufolge im groben über das informiert, was auf sie zukommen kann, oder sie haben aus Gründen eines Notfalls bisher noch nicht mit einer Behandlung gerechnet. Im ersten Fall sind die Probleme grundsätzlich nicht anders gelagert als bei der ursprünglichen Erkrankung allein, da die Operation eben schon zu der Krankheit gerechnet wird. Im anderen Fall mußte der Patient plötzlich zu der Operation oder dem Eingriff und konnte sich daher nicht ausführlich mit seinen eigenen diesbezüglichen Gefühlen auseinandersetzen. In diesem Fall ist eine Stützung durch die Pflegenden sicher eine der besten Maßnahmen, die in einer solchen Situation ergriffen werden kann.

Stoffwechselstörungen am Beispiel des Diabetes mellitus

Beispielhaft für die Stoffwechselstörungen wollen wir hier die Zuckerkrankheit, den Diabetes mellitus, behandeln. Das hat einen guten Grund: Er gehört zu den am besten erforschten Gebieten, so daß von hier aus auch auf andere Erkrankungen geschlossen werden kann.

Der wissenschaftliche Fachverband der Diabetologen, die Deutsche Diabetes Gesellschaft DDG, legt Wert auf eine Zusammenführung von körperlichen und seelischen Bereichen. 1992 wurde innerhalb der DDG die „Arbeitsgemeinschaft Psychologie und Verhaltensmedizin" gegründet. Und auch auf dem 1. Kongreß der Deutschen Ärztlichen Gesellschaft für Verhaltenstherapie DÄVT im Oktober 1995 lief der Schwerpunkt des wissenschaftlichen Teils hinaus auf eine Zusammenfassung von biopsychosozialen Ursprüngen des Verhaltens, so daß auch von hier aus die Gebiete zusammengefaßt werden sollen.

Der Diabetes mellitus ist eine Störung des Glukosestoffwechsels mit der Folge ungleichmäßiger Zuckerspiegel im Blut. Ursachen sind einerseits eine Resistenz gegen eigenes Insulin oder eine Zerstörung der Insulinrezeptoren (Typ I) und andererseits ein relativer Insulinmangel (Typ II a ohne und II b mit Übergewicht). Da der Typ I schon im Jugendalter auftritt, wurde er auch „juveniler Diabetes" genannt, während der Typ II als „Altersdiabetes" bekannt wurde.

Heutzutage scheint es angemessener, sich auf die Behandlungsart zu stützen, so daß wir einen „Insulindependenten" (abhängigen) von einem „Nicht-Insulindependenten Diabetes mellitus" (IDDM bzw. NIDDM) unterscheiden.

Die Behandlung sieht in erster Linie eine diätetische Führung vor, wobei eine ausgewogene Ernährung mit einer Kohlehydrataufnahme in Abhängigkeit von der körperlichen Belastung erreicht werden soll.

Die medikamentöse Behandlung setzt sich zusammen aus Sulfonylharnstoff-Abkömmlingen, von denen das Glibenclamid (Euglucon®) am bekanntesten ist. Weiter werden nach einer längeren Pause wegen Unverträglichkeit der ursprünglichen Substanz wieder Biguanide vermehrt eingesetzt. Das bekannteste und am meisten verbreitete Medikament dieser Gruppe ist sicher Metformin (Glucophage®). Beide Gruppen stellen durch Reizung der Bauchspeicheldrüse vermehrt Insulin zur Verfügung. Ein anderes Wirkprinzip weist die sehr umstrittene Acarbose (Glucobay®) auf. Hier wird nämlich weder mehr Insulin zur Verfügung gestellt noch Kohlehydrate vermindert aufgenommen. Das Wirkprinzip ist schlicht eine Verzögerung der Aufnahme, so daß diese Substanz bei „Diät-Sündern" eine gewisse Akzeptanz gefunden hat. Es hilft, den postprandialen Blutzucker (nach der Nahrungsaufnahme) nicht so ansteigen zu lassen, wie nach einem nicht angemessenen Essen zu erwarten gewesen wäre, ohne daß die Gesamtzuckeraufnahme verändert wäre. Acarbose ist in der diabetologischen Fachgesellschaft sehr umstritten.

Zur Insulintherapie gibt es mittlerweile ausgeklügelte Verfahren, die dem Betroffenen doch relative Freiheit geben können. Verbessert wurde insbesondere die Blutzuckerselbstmessung durch kleine Taschengeräte, so daß auf Anforderung schnell reagiert werden kann.

Lebensqualität

Als der damalige Kanzlerkandidat Willy Brandt 1965 das Schlagwort von der „Lebensqualität" in den Bundestagswahlkampf brachte, war es ein Politiker, der dieses nun so bekannte Schlagwort erfand. „Der blaue Himmel über der Ruhr" war vor dreißig Jahren wohl schon der Gipfel des Vorstellbaren. Heute ist das vorrangige Ziel vieler medizinischer Behandlungen eben nicht in erster Linie die komplette Heilung, sondern eine Verbesserung der Lebensqualität unter den gegebenen Umständen, insbesondere bei nicht grundsätzlich behandelbaren Krankheiten wie eben dem Diabetes mellitus. In einem Buch über „Diabetes und Psychologie" wird Lebensqualität beschrieben als das

---

🖉 Zusammenwirken von objektiven Lebensbedingungen, deren subjektiver Bewertung und dem daraus resultierenden individuellen Wohlbefinden.

Mit anderen Worten: Wenn sich jemand einer krankhaften Störung bewußt ist und mit dieser Störung gut zu leben weiß, so hat er unter diesen Umständen sicherlich eine hohe Lebensqualität.

Daraus ergibt sich für das Erleben und dem Leben mit dem Diabetes eine unterschiedliche Wertung.

Typ-I-Diabetiker

Der Diabetiker ist von „klein an" mit seiner Erkrankung vertraut. Idealerweise hat er schon früh das selbständige Blutzuckermessen gelernt und kann sich mit seiner Eßgewohnheit identifizieren. Er weiß relativ früh bei entsprechender Schulung über mögliche Komplikationen und Spätwirkungen Bescheid. Letztlich kann er sich auf dem Boden dieses Wissens bei zunehmender Krankheitsdauer wohler fühlen. Schematisch sieht die Abfolge der Entwicklung so aus:

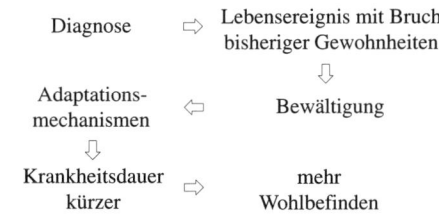

Natürlich ist dieses Schema wie jedes Schema vereinfacht. Inhaltlich aber will gesagt sein, daß der Typ-I-Diabetiker durch Lernen, mit seiner Krankheit umzugehen, ein höheres Maß an Lebensqualität gewinnt.

Typ-II-Diabetiker

Hier sieht das Bild ein wenig anders aus. Der „Altersdiabetiker" hat bisher ein Leben fernab jeder Einschränkung geführt, er hat sich an einen bestimmten Eßstandard gewöhnt, möglicherweise über Jahrzehnte hinweg. Eine Umstellung wird ihn daher auch schwerer treffen. Zudem herrscht in der Bevölkerung und damit schätzungsweise auch in der Umgebung eines „neu entdeckten" Typ-II-Diabetikers das Vorurteil, hierfür müsse man nichts tun, nur ein wenig weniger essen. Dadurch aber verschlechtert sich die Stoffwechsellage, es verlängert sich möglicherweise eine Krankheitsdauer und damit geht eine Verschlechterung des Wohlbefindens einher. Im Schema sieht das so aus:

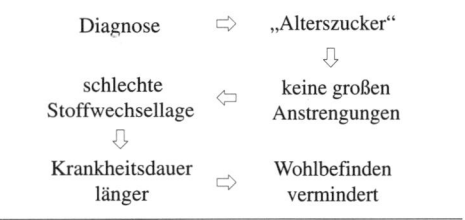

Typ-II-Diabetiker haben aufgrund ihrer Erkrankung insgesamt nach unserem Dafürhalten eine verminderte Lebensqualität. In der Tat können viele nicht so spontan sein wie wir.

Ein Beispiel für verminderte Spontaneität haben wir an einem Bekannten erlebt, der mit seiner Freundin in das Grand-Canyon-Gebiet wollte, um es zu durchwandern. Während wir überlegten, welche Kleidung und welche anderen Gegenstände sinnvoll wären, hatte er ein ganz anderes Problem: Wie transportiere ich leicht und doch sicher gekühlt mein Insulin durch eine Gegend, in der es rasch 50–60° C heiß werden kann? Es mußten wirklich logistische Anstrengungen unternommen werden, denn unser spontaner Rat „Kühlelemente" konnte nur lächelnd zurückgewiesen werden: Wie lange sind Kühlelemente bei 50° Kühl- und nicht Heißelemente? Das Problem konnte schließlich mit Hilfe eines anderen Diabetikers gelöst werden, der eine doppelwandige Box aus Styropor bastelte, die über Nacht komplett in eine Kühltruhe gestellt werden konnte und ihre Temperatur für mindestens 14 Stunden halten konnte.

Schafft es der Diabetiker, mit seinen Beschwernissen anderen gegenüber seine Auffassung von Lebensqualität zu erhalten, so wird in aller Regel auch die Langzeitprognose gut sein. Gelingt es ihm aber nicht, die Therapiemaßnahmen umzusetzen, so werden früher und stärker die Spätkomplikationen zu bemerken sein.

Unsere wichtigste Aufgabe im Bereich des stationären Aufenthaltes muß es unbedingt sein, neben einer nicht nur befriedigenden, sondern optimalen Blutzuckereinstellung diese Gedanken mit in die Therapie einzubeziehen. Das bedeutet, daß ein Diabetiker andere Schwerpunkte für seine individuelle Lebensführung setzen muß als ein Nicht-Diabetiker. Aus diesem Grunde ist eine hohe Lebensqualität nicht nur das Ziel, sondern auch die unbedingte Voraussetzung für eine optimale Einstellung.

 Zusammenfassung: Am Beispiel des Diabetes mellitus wurden die somatopsychischen Voraussetzungen für eine befriedigende Einstellung einer Stoffwechselerkrankung dargestellt. Es stellt sich die Herausforderung, das Ziel (erhöhte Lebensqualität) schon als Voraussetzung für das Ziel zu sehen. Typ-I-Diabetiker haben insofern hierfür bessere Voraussetzungen, da sie in der Regel nicht jahrelang erworbene Eß-, Trink- und andere Lebensgewohnheiten ändern müssen. Der Diabetes mellitus steht stellvertretend für Stoffwechselerkrankungen wie Hypercholesterinämie und Hyperurikämie.

ATL 8 Sich bewegen

Sich bewegen heißt leben. Ohne Bewegung gibt es kein tierisches oder menschliches Leben. Sogar der kleinste Einzeller kann sich bewegen, entweder insgesamt oder doch zumindest Teile davon. Auch wenn wir scheinbar bewegungslos sind, bewegt sich einiges in uns: Das Herz schlägt, die Lunge atmet ein und aus, das Blut fließt. Ohne jede Bewegung ist Leben unmöglich, Leben ist Bewegung.
Dies ist keine romanverwertbare Wiederholung, es soll nur die Bedeutung der Beweglichkeit darstellen.
Bewegung gibt es in vielen menschlichen Bereichen: In der rein körperlichen Bewegung, in der geistigen Arbeit, nämlich von jemandem, der einen *regen* Geist hat, und in sozialer Hinsicht, wenn man auf jemanden *zukommt*.
Wir wollen deshalb unter dieser ATL die Krankheiten besprechen, die sich im Bereich des eigentlichen Bewegungsapparates abspielen, im Bereich des diesem vorgeschalteten Organs, nämlich dem Gehirn, sowie dort, wo ein Organ sich ohne jede Pause ein Leben lang bewegt, am Herzen nämlich.

Beispiele aus der Umgangssprache: „Die hat hier den Laden aber ordentlich *in Schwung gebracht*", nickt ein Kunde anerkennend der neuen Marktleiterin hinterher, „vorher war hier ja absoluter *Stillstand*." Da kommt ein Freund von ihm den Weg daher, *regungslos* und mit *steinernem Gesicht* setzt er sich neben ihn. „Was ist denn mit dir? Du siehst so *geknickt* aus." „Ich muß mich zusammenreißen, mein Blutdruck ist auf 180 *geklettert*. Erwin ist wie ein *Rohr im Wind*. Der hat überhaupt *kein Rückgrat*. Da wollte er für uns extra ganz *hartnäckig* mit dem Chef reden. Und was ist? *Umgefallen* ist er! Soll ich denn jetzt auch *buckeln*?"

Zur Bewegung gehören im allgemeinen drei Teile: die Beweglichkeit, eine Zielgerichtetheit und die Geschwindigkeit, in der die Bewegung durchgeführt werden kann. Zusammen nennt man das auch **Mobilität**. Diese Mobilität ist nun heute fast ein ideologisch verbrämter Selbstwert geworden, die eigentlich nur noch einen Aspekt berücksichtigt: den der Zeit, der Geschwindigkeit. Mobiltelefone sind deswegen notwendig geworden, weil man immer und überall sofort erreichbar sein muß (oder nur will). Niemand fragt nach dem Sinn und der Notwendigkeit, im Getränkemarkt bei uns 21 verschiedene Mineralwässer zur Auswahl zu haben. Fragt man dann, wo denn das spezielle italienische Wasser sei, bekommt man zur Antwort, man faxe gleich hin, morgen sei es da. Zur Mobilität gehört halt die andere Seite, nicht nur selbst mobil zu sein, sondern auch in einer mobilen Umwelt zu leben, in der man spontan entscheiden kann, ob man jetzt sofort zum Heimspiel von Werder fahren oder lieber einen Einkaufsbummel auf dem Jungfernstieg machen will. Eine Abwägung findet unter diesen Aspekten nicht statt, ob es wirklich das Leben erfüllt, nicht erst in einer Woche *San Pellegrino* auf dem Tisch stehen zu haben, und ob es notwendig ist, zum Einkaufsbummel rasch in eine 120 km entfernte Stadt zu fahren.

Der Satz *„Ich bin auch ohne Auto mobil"* gilt, unter dem Hohngelächter der mobilen Gesellschaft, nur noch für verquaste Waldschrate und Weltverbesserer ohne Spaß am Leben. Es ist doch schön, den Fuß liebevoll auf dem mit Gummi überzogenen Metallplättchen unten im Fußraum des Fahrersitzes auszustrecken und die Landschaft an sich vorbeiflitzen zu sehen. *Das* ist doch Mobilität.

Diejenigen, die krankheitsbedingt nicht mehr so mobil sind, stehen abseits.

Andererseits haben auch sie in früheren Zeiten nicht für denkbar gehaltene Vorteile von der Zunahme der Mobilität: Sie können rascher Hilfe bekommen, sie können jetzt Reisen unternehmen, die wegen der Gefahr einer Zunahme der Beschwerden früher undurchführbar waren, sie können auch weiter entfernte Therapieangebote annehmen, und insbesondere die Herzkranken haben die Möglichkeit, rasch zu der notwendigen Operation gebracht werden zu können, notfalls per Hubschrauber oder im Jet. Auch immobile Menschen haben auf diese Weise eine deutlich bessere Chance, mit der Krankheit umzugehen: Sie können auf die Krankheit zugehen.

Wie eng die menschliche Haltung mit unserem Gefühlsleben verbunden ist, zeigt ein Blick auf die Anatomie der Wirbelsäule. Die **autochthone** Rückenmuskulatur, diejenige demnach, die dem Rücken ohne entwicklungsbedingte „Zuwanderung" zueigen ist, ist ein Mittelding zwischen der glatten, unwillkürlichen Muskulatur des Vegetativums (Magen-Darm-Trakt z.B.) und der gestreiften willkürlichen Muskulatur, die unserem Willen unterliegt. Der *Musculus erector spinae* (oder in anderen Büchern *erector trunci*), der „Rückenaufrichter", wird von Nerven versorgt, die zum Teil dem sympathischen Grenzstrang entspringen, also auch dem vegetativen Nervensystem angehören. Das erklärt manche Haltung, die eben direkt von Erlebnissen geprägt ist.

Unter diesem Gesichtspunkt wollen wir auf den folgenden Seiten besprechen:
- Erkrankungen des „rheumatischen Formenkreises".
- Neurologische Störungen wie die Parkinson-Krankheit oder Halbseitenlähmungen.
- Erkrankungen des Herz-Kreislauf-Systems

Erkrankungen des rheumatischen Formenkreises

Hierunter verstehen wir eine große Gruppe von Erkrankungen, wobei wir zwei Hauptgruppen unterscheiden können:
1. Rheumatische Erkrankungen *mit* Gelenkbeteiligungen wie z.B. die primär chronische Polyarthritis (sie wird auch rheumatoide Arthritis genannt), die Spondylarthritis ankylopoetica (Bechterew-Krankheit) oder Arthritis psoriatica
2. Rheumatische Erkrankungen *ohne* Gelenkbeteiligungen wie z.B. Polymyalgia rheumatica. Insgesamt nennen wir diese Gruppe Weichteilrheumatismus.

Mit jeder dieser beiden großen Gruppen wollen wir uns auseinandersetzen.

Rheumatoide Arthritis

Vorweg: Trotz einiger Hinweise insbesondere aus dem tiefenpsychologischen Lager (s. z.B. F. Alexander) muß man sagen: *Es gibt keine Rheumapersönlichkeit!* Die rheumatoide Arthritis ist eine Erkrankung, die in erster Linie eine somatische Abklärung und Behandlung benötigt.

Dennoch bleiben Fragen: Warum kommt es zu diesen unerklärlichen und z.T. völlig rätselhaften Rezidiven, warum zu dem oft geschilderten sprunghaften Verlauf? Was ist an dem experimentellen Nachweis im Tierversuch, daß die Menge des sich im Körper befindlichen **Rheumafaktors**[*] unter Reizung des Hypothalamus deutlich schwankt? Warum gibt es, ähnlich wie eine unerklärliche Verschlechterung, nach bestimmten Lebensereignissen auch überraschende Verbesserungen, fast sogar schon Heilungen?

Symptomatik

Haben wir einen Rheumakranken vor uns, so fällt uns bei der morgendlichen Pflege einiges auf: Morgens sind die meisten Patienten besonders unbeweglich, erst im Laufe des Tages bessert sich das Bild. Die Gelenke sind in der Regel beidseitig befallen, zumeist an den sogenannten kleinen Gelenken (Finger-, Hand- und Fußgelenke zuerst). Die Patienten berichten von einem kaum merklichen Beginn, einer schleichenden Erkrankung. Und noch etwas fällt auf: Die meisten Patienten sind Frauen, das Verhältnis beträgt etwa 3:1. Sehen wir uns die Psychodynamik an, so stoßen wir ganz häufig auf dominante Frauen, die von einer ähnlich dominanten Mutter erzogen wurden und (deshalb?) ein schlechtes Verhältnis zu ihr haben. Der Vater wird idealisiert, zumeist ist der eigene Ehemann oder Partner in der Durchsetzung seiner Interessen und Wünsche schwächer als die Patientin. Das Verhältnis zu den eigenen Kindern ist oft von Strenge und Anforderungen geprägt.

Zu einem akuten Schub kommt es erstaunlich oft, wenn sich eine Veränderung in dem bisherigen Leben ergibt. So berichtet Alexander von dramatischen Verschlechterungen in der Situation, wenn sich der bisher schwache Mann nun deutlicher zu Worte meldet oder das bisher behütete Kind aus dem Haus zieht. Von einem entgegengesetzt gelagerten Fall berichtet Raspe (im Lehrbuch von v. Uexküll): Dort sei eine Frau, die so schwer erkrankt war, daß ihr Mann sie immer umhertragen mußte, plötzlich nach dem Tod des Ehemannes von „gleich auf jetzt" aufgestanden, hätte wegen des Todesfalles beschwerliche Reisen unternehmen können und sei einige Monate beschwerdefrei gewesen.

Noch etwas fällt uns in der täglichen Arbeit auf: Die Patientinnen sind erstaunlich geduldig und verständnisvoll, so als wollten sie sich entschuldigen, daß sie nun den Betrieb im Krankenhaus durch ihre eigenen Probleme stören müßten.

Einen eigenen Fall haben wir beobachten können. Es handelt sich um einen 38jährigen Mann mit einer extrem schwer ausgeprägten Arthritis psoriatica. Er war fast vollständig immobil, eine Bewegung der Gelenke war nur sehr eingeschränkt möglich. Eine selbständige Versorgung war nicht mehr möglich. Wegen immer wieder auftauchender Magenbeschwerden und einer längerfristigen Kortisontherapie sollte nun eine Magenspiegelung durchgeführt werden. Während der Patient in seinem Rollstuhl vor der Tür des Untersuchungsraumes wartete, wurde drinnen eine Patientin mit einem Down-Syndrom untersucht. Diese Untersuchung war für die Patientin (und den Untersucher!) etwas beschwerlich und auch etwas lauter als üblich. Der dadurch verschüchterte Patient, der die Bemühungen von draußen mitbekommen hatte, bat deswegen um eine Verschiebung seiner Untersuchung, aber nur, wenn es *uns* nichts ausmache, wenn *wir* kein Ungemach dadurch hätten. Auch zwei Tage darauf bei der eigenen Magenspiegelung bat er noch mehrmals um Verständnis für seinen Wunsch, der überhaupt nichts mit uns zu tun gehabt hätte. Ob wir ihm böse seien ... ?

In diesem Zusammenhang wird viel von „böser Demut", „bösen Heiligen", „liebevoller Tyrannei" und ähnlichem gesprochen. Oft wird durch Geduld und sich In-sein-Schick-

---

[*] Der Rheumafaktor ist ein Antiglobulin aus der Klasse der IgM, dessen Herkunft nicht geklärt ist und der bei 40–75% der Rheumakranken im Blutserum nachzuweisen ist. Diese Patientengruppe heißt dann *seropositiv*, die ohne Rheumafaktor halt *seronegativ*.

sal-Ergeben nämlich eine „tyrannis" errichtet. Wer mag denn ernsthaft einem freundlichen, lieben und dabei eine so schwere Krankheit mit bewundernswerter Geduld ertragenden Menschen widersprechen? Diese nicht nur vorgetäuschte Bescheidenheit ist ein deutlicher Wesenszug*. Allerdings sind diese Patienten auch sehr streng, nicht nur sich selbst gegenüber. Sie fordern sich und anderen viel ab.

Bei der näheren Betrachtung fällt auf, daß die Rheumatiker in einem großen Umfang in einem Haus aufgewachsen sind, in dem es dauernd hieß „Sei still!" oder „Ruhe jetzt!" Möglicherweise als Ausgleich sind Rheumatiker bis zu einem bestimmten Stadium ihrer Erkrankung motorisch aktive Menschen: Sie treiben Leistungssport oder sind besonders im Garten oder zu Hause engagiert. Bei Untersuchungen hat sich dann ergeben, daß im Elektromyogramm die einzelnen Muskelgruppen deutlich höhere Aktivitätszeichen hatten, auch vor Ausbruch der Erkrankung. Allerdings gibt es nur Vermutungen, was das eine mit dem anderen zu tun haben kann. Aber angenommen werden darf, daß sich diese Patienten schon früh ihre Konflikte motorisch „abgearbeitet" haben.

Die psychosomatische Leitfrage „*Warum erkrankt dieser Mensch jetzt und auf diese Weise?*" bringt uns bei der rheumatoiden Arthritis nur bedingt weiter. Wir müssen ihm aber in und mit der Krankheit begegnen, das heißt wir müssen ihn in drei Ebenen sehen:
- als Patienten mit einer rheumatoiden Arthritis
- dadurch als chronischen Patienten
- und dadurch häufig als Dauer- oder Langzeitpatienten**

Jede dieser drei Ebenen will von uns bewältigt werden. Wir müssen uns darauf einstellen:
- Der Patient soll nach Möglichkeit schmerzfrei sein. Hierzu braucht er bestimmte Medikamente, die er auch langfristig einnehmen muß und die nicht ohne Nebenwirkungen sind (Kortison z.B.). Des weiteren braucht er Krankengymnastik sowohl passiver (Massagen) als auch aktiver Art (Bewegungsübungen).
- Chronische Patienten bedürfen häufig einer psychotherapeutischen Begleitung, gelegentlich muß auch die Sozialarbeit aktiviert werden.
- Als Dauerpatient, der immer wieder in unsere Behandlung kommen kann, ist der Patient einer sehr großen Belastung ausgesetzt, die immer mehr Anforderungen an ihn stellen kann (bzw. für ihn darstellen).

Da es auch heute noch keine Heilung im Sinne von Befreiung von der Krankheit gibt, wird dieser Patient auch Patient bleiben. Unsere Aufgabe ist es nicht, ihm alle Belastungen abzunehmen, ihm aber zu helfen, sie zu bewältigen.

Weichteilrheumatismus

Wenn wir Rheumatismus als Erkrankung der Gelenke mit einer im Endstadium z.T. erschreckenden Verkrüppelung betrachten, dann ist der Weichteilrheumatismus keine rheumatische Erkrankung. Auch viele Wesenszüge sind denen des Arthritikers ganz unähnlich.

Das „Muskelrheuma" hat unterschiedliche Lokalisationen, wobei auch die Entzündungszeichen wie bei der Arthritis völlig fehlen können. Gelegentlich lassen sich eventuell noch verhärtete Muskelknötchen (*Myegelosen*) im Schulter-Nacken-Bereich oder in der Rückenmuskulatur ertasten.

---

* Ein *Wesenszug* ist die Ausprägung eines Merkmals, während die *Persönlichkeit* die Gesamtheit aller Wesenszüge ausmacht. So möchten wir verstanden wissen, wenn wir einerseits sagen, es gäbe keine Rheumapersönlichkeit, einige Wesenszüge der Patienten aber glichen sich doch.

** Dies sind nicht überall gleich gebrauchte Begriffe: Unter einem *chronischen* Patienten verstehen wir einen mit einer chronischen Krankheit, ein *Dauerpatient* ist jemand, der häufig oder eben dauernd zur stationären Behandlung kommt, während ein *Langzeitpatient* lange auf der Station verweilt.

Die Weichteilrheumatiker sind deutlicher von Angst und Depressionen besetzt. Sie schwanken zwischen Hingabe und Egoismus, zwischen Aggression und Rückzug. P. Christian und W. Bräutigam beschreiben sie als „Boxer vor dem Gong" oder „Läufer vor dem Start". Sie stehen erkennbar unter Strom, können aber nichts damit anfangen, es gibt keine Lösung daraus.

Diese Patienten wollen auffallend häufiger geschont werden, sie ziehen aus ihrer Erkrankung deutlichen sekundären Krankheitsgewinn. Hat man verschiedene Patienten mit dieser Erkrankung gesehen, so fällt immer wieder der Unterschied zwischen objektiv zu beobachtenden Symptomen und den subjektiven Klagen auf. Versucht man dann, weil man den Klagen nicht so recht glaubt, mit einem Plazebo die angegebenen Schmerzen zu lindern, so hat man im Durchschnitt in drei von vier Fällen Erfolg. Kaum anderswo gibt es einen so hohen Plazebo-Erfolg.

Die Therapie der Wahl ist, jedenfalls bei einer gesicherten Polymyalgia rheumatica oder Arteriitis, hochdosiertes Kortison von einer Dauer bis zu einem halben Jahr nach Dosisreduktion. Andererseits empfehlen sich hier besonders entspannende Maßnahmen wie autogenes Training oder progressive Muskelrelaxation.

> **Zusammenfassung:** Es gibt zwei Arten von Rheumatismus, einmal den mit, zum anderen den ohne Gelenkbefall. Der arthritische Rheumatiker ist überaus geduldig und anpassungsfähig, hat aber dadurch eine gewisse Machtposition („demütige Tyrannei"). Der Weichteilrheumatiker ist im Gegensatz dazu klagsam und zieht verstärkten sekundären Krankheitsgewinn aus seinem Leiden. Wünsche nach Arbeitsunfähigkeitsbescheinigung werden hier öfter gestellt, der Arthritiker weist Angebote nach AU-Bescheinigung sehr oft fast wie beleidigt zurück. Therapien der Wahl sind beim Arthritiker Basistherapeutika wie Penizillamin oder Gold sowie bei Bedarf Kortison, beim Weichteilrheumatiker entspannende Therapieverfahren und nur bei nachgewiesener Polymyalgie oder Angiitis Kortison.

Neurologische Erkrankungen mit Bewegungsstörungen

Schlaganfälle

Der Begriff „Schlaganfall" ist für sich genommen schon sehr aussagekräftig. Er bedeutet etwas Plötzliches, etwas, gegen das man sich nicht wehren kann (denn sonst wäre man dem *Schlag* ja entkommen). Zudem bedeutet er auch eine Art Strafe, einen Hieb, mit dem man wie ein gefällter Baum dem Leben zumindest teilweise entrissen wird.

Die verschiedenen Arten und Abstufungen des Schlaganfalles wollen wir hier nicht extra aufführen, dafür gibt es speziellere Lehrbücher. Wir wollen uns jetzt in erster Linie über den Patienten unterhalten, der nach einem Schlaganfall mit Ausfällen zu uns ins Krankenhaus kommt. Ausfälle können sein

- **motorische Ausfälle** mit einer Störung im Bereich der Willkürmotorik, also der Beweglichkeit von Armen, Beinen, Augen oder auch der Sprechmöglichkeit (motorische Aphasie)
- **sensible Ausfälle** mit Störungen im Bereich der Gefühlsempfindung, ebenfalls häufig an Armen, Beinen, dem Gesicht und auch der Sprache (hier Sprachfindungsstörungen, sensorische Aphasie)

In der Regel finden wir bei dem Patienten eine Persönlichkeitsstruktur, die sehr dem A-Typ (s. Kap. ATL 1) ähnelt. Auch hier ist sehr häufig ein ehrgeiziges, sehr aktives Verhalten zu beobachten. Und so verwundern uns eigentlich auch nicht zwei mögliche Reaktionen des Patienten:

- Er kann einerseits die Krankheit *verleugnen*, z.B. auf den gelähmten Arm verweisend meinen, das sei doch gar nichts, andere bekämen schließlich auch „ihren" Schlag.
- Er kann andererseits in *Depression* und *Inaktivität* verfallen, weil nun der Lebenswille in einem nur noch teilweise funktionierenden Körper nicht mehr richtig ausgedrückt sein kann.

Beide Verhaltensweisen sind möglich und für uns, die wir am Bett des Betroffenen stehen, ja auch nachvollziehbar. Beide Möglichkeiten, die des „Jetzt erst recht!" und die „Was soll's denn überhaupt noch?" kennen wir ja in gewissem Rahmen bei uns selbst.

Der Erfolg aller Rehabilitationsbemühungen hängt ganz wesentlich von zwei Punkten ab:
- dem Zeitpunkt des Beginns von entsprechenden Maßnahmen bereits im Krankenhaus (Frührehabilitation)
- und dem Grad von Inaktivität und Depression.

Gerade der letzte Punkt zeigt auf den ganz wichtigen Aspekt einer Zusammenarbeit von allen an der Betreuung Beteiligten. Ist der Patient zu depressiv und deswegen auch zu inaktiv, so kommen, statistisch gesehen, auch erheblich schlechtere Rehabilitationsergebnisse heraus, mithin also auch eine deutlich eingeschränkte Lebensführung zu Hause. Deswegen ist der frühestmögliche Zeitpunkt der rehabilitativen Maßnahmen noch im Krankenhaus der gerade richtige. Andererseits darf durch Überversorgung der Patient auch nicht zur Inaktivität unwissentlich gedrängt werden. D.h., auch wenn Kaffee im Bett landet oder das Haarekämmen durch den Patienten eher an einen Zottel-Look der frühen 70er Jahre erinnert, ist es wichtiger, der Patient macht solche selbstverständlichen Handlungen selbständig, als daß sie ihm abgenommen werden, wenn er die Ansätze dazu vollbringen kann. Das ist häufig schwer und gerade für engagierte Kräfte nur widerstrebend durchzuführen (weil ein wenig ja die eigene Berufsehre, immer alle Patienten topfit zu haben, angekratzt werden kann), hilft dem Patienten in der Regel aber deutlicher.

Parkinson-Krankheit

Dies ist eine sog. neurologische Systemerkrankung. Es wird hierbei ein ganzes neurologisches System betroffen, in diesem Fall durch einen Verlust der Dopamin oder dessen Vorstufen produzierenden Zellen im Hirn, die in der **Substantia nigra** im Hirn liegen. „Schwarze Substanz" heißt dieses Gebiet deswegen, weil das Gebiet dunkel verfärbt erscheint.[*] Verlieren die Zellen ihre Fähigkeit zur Herstellung dieser Stoffe, so entfärben sie auch. Dies ist die klassische Parkinson-Krankheit, das Parkinson-*Syndrom* sieht zwar ähnlich aus, hat seine Ursache aber entweder in einer vorausgegangenen Hirnentzündung (postenzephalitischer P.), in einer Auszehrung des Patienten oder gar in einer Gabe verschiedener Medikamente, z.B. Haloperidol (neuroleptikainduziertes Parkinsonoid). Letzteres ist für die betroffenen Patienten recht lästig, ist insgesamt gesehen aber am besten therapierbar: Werden die Medikamente nicht mehr benötigt, verschwindet auch das Parkinsonoid (parkinsonähnlich) in aller Regel.

Die Hauptkennzeichen der Parkinson-Krankheit (und zugleich auch des Parkinson-Syndroms) sind:
- eine *Bewegungsarmut* sowohl der Arme und Beine als auch der Mimik (Akinesie und Amimie). Dies führt zu dem typischen Parkinson-Gang: Vornübergebeugt geht der Patient kleinschrittig, wobei die Arme *nicht* mitpendeln. Zudem

---

[*] Die dunkle Einfärbung geschieht durch **Melanin**, einer Vorstufe des Dopamins. Melanin ist übrigens auch der Stoff, der uns im Sommer die Sportlichkeit darstellende gesunde Bräune verleiht. Wer nicht zugeben will, daß er auf die Sonnenbank geht, kann es ja vornehmer ausdrücken: Ich muß heute wieder einmal die Melanozyten stimulieren.

hat der Patient *Schwierigkeiten beim Ansetzen* einer Bewegung (er muß sich z.B. aus einem Sessel erst hochschaukeln) und auch bei ihrem *Abbremsen*. Stößt man einen Patienten leicht an, so kann er die Gegenbewegung nicht schnell genug ausführen (**Pro- und Retropulsion**) und ist leichter gefährdet zu stürzen.
- Hinzu kommt ein schnelles *Zittern der Hände* (**Tremor**), das so charakteristisch ist, daß die Parkinson-Erkrankung im Deutschen danach benannt wurde: Schüttellähmung[*]. Die Zittrigkeit der Finger kann so stark ausgeprägt sein, daß keine vernünftige Bewegung mehr ausgeführt wird, der Patient also eine *funktionelle Lähmung* erlitten hat.
- Weiter leiden die Patienten an einer Steifigkeit der Gelenke, vornehmlich der Hand- und Ellenbogengelenke. Bewegt man den Arm des Betroffenen in rascher Folge in Gelenkrichtung, so hat man das Gefühl, als ob das Gelenk gegen Zahnräder verschoben werden müßte. Deswegen heißt diese Erscheinung ganz plastisch *Zahnradphänomen* (**Rigor**).
- Als letzte große Gruppe der Krankheitserscheinungen kann man vegetative Zeichen ausmachen, hierzu gehören das typische *Salbengesicht*, das aufgrund einer eigenartig talgig-salbenartigen Schweißbildung entsteht, und die *vermehrte Speichelbildung* (**Hypersalivation**).

Die drei Hauptkennzeichen **Rigor – Tremor – Akinese** machen eine ausgeprägte Parkinson-Erkrankung zur Blickdiagnose. Man kann einen Parkinson-Kranken schon von weitem erkennen.

Das allerdings verträgt sich nicht immer mit unserer Mobilität. Ein Beispiel, bei dem mein ehemaliger Hausarzt beinahe von einem Auto überfahren worden war: Der ältere Parkinsonpatient kommt aus einem Geschäft und steuert auf einen Fußgängerüberweg zu. Mühsam bringt er die Bewegung gerade noch vor dem Zebrastreifen zu Ende, während schon quietschenden Reifens ein PKW vor dem Überweg hält, der Fahrer wild gestikulierend. Mit ein paar gnadeerweisenden Handbewegungen billigt der alerte Autoführer dann dem Fußgänger dessen Vorrecht zu, über den Zebrastreifen zu gelangen, so daß sich der durch „Hochschaukeln" daran machen will, den Überweg zu überqueren. Da das wohl zu lange dauert (man ist halt mobil), gibt der Autofahrer, den Zeigefinger an der Stirn, Gas und rast in dem Moment los, in dem auch der Parkinsonkranke losgeht. Abgesehen von zerfetzten Einkaufstaschen, die das Auto noch erwischt hat, ist nicht viel passiert.

Das Beispiel kann uns zeigen, wie scharf man doch aufpassen muß. Wahrscheinlich dachte der jugendliche Autofahrer, welch Unverschämtheit, daß solche Kalkleisten hier noch über die Straßen schlurfen dürfen. Die Bewegungsstörungen sind also das Hauptkennzeichen des Parkinsonkranken. Psychisch sehen wir bei fast allen dieser Patienten eine mangelhafte emotionale Entfaltung, also eine Schwierigkeit, Gefühle zu entwickeln und zu zeigen. Symbolisch paßt deshalb das „steinerne Gesicht" hierzu: Die Armut der mimischen Bewegungen zeigt die Armut, mit Gefühlen umzugehen.

Neben der medikamentösen Therapie, die deswegen so sehr wichtig ist, weil der Körper die nicht mehr selbst produzierten Stoffe wie DOPA und Dopamin für eine flüssige Bewegungsführung braucht, und der kontinuierlichen Physiotherapie ist eine begleitende psychische Stützung ratsam. Eine alleinige Psychotherapie hat noch keinem Parkinsonpatienten Hilfe gebracht, aber als Unterstützung ist sie sehr sinnvoll. Kleine Hilfen hat sich der Patient mit Sicherheit im Laufe seiner Erkrankung schon selbst beigebracht, so z.B. das nur halbe Füllen eines Glases oder das Setzen auf höhere Stühle und Sessel usw. Was aber sehr oft übersehen wird: Zumindest im Spätstadium der Parkinson-Erkrankung gesellt sich immer eine Depression hinzu. Die müssen wir verstehen und aufarbeiten. Oft ist diese körperlichbe-

---

[*] Herr J. Parkinson hat seine von ihm zuerst so genau beschriebene Erkrankung erst selbst so benannt: *Shaking palsy*. Erst später hieß sie dann Parkinson-Erkrankung.

gründbare Depression noch verstärkt durch eine reaktive Depression wegen des Gewahrwerdens des allmählichen Verlustes von Körperkräften. Es kommt also eine *Kränkung* zu der Erkrankung hinzu. Im Krankenhaus sehen wir den Patienten ja nur für einen ganz kurzen Bruchteil seines gesamten Lebens. Wir sollten also versuchen, aus dem jetzigen Zustand und der Persönlichkeit, die der Patient im Laufe dieses Lebens entwickelt hat, ein Konzept zu erarbeiten, wieweit er mit seiner Erkrankung noch belastbar und förderbar ist. Ganz speziell auf ihn und seine Familie angewandt, sehen wir für ihn plötzlich erheblich mehr Perspektiven.

Encephalomyelitis disseminata

Diese Erkrankung wird auch Multiple Sklerose genannt. Es handelt sich um einen Befall verschiedener Bereiche des zentralen Nervensystems, so daß auch ganz unterschiedliche Symptome zu erwarten sind. Meist sind die Menschen in den milderen Klimazonen (Nord- und Mitteleuropa, Nordamerika [nördl. USA und südl. Kanada] sowie die entsprechenden Gebiete auf der Südhalbkugel) betroffen. Nach wie vor ist die Ursache unklar, obwohl es verschiedene Theorien darüber gibt. Man kann insgesamt vier Verlaufsformen von einander abgrenzen, wobei der „schubförmige Verlauf" (auf einen Defekt setzt sich nach einiger Zeit der Ruhe ein neuer Schub, ohne daß die alten Defekte ganz zurückgegangen wären) der häufigste ist. Wir sehen in absteigender Häufigkeit folgende Erscheinungen:

Sensibilitätsstörungen 86%
Spastik 85%
Paresen 85%
Optikusatrophie 62%
Blasen- u. Darmstörungen 56%
Augenmotilitätsstörungen 36%
nach E. Pongratz

Die psychischen Auffälligkeiten beziehen sich meist auf eine vor und während der Erkrankung festzustellende *euphorische Grundstimmung*. Sehr häufig wird diese Grundstimung, insbesondere aber in einem akuten Schub, von *depressiven Phasen* abgelöst. Wir haben es also mit einem Schwanken im Gefühlsleben zu tun.

Unerklärlich ist dieses Schwanken mit Sicherheit nicht. Wir müssen uns nur etwas in die Situation von jemandem hineinversetzen, der z.B. gerne liest oder sich Bilder betrachtet und dann im Gefolge dieser Erkrankung plötzlich seine Sehkraft verliert. Jede andere als eine depressive Reaktion wäre völlig anomal. Bessert sich dann die Situation, kehrt die Sehkraft wieder etwas zurück, ist meist auch die depressive Phase rückläufig.

Ganz besonderer Fürsorge bedürfen diese Patienten, die ja im Gegensatz zu einigen Parkinson- oder Schlaganfallpatienten ihre Erkrankung bei vollstem Bewußtsein und unter Erhalt sämtlicher psychischer und geistiger Funktionen durchstehen müssen. Wichtig ist eine Unterstützung zum größtmöglichen Erhalt aller Körperfunktionen. Wo diese, z.B. im Gefolge einer sich entwickelnden Spastik, doch nicht mehr in allen Bereichen kontrolliert werden können, so muß durch geeignete Hilfsmittel und der sachlichen und dennoch persönlichen Einweisung in den Gebrauch dieser Artikel eine höchstmögliche Selbständigkeit beibehalten werden. Patienten werden häufig, wenn der neue Rollstuhl gebracht wird oder der Umgang mit Inkontinenzhilfen geübt wird, sehr depressiv. Hier gilt es, durch geeignete psychische Unterstützung den Patienten Mut zum Weitermachen und zum Engagement in ihrer Krankheit zu geben. Die durchweg euphorische Grundstimmung der Patienten kann eine Hilfe dabei sein.

Herz- und Kreislauferkrankungen

Dies ist ein so großes Kapitel, daß es wahrscheinlich jeder an einer eigenen Stelle erwartet. Aber weil das Herz im wahrsten Sinne „bewegend" ist, gehört es an dieser Stelle besprochen.

Wir gliedern die psychosomatische Sicht der Herzerkrankungen in vornehmlich zwei Bereiche:
- Die Erkrankungen der Herzkranzgefäße einschließlich Angina pectoris und Herzinfarkt
- Die arterielle Hypertonie

Beide Bereiche bieten viel Anschauungsunterricht zum Thema Leib-Seele-Zusammenhänge. Bei der Darstellung dieser Störungen wollen wir immer unterscheiden zwischen dem seelischen Erleben *bei* einer solchen Erkrankung und dem, das schließlich *zu* einer solchen führt.

Allgemeines

Ein Herz spürt man nicht! In der Regel merkt kein Gesunder, daß er ein Herz hat (womit er natürlich nicht als *herzlos* gelten soll). Das Herz führt seine Bewegungen aus, ohne daß jemand größeren Anteil daran hat. Im Leben schlägt es etwa (Schlaf und Sport mitgerechnet) dreimilliardenmal! Ohne Pause, ohne Unterlaß! Es liegt geschützt im Brustkorb und reguliert von dort aus den Blutstrom.

Nur wenn wir krank sind, spüren wir das Herz. Dann meldet es sich mit Schmerzen oder Luftnot wie bei der Angina pectoris, mit Extraschlägen und Stolpern wie bei Rhythmusstörungen. Und dann merken wir: Hoppla, der alte Kumpel ist ja doch noch da.

Bei vielen Kranken ist das Herz jedoch kein alter Kumpel, sondern es wird fast zu einem Feind, zu einem ernstzunehmenden Gegner jedenfalls. Dann diktiert uns das Herz, wo es lang geht, was wir machen dürfen. Ob wir überhaupt noch einen Schritt vor die Tür setzen können, wird oft abhängig von der Laune des Herzens. Häufig merken wir, wie eingeschränkt uns das Leben dann erscheinen wird, wenn wir nichts mehr unternehmen können, ohne daß sich das Herz meldet und meint: Nein, jetzt lieber nicht – sonst stolpere ich wieder. In diesem Fall kann das Herz schon Diktator spielen, und zwar in jeder Hinsicht: einmal unbeugsam seinen Willen durchsetzend und zum anderen immer Launen unterworfen. Abgesehen davon kann ein Spüren des Herzens Todesangst auslösen: Zu einem Herzinfarkt gehört als fast untrügliches Zeichen neben dem typischen Schmerz auch die mit dem Schmerz einhergehende Todesangst. Dies ist eine Angst, die ja auch nicht unbegründet ist. Sie ist, merkwürdigerweise, gar nicht von der Heftigkeit des Schmerzes abhängig, sondern folgt ihren eigenen Gesetzen.

Bei der Besprechung wollen wir anfangen mit einem Krankheitsbild, das keinerlei organische Ursachen hat und als neurotische Erkrankung gelten muß.

Herzphobie

Die Herzphobie ist eine Erkrankung mit verschiedenen Namen. Am bekanntesten ist noch „Herzneurose" als Bezeichnung hierfür, insbesondere nachdem die Wissenschaftler H.E. Richter und D. Beckmann ein ganzes Buch darüber verfaßt haben.

Die Herzphobie ist nicht selten. Jeder, der auf einer Inneren Abteilung gearbeitet hat, weiß, daß immer wieder Patienten mit Herzschmerzen und -stolpern kommen, bei denen aber trotz aufwendigster Suche „nichts" zu finden ist. Für kurze Zeit beruhigt, kommen sie wieder, werden dann aber unweigerlich einige Zeit später erneut gebracht, meist mit den gleichen Beschwerden. Und weil wieder nichts gefunden wird, heißt es, wenn sie ein drittes, viertes und x-tes Mal kommen: „Ach, der schon wieder, der hat doch nichts!" Meist befürchten die betroffenen Patienten genau das, was viele bei der Aufnahme meinen, ohne es zu sagen: Das ist ein Spinner, ein Simulant.

Was zeichnet einen Herzneurotiker oder -phobiker aus?

Die Herzneurose ist eine Sammelbezeichnung für verschiedene, auf das Herz gerichtete Beschwerden. Der Herzneurotiker klagt demnach über Beschwerden im Bereich des Herzens, und zwar (nach Delius und in seinem Gefolge Christian):

- **dysrhythmische** Störungen (Herzstolpern, -rasen und -jagen)
- **dysdynamische** Störungen (Störungen in der Regulation des Herzens)
- **dysästhetische** Störungen (Schmerzempfindungen ohne entspr. Veränderungen im körperlichen Bereich)

Interessant ist natürlich: wie kommt jemand dazu oder was ist passiert, damit jemand ein vorher ganz unauffälliges Organ bei jeder kleinen Gelegenheit spürt?

Stutzig muß man als Arzt oder Schwester werden, wenn ein Patient nach der Aufnahme sofort anfängt, von seinen vielen fruchtlosen Behandlungen zu sprechen: „Also, Schwester, das muß ich Ihnen gleich sagen, ich habe diese Krankheit jetzt seit fast acht Jahren, ich war schon bei den berühmtesten Professoren. Bin ja 'mal gespannt, ob Sie mir hier helfen können."

Der Inhalt dieser Mitteilung ist einfach und dabei auch doppelt: Zum einen wird schlicht berichtet, daß dieser Patient wohl schon länger krank und in Behandlung ist. Zum anderen aber wird eine aggressive, vielleicht auch resignative Grundhaltung mitgeteilt. Der Patient würde gar nicht in unsere Behandlung kommen, wenn er nicht doch Hilfe bräuchte. Wir haben hier also einen *Ambivalenz*-Konflikt vor uns. Der Patient möchte Hilfe und Geborgenheit, lehnt sie aber dennoch durch seine versteckte Aggressivität ab. Für ihn ist diese Abhängigkeit fast demütigend, so daß dieser Patient unbewußt ein reaktiv verändertes Verhalten zeigt.

Eine Phobie zeichnet sich durch ein *Objekt* aus, vor dem man Angst hat, und den entsprechenden *Reaktionen*. Das Angstobjekt ist hier allerdings nicht das Herz, sondern es sind bestimmte Situationen, in denen das Herz leiden könnte. Diese Situationen werden nach Möglichkeit gemieden, so daß eventuell der Betroffene zu guter Letzt nur noch in seinem Zimmer bleiben kann, wo seinem Herzen keine Gefahr droht.

Wie sieht die Persönlichkeit des Patienten aus?

Es gibt zwei fast gegensätzliche Typen des Herzneurotikers:

- Es gibt einerseits den direkt, fast *symbiotisch* („zusammen lebenden") Abhängigen, bei dem allein der Gedanke an Trennung die Beschwerden auslöst.
- Und dann gibt es den (zwar auch Abhängigen), der diese Abhängigkeit allerdings eher als Niederlage, als Demütigung sieht.

In einem bestimmten Krankheitsabschnitt spielt diese „Herkunft" der Erkrankung allerdings keine Rolle mehr. Wichtig ist noch der Auslöser: Bei fast allen Betroffenen läßt sich ein *Trennungserlebnis* nachweisen. Meist mußte der Kranke sich von Personen trennen, denen er sehr verbunden war. Diese Trennung kann sehr unterschiedliche Ursachen haben: Verlassenwerden durch die Person, Tod oder Wegzug. Sehr oft ist diese Situation der Auslöser. Der Betroffene bemerkt die bedrohliche Einsamkeit, es verlangt ihn nach Zuwendung. Einsamkeit bedeutet aber Angst mit allen sympathikotonen Nebenerscheinungen (Hochdruck, Tachykardie), so daß es zur Auslösung von Herzrasen und -stolpern kommen kann. Sehr häufig wird hiermit ein Lernprozeß in Gang gesetzt, so daß sich die Phobie verfestigen kann. Insbesondere passiert dies dann, wenn der Patient eine warme Fürsorge aufgrund seiner Beschwerden erfährt. Dies ist auch wieder der typische sekundäre Krankheitsgewinn.

Mehr als nur zufällig häufig sind von einer Herzneurose betroffen das einzige Kind, der jüngste Sohn oder der vaterlos aufgewachsene Kranke. Bei allen darf man eine sehr enge

Beziehung zur Mutter unterstellen, die krankheitsunterstützend sein kann, wenn Trennungen nicht richtig verarbeitet werden können.

Wie erleben wir einen Anfall des Kranken?

Meist sehen diese Anfälle wie eine Angina-pectoris-Symptomatik oder gar ein Herzinfarkt aus. Anfälle dieser Art sind sehr dramatisch. Gerade der jüngere Arzt weiß oft nicht, wie er reagieren soll, wenn ein „massiver Herzinfarkt" einerseits auf kein Medikament reagiert und andererseits keine Krankheitszeichen in EKG oder Blut zu finden sind.

Im Notarzteinsatz wurden wir zu einer Tankstelle gerufen, auf deren Hof eine junge, sehr attraktive Frau gerade einen massiven „Herzanfall" hatte. Traubenweise standen die Leute um ihren Wagen herum, während sie drinnen abgearbeitet, blaß und mit schmerzverzerrtem Gesicht lag. Flugs wurden ihr von uns zwei Nadeln in ihre Arme geschoben, EKG abgeleitet, Infusionen fertig gemacht, eine notfallmäßige Untersuchung durchgeführt. Langsam ließen die Beschwerden (allerdings auch nach einem Beruhigungsmittel wegen der Aufregung und des bevorstehenden Transportes) nach. Im Krankenhaus konnte ein Herzinfarkt mit an Sicherheit grenzender Wahrscheinlichkeit ausgeschlossen werden. In der Zwischenzeit hatte sie, die noch nie vorher Herzbeschwerden gehabt hatte, mehrmals mit ihrem Mann telefonieren können, der etwa 350 km entfernt arbeitete. – Einige Wochen später der gleiche Einsatz zur gleichen Tankstelle mit der gleichen Patientin. Einziger Unterschied: Die Patientin war jetzt ausgehfein angezogen. Wieder erfolgte eine eingehende Untersuchung bis zur Mitteilung: Wir finden nichts. Der Ehemann, von seiner 350 km entfernten Arbeitsstelle herbeigerufen, holte sie ab. – Wiederum kurze Zeit später, gleiche Situation. Von dem jetzigen, sehr knapp gehaltenen Aufenthalt, bei dem wieder nichts gefunden wurde, holte sie der Ehemann nicht ab. – Am nächsten Tag die gleiche Situation, jetzt der Anfall vor einem Supermarkt. Der Ehemann kam wütend angebraust und zerrte sie fast aus dem Krankenhaus. Insgesamt etwa acht solcher Anfälle mit alarmiertem Notarzt waren nötig, bis die Frau einer psychiatrischen Untersuchung mit folgender Psychotherapie zustimmte.

Hier finden wir die Elemente wieder, die wir eingangs als der Herzneurose zugehörig beschrieben haben: Trennungsangst, darunter Herzrasen mit dem Gefühl, einen Herzinfarkt zu erleiden, dennoch symbiotische Beziehung. Was nicht gesehen wurde in diesem Beispiel war das Vermeidungsverhalten allen Situationen gegenüber, in denen der Patientin die ihr gefühlsmäßig wohl bewußte Problematik deutlicher werden könnte (wenn der Ehemann, der acht Tage ununterbrochen 350 km entfernt arbeitete und dann sechs Tage frei hatte, zu Hause war, vermied sie bewußt, über ihre Angst, allein zu sein, zu sprechen). Sie hatte sich ein System errichtet, das es ihr ermöglichte, die meiste Zeit relativ unbeschwert allein sein zu können. Manchmal versagte das System allerdings, dann mußte sie immer unter dem Eindruck eines akuten Herzinfarktes in ärztliche Betreuung.

Therapie

Natürlich muß immer ein bedrohliches Ereignis wie ein Herzinfarkt oder eine Angina pectoris mit allen apparativen Mitteln ausgeschlossen werden. Sollte sich kein Anhalt für eine körperliche Ursache der Erkrankung finden, dann hilft wohl am ehesten eine aufdeckende, also tiefenpsychologisch fundierte Psychotherapie. Verhaltenstherapeutisch wäre ein konfrontierendes Verfahren sinnvoll und möglich, d.h. der Betroffene wird einer Situation ausgesetzt, die sonst immer zu einem Herzanfall führt. Kann sich der Betroffene jetzt nicht durch Vermeidung dem Angstgefühl entziehen, erlebt er, wie wenig ihm die Angst tatsächlich tun kann. Häufig ist die Erkrankung damit schon behoben.

Angina pectoris und Herzinfarkt

Hierunter verstehen wir zwei Stufen derselben Treppe. Eine Angina-pectoris-Sympto-

---

* Angina pectoris, lat.: Enge der Brust

matik* entsteht durch „Lufthunger" des Herzens aufgrund einer verminderten Durchblutung der Herzkranzgefäße. Eine echte Angina ist also ohne eine koronare Herzkrankheit nicht vorstellbar. Zu diesem **Syndrom der koronaren Herzkrankheit (KHK)** gehören:
- Angina pectoris
- Herzinfarkt
- Linksherzinsuffizienz (Muskelschwäche des linken Ventrikels)
- Kombinierte Links- und Rechtsherzinsuffizienz
- Bewegungsstörungen des Herzens aufgrund einer Vernarbung oder einer Ausbuchtung (Aneurysma) nach Herzinfarkt
- Akuter Herztod

Um es nicht zu Mißverständnissen kommen zu lassen: Diese Erkrankungen *können* zusammen auftreten, *müssen* es allerdings nicht.

Zu einer Angina-Symptomatik kommt es in aller Regel erst dann, wenn der *Durchmesser* der betroffenen Kranzarterie um 50% reduziert ist (auch hier können Mißverständnisse auftreten, denn in der Darstellung der Herzkranzgefäße, der Koronarangiographie, macht das eine *Einengung* um 75% aus. Dieser Unterschied liegt an der unterschiedlichen Sichtweise).

Es kann allerdings auch zu einer Angina mit sogar infarkttypischen EKG-Veränderungen kommen, ohne daß die Gefäße überhaupt verengt sind. Dies resultiert dann aus einem Gefäßkrampf, einem **Vasospasmus**, der sich wieder auflösen kann (*Prinzmetal*-Angina nennt man dies).

Die Angina pectoris äußert sich durch:
- Schmerzen in der linken Brust,
- die manchmal in den linken Arm, dem Kiefergelenk, der linken Schulter oder der rechten Brust ausstrahlen können,
- Herzrasen
- Luftnot (die eigentliche Brustenge)
- Herzstolpern
- Todesangst
- eventuell Schocksymptomatik mit Hypotonie und kaltem Schweiß.

Behandlung der Wahl ist es, durch geeignete Medikamente eine möglichst rasche Wiedereröffnung des betroffenen Gefäßes zu erreichen. Am besten geeignet haben sich hier Nitrate, Kalziumantagonisten wie Nifedipin (Adalat®) oder bei einem akuten Verschluß des Gefäßes Strepto- oder Urokinase (siehe hierzu aber die Lehrbücher der Herzkrankheiten oder der herzwirksamen Pharmaka im Literaturverzeichnis).

Ein Herzinfarkt ist der spontan nicht wiedereröffnete Verschluß einer Koronararterie.

Eines ist noch wichtig zu bemerken: Etwa 70–80% aller Infarktpatienten hatten vor ihrem Infarkt *keine* Angina-pectoris-Symptomatik.

Wir kennen verschiedene *Risikofaktoren*, die mit einer erhöhten Rate von Herzinfarkten einhergehen, die wir in zwei Hauptgruppen unterteilen:

Primäre Risikofaktoren
Hypercholesterinämie
Bluthochdruck
Rauchen
Bewegungsmangel
Übergewicht
Diabetes mellitus

Sekundäre Risikofaktoren
ungünstige sozio-ökonom. Bedingungen
emotionale Probleme
Berufliche Überbeanspruchung
Typ-A-Verhalten

Die primären Risikofaktoren können wir auch als *hauptsächlich körperbezogene,* die sekundären als *vornehmlich seelische* Risikofaktoren verstehen.

Zum Typ-A-Verhalten haben wir uns ja schon in Kapitel ATL 1 geäußert. An dieser Stelle wollen wir noch einmal die Wichtigkeit dieses Konzepts unterstreichen. Das Typ-A-Verhalten ist gekennzeichnet durch Ehrgeiz, Aggressivität, Wettbewerbsverhalten, starken Antrieb, Ungeduld und emotionale Stabilität. Insgesamt darf einem A-Typ ein „freudloses Streben nach Erfolg" unterstellt werden. Ihn kennzeichnet die Verarbeitung von Widerständen: Setzt sich ihm bei Anstreben eines Zieles ein wie auch immer gearteter Widerstand entgegen, so ist dies für ihn kein Grund, seine Anstrengungen aufzugeben, sondern im Gegenteil sie noch zu verstärken. Dies hat bezüglich seiner Herzfunktion natürlich die Auswirkungen, daß es immer unter Dampf steht, also durch Katecholamine gereizt wird. Dadurch ist natürlich die Durchblutung der einzelnen Koronararterien so ausgelastet, daß die **Koronarreserve**, also der Unterschied zwischen normaler und maximaler Durchblutung, eingeschränkt ist.

Sekundäre Risikofaktoren

Diese Faktoren wollen wir gesammelt besprechen. Ganz grob zusammenfassend können wir nämlich feststellen, daß sich alle Faktoren, die in einem Widerspruch zu sicherem, geborgenem, von Nöten freiem und auch angstfreiem Leben stehen, mit einer höheren Rate von Herzinfarkten einhergehen. Auch das Typ-A-Verhalten muß hier eingerechnet werde, denn symbolisch gesehen ist der A-Typ immer auf der allerdings nie erfüllten Jagd nach Sicherheit. Eine überschießende Leistungsmotivation geht in der Regel (das kann man schon aus eigener Erfahrung sagen) auch nicht mit einer höheren Arbeits- oder Lebenszufriedenheit einher.

Etwas auffällig ist dann noch die Tatsache, daß Personen unterschiedlichster körperlicher Voraussetzungen im Laufe der Zeit doch zu einer gemeinsamen Risikozunahme kommen. Konkret: Der dicklche Hypertoniker und die eher schlanke Hypotonikerin entwickeln dann ein fast gleichhohes Risiko an einem Herzinfarkt zu erkranken, *wenn* sie verheiratet sind und lange genug zusammen leben. Das ist eine merkwürdige Erfahrung, die aber auch leicht erklärbar ist: Im gemeinsamen Leben passen sich viele psychosoziale Komponenten an. Die Sorge um das Gehalt, um die Kinder, um eine sichere Wohnung, die Klagen über berufliche Schwierigkeiten oder ungünstige Nachbarschaftsverhältnisse werden gemeinsam ertragen oder müssen gemeinsam bewältigt werden. An diesem Beispiel kann man den Einfluß der sekundären Risikofaktoren sehen, die eben dann zu einer Zunahme der Erkrankungswahrscheinlichkeit führt, auch wenn die primären Risikofaktoren sehr unterschiedlich sind.

Bei den primären Risikofaktoren können wir auch ein merkwürdiges, verstandesmäßig sicherlich nicht zu erklärendes Verhalten finden: Obwohl wir davon ausgehen sollten, daß ein Mensch ein vernunftbegabtes Wesen ist, fällt es schwer, das überall bestätigt zu finden. Jemand mit einem einmal erlittenen Infarkt raucht weiter, so daß sich die Leute am Nebentisch beschweren, sie könnten den Geschmack des Essens nicht mehr erkennen, er achtet nicht auf sein Gewicht, „Zückerli" sind bevorzugte Nebenspeisen usw.

Zusammenfassend kann man wohl sagen, hier ist jemand **kontraphobisch**. Der Ausdruck will besagen, daß sich jemand gerade entgegen der normalen Angst vor einem erneuten Ereignis, einem Infarkt, benimmt. Oft wird ein Hinweis auf die Lebensführung auch noch wie von oben herab abgewiesen: „Ich weiß schon, was mir gut tut." Diejenigen, die sich ehrliche Mühe mit der Behandlung solcher Patienten geben, stehen manchmal erschüttert und fassungslos vor ihnen – oder sie meinen resigniert: „Dummheit ist eben auch ein Risikofaktor!"*

Wir können bisher zusammenfassen: Koronarpatienten bewältigen ihre Angst vor

---

* Die Haltung des hier geschilderten Patienten wird übrigens von den Krankenkassen indirekt unterstützt: Müssen einem Patienten mehrere teure Medikamente verschrieben werden, die er auch regelmäßig nimmt und sich auch sonst nach seiner Krankheit richtet, so droht dem Hausarzt u. U. doch ein „Regreß" (eine Rückzahlung an die Kassen) wegen der teuren Medikamente. Für die Kassen ist es wirtschaftlich nicht zu beanstanden, wenn ein Herzpatient weiterhin raucht, „frißt und säuft", aber die billigeren Betablocker verschrieben bekommt. Verstandesmäßig ist das doch nur sehr schwer zu erfassen.

Selbstwertverlust (oder auch nur -minderung) durch Leistungsverhalten, auch wenn sich bereits Erschöpfungszeichen zeigen sollten.

Wir finden bei Koronarpatienten deshalb zwei Komponenten, die – wohl im Gegensatz zu unseren eigenen Erfahrungen – ein *selbstunsicheres* und ein *angstbesetztes Verhalten* zeigen.

Selbstunsicherheit
Nicht ablehnen können
Nicht fordern können
andere nicht loben können
andere nicht kritisieren können

Angst
übermäßig sorgfältig sein
verantwortungsbewußt sein
viel arbeiten
schnell arbeiten

Die sich aus diesen Persönlichkeitsmerkmalen ergebenden Konsequenzen können eben zu einer Überlastung führen. Der Körper ist de facto immer auf einem erhöhten sympathikotonen Niveau mit allen Konsequenzen für Herz und Kreislauf.

Nach einem Herzinfarkt

In aller Regel wird ein Patient mit nachgewiesenem Infarkt oder auch nur dem begründeten Verdacht auf einen Infarkt im Krankenhaus zuerst mit einer kardiologischen Überwachungsstation oder einer Intensivstation Kontakt haben. Wir wissen nicht nur aus höchst lehrreichen Filmen (wie der „Schwarzwaldklinik") oder Büchern, wie es dort aussieht, sondern können ja auch aus eigener Erfahrung berichten.

In aller Regel piept und blinkt dort etwas, die unabweisbare Hektik gehört fast schon zum Berufsethos der Intensivschwestern und -pfleger, Tag und Nacht brennt dort Licht, Patienten kommen und gehen, über dem Bett befindet sich ein Monitor mit für den Patienten nicht einsehbaren Wellen und Ziffern. Alles das muß natürlich beunruhigen – besonders jemanden, der bisher sein Leben komplett selbst im Griff zu haben glaubte, der selbst gerne alles unter Kontrolle hatte. So ist es auch kein Wunder, daß etwa 80% der Patienten ängstlich reagieren und 60% depressiv. An diesen Zahlen überrascht uns eigentlich nur, daß sie niedriger sind als wir aus eigener Anschauung glauben.

Da Intensivstation auf amerikanisch *intensive care unit* heißt, nennt man die Reaktion auf eine Einweisung dort gerne *intensive care unit syndrome* oder für Einheimische „Intensiv-Syndrom".

Dieses Syndrom setzt sich zusammen aus: Angst, depressiver Verstimmung, Störungen der Konzentration, Schlafstörungen und auch Unsicherheitsgefühlen über die Zukunft.

Dieses Syndrom ist nun nicht typisch für Herzinfarktpatienten, sondern gilt im allgemeinen für alle Notfälle. Nur, wie wir gesehen haben, sind Infarkt- oder Koronarpatienten ja eine besondere Klasse von Mensch: Für sie gilt, daß sie ihr Leben selbst unter Kontrolle haben wollen, sie können eine Leitung von anderen nur schlecht ertragen. Wenn wir uns erinnern, so reagieren Koronarpatienten ja auf Schwierigkeiten gerade mit verstärkten Anstrengungen, sie zu beseitigen. Und nun sind sie in einer Situation, in der fast alles, was gemacht wird, ohne eigenes Dazutun erledigt wird. Kennzeichnend ist z.B., daß, trotz aller gegenteiliger mündlicher Äußerungen, diese Patienten doch vor invasiven Eingriffen wie Einschwemmkatheter oder Koronarangiographie größere Angst haben. Diese Untersuchungen stellen Belastungen dar, die eben nicht von allen Patienten seelisch erfolgreich verarbeitet werden können.

Es sieht fast so aus, als ob manche dieser Patienten sich scheuen oder sogar Angst davor haben, daß mit einer solchen Untersuchung, die ja im wahrsten Sinne *unter die Haut geht*, Erscheinungen aufgedeckt werden, die eigentlich zugedeckt gehörten. Zur Begründung der Ablehnung hört man dann oft Sätze wie: „Natürlich sehe ich die Untersuchung ein, mache sie auch gerne mit, aber jetzt geht es nicht. "Achten wir einmal auf die Ablehnungsbegründungen, so können wir diese Angst vor dem Aufdecken schnell erkennen.

Wir können das seelische Erleben nach einem Infarkt in drei Phasen unterteilen: Zuerst ist es die Verarbeitung dieses Geschehens direkt nach dem Ereignis, zumeist auf einer Intensivstation, die zweite Phase ist dem Aufenthalt nach der Intensivzeit zuzurechnen (also die sog. Frührehabilitation), der dritte Abschnitt bezieht sich dann auf die Verarbeitung im Bereich der Anschluß-Heilbehandlung (AHB) und dem „Leben nach dem Infarkt".
Jede dieser Phasen hat in der Regel einen etwas anderen Verlauf und einen anderen Schwerpunkt in der Verarbeitung.
Problematisch wird das seelische Erleben bei einer instabilen Angina pectoris nach einem Infarkt. Der Patient muß entweder länger auf der Intensivstation liegen, während vielleicht gleichzeitig eingelieferte oder sogar später dazugekommene Patienten bereits verlegt sind. Oder er wird von der Station wieder auf Intensiv zurückgebracht.
Man muß kein Fachmann sein, um zu begreifen, was hier im Patienten vor sich gehen muß. Seine Situation scheint ja so schlecht, vielleicht gar so hoffnungslos zu sein, daß er immer wieder ein Notfall wird. Sein Herz scheint unrettbar verloren. Diese Erkenntnis oder auch nur dieses Gefühl führt selbstverständlich zu einer Reaktion des kardiovaskulären Systems der Alarmhaltung. Wieder werden also vermehrt Katecholamine ausgeschüttet, das Herz kann sich auf diese Weise nur sehr schwer erholen. Ein solches „Stationsschaukeln" kann also für sich genommen schon die Basis zu einem neuen Infarkt legen.

Nur als Beispiel dafür, wer etwas begriffen hat und wer nicht: In der kardiologischen Abteilung eines akademischen Lehrkrankenhauses war genau dieser Fall aufgetreten: Ein Patient wurde insgesamt viermal von der Intensivstation auf eine Normalstation und zurück bei immer wieder auftretenden pectanginösen Beschwerden verlegt. Die ÄiP der Station, eine Kollegin mit Weitblick und sehr ausgeprägtem Einfühlungsvermögen, schlug vor, da sie den Patienten sehr genau einschätzen konnte, ihn bei wieder aufgetretenen Beschwerden nicht auf die Intensivstation zurückzuverlegen, dies sei psychisch sicherlich besser. Zu unser aller Entsetzen blaffte der für die Station zuständige Oberarzt zurück, ihn interessiere die Seele in keiner Weise, ihn interessiere nur das Herz. – Weiter kein Kommentar.

Wenn wir uns die Stationen nach einem Infarkt anschauen, so sehen wir:
- direkt nach einem Infarkt eine Stimmung der Depression und Angst, auch vor direkt invasiven Eingriffen und dem Ergebnis aus diesen Untersuchungen;
- in der Phase der Frührehabilitation eine leichte Stimmungsaufhellung, verbunden mit dem Gefühl, seine Krankheit nun „wieder im Griff" zu haben;
- nach einer Rehabilitation und der beruflichen oder sozialen Wiedereingliederung gibt es zwei Möglichkeiten: Entweder kann jeder ärztliche Rat punktgenau ausgeführt werden oder nach dem Motto „Viel hilft viel" kann sich der Patient auch bewußt besonders fordern, z.B. daß die Übungen der Koronarsportgruppen doppelt gemacht werden, statt des empfohlenen leichten Laufes von vier Kilometern in 30 min werden dann acht Kilometer in 35 min absolviert usw Beides jedoch paßt zu dem psychologischen Grundmuster des Koronarpatienten, angstbesetztes Verhalten durch (Über-) Sorgfältigkeit zu kompensieren.

Weiter kann man eine statistische Tatsache noch anführen: Je unzufriedener ein Patient mit seinem bisherigen Leben war, desto schwerer wird auch die Verarbeitung eines so einschneidenden Geschehens wie eines Herzinfarktes. Deshalb bietet sich bei bestimmten, auf der Station wegen anhaltender Depression auffälligen Patienten eine gesonderte psychotherapeutische Führung an.

Rehabilitationsphase

Max Halhuber, der „Nestor" der deutschen kardiologischen Rehabilitation, sieht drei Aspekte einer jeden Rehabilitation:
- Der Blick in die Gegenwart mit Sorge auf kardiologische Folgezustände.
- Der Blick in die Vergangenheit mit den soziopsychologischen Aspekten, dem Patienten den Platz wieder zu verschaffen, den er vor seiner Erkrankung innegehabt hatte.
- Der Blick in die Zukunft mit dem Aspekt der Rehabilitation als Zweit- oder Drittprävention vor weiteren Schädigungen.

Zusammengefaßt heißt das, daß der Patient in dieser Zeit lernen soll, die Krankheit anzunehmen und mit ihr zu leben, er soll sich Wissen über Zustandekommen und mögliche Komplikationen aneignen und er soll emotionalen Rückhalt in Familie, bei Freunden und am Arbeitsplatz finden. Bei Einfügung dieses Konzepts bereits im Krankenhaus finden wir bezogen auf Lebensqualität und Lebensfreude die besten Ergebnisse.

Da wir zumeist in der Frühphase behandeln, müssen wir mit dem Aspekt umzugehen lernen, daß die Infarktpatienten vor einer sehr großen Anstrengung stehen: Sie müssen vielleicht sogar ihr gesamtes Leben umstellen. Denken wir an die primären oder körperbezogenen Risikofaktoren, so kann dies heißen: Geselliges Essen in der so beliebten Männerrunde mit deftigsten Speisen kann tabu sein, Bequemlichkeit, jeden Schritt per Auto zu erledigen, wird zur Sünde, eine Gewichtsabnahme kann sehr schwer werden, die geliebten Zigaretten müssen aufgegeben werden usw. Welche Leistung es sein kann, sich „nur" das Rauchen abzugewöhnen, dürften statistsich gesehen etwa 45% der Leser selbst erfahren haben.

Dabei ist es doch wirklich nicht so schwer. Der lebenskundige und schon erwähnte Schriftsteller Mark Twain meinte *ganz* ernsthaft: „Das Rauchen aufgeben? Nichts leichter als das. Ich habe das etwa schon hundertmal gemacht."

Jemandem also zu sagen, vielleicht innerhalb einer fünfminütigen Visite, Sie müssen mit dem Rauchen aufhören, etwa 16 kg an Gewicht verlieren und Ihre Eßgewohnheiten komplett umstellen, bringt überhaupt nichts – auch wenn man noch wohlwollend eine Diätberatung ankündigt! Denn dies ist meist keine Sache des Kopfes (des Verstandes), sondern des Bauches (des Gefühls). Es geht in der Regel nicht ohne Motivation, und die wird nicht durch Verbote erreicht, sondern durch Darstellung des Positiven, dessen, was jemand an Lebensqualität gewinnt, wenn er bestimmte Ratschläge befolgt. Wenn wir *non-compliante* (siehe hierzu Kapitel ATL 2) Koronarpatienten haben, so liegt das in den meisten Fällen an *uns*, nicht an anderen!

 Zusammenfassung: Eine koronare Herzerkrankung ist ein Geschehen, das aus mehreren Ursachenblöcken entstanden ist. Wir unterscheiden primäre, körperbezogene *Risikofaktoren* (RF) von sekundären, soziopsychologischen. Von besonderer Bedeutung ist hier das *Typ-A-Verhalten*, das geprägt ist von Ehrgeiz und Erfolgsstreben. Je mehr dieser RF zusammentreffen, desto höher ist die Gefahr der Entwicklung einer koronaren Herzkrankheit bis hin zum Herzinfarkt. Bei der Verarbeitung eines Herzinfarktes sehen wir anfänglich depressiv-ängstliche Patienten, wobei sich im Verlaufe der Heilung diese Stimmung wieder geben kann bis hin zu einem Wiederaufleben genau der psychischen Momente, die als sekundäre RF mit ursächlich für den Infarkt waren.

Arterielle Hypertonie

Im Grunde genommen zählen zu dem psychosomatisch relevanten Bereich dieser Erkrankung nur die **essentiellen Hypertonieformen**, also die, für die es keine körperliche Begründbarkeit gibt. Nierenarterienstenosen,

Arterienverengungen, Nebennierenadenome oder andere Hormonstörungen fallen nicht in diese Rubrik. Da die essentielle Hypertonie aber etwa 80 bis 90% aller Hypertonien ausmacht, kann man fast Hypertonie mit essentieller Hypertonie gleichsetzen.

Nach den Beschreibungen der Weltgesundheitsorganisation (WHO) ist eine Hypertonie dann erreicht, wenn bei mehrfachen Blutdruckmessungen an verschiedenen Zeitpunkten über längere Zeit hinweg der systolische Blutdruck 21,7 kPa (160 mm Hg) und/oder der diastolische Blutdruck 12,7 kPa (95 mm Hg) übersteigt.

Eine Hypertonie schmerzt nicht – im Gegensatz zur Angina pectoris. Erkennen kann man das schon daran, daß Hypertoniker im allgemeinen die unzuverlässigsten Tabletteneinnehmer sind (im Gegensatz zu den Koronarpatienten, die wegen ihrer Schmerzen ihre Tabletten schon sehr regelmäßig nehmen). Vielen Patienten ist nicht ersichtlich, weshalb sie Tabletten, eventuell sogar ein ganzes Leben lang nehmen müssen, wobei sie doch überhaupt keinerlei Beschwerden haben. Ein reiner Wert muß doch nicht behandelt werden...

Probleme des Blutdrucks sind ja auch nicht die Werte an sich, sondern ausschließlich die Folgen, die sich aus den hohen Blutdrücken ergeben: Schlaganfälle, Nierenschwächen, Herzmuskelschwächen, Entwicklung von koronaren Engstellen bis hin zum Herzinfarkt, Sehschwäche aufgrund von Einblutungen in die Netzhaut usw.

Wir vergleichen den Hypertoniker deswegen häufig mit jemandem, der vom 11. Stock eines Hochhauses springt und im Vorbeifallen den Leuten auf den Balkonen zuruft: „Ich weiß gar nicht, was ihr habt, das Fallen ist doch gar nicht so schlimm" ... Warten wir es ab, wenn der Springer unten ankommt.

Entstehung

Koronare Herzkrankheit und arterielle Hypertonie gleichen sich sehr. Auch bei der Hypertonie scheint der Patient dauernd unter innerer Anspannung zu leben, wie in einer dauernden Erwartung. Meist erkennen wir die Leute an Äußerungen wie „Was auch passiert, ich bin immer bereit" oder „Mich kann nichts überraschen". Physiologisch verändert sich hier ähnliches wie bei der KHK: Der Betroffene steht ständig „unter Dampf", ist innerlich unter andauernder Spannung.

Auch bei der Hypertonie sehen wir Patienten, die dem A-Typ entsprechen, die also ein wettbewerbsorientiertes Verhalten an den Tag legen, die beharrlich nach Lösungen suchen, wo andere schon längst die Flinte ins Korn geworfen hätten, die auch schlecht nein sagen können usw.

Hypertonie und koronare Herzkrankheit gleichen sich sehr.

Krankheitsverarbeitung

Entsprechend wird auch die Verarbeitung einer Erkrankung sein. Gehen wir davon aus, daß wir auch hier sowohl angstbesetztes als auch selbstunsicheres Verhalten vorfinden, so können wir das Verhalten dem der KHK und dem des Herzinfarktes entsprechend sehen.

Es gibt ebenfalls zwei Möglichkeiten des Umgangs mit der Erkrankung: Einerseits kann eine Meinung entstehen, ich schaffe das schon alleine, ich kann schon allein mit den hohen Blutdruckwerten umgehen, ich habe ja auch alles andere bisher geschafft. Andererseits kann auch die Angst Oberhand gewinnen. In diesem Falle wird peinlich genau jeder Anweisung, jedem Vorschlag Folge geleistet, bis hin zur „Überkompensation": Aus den empfohlenen acht Kilometer Waldlauf werden zwölf Kilometer Sprint, das beruhigende Radfahren wird zu einer Mountain-Bike-Tour durch die Karpaten umfunktioniert. Oft hat man den Eindruck, der Patient führt einen Wettbewerb mit seinem Blutdruck: „Heute habe ich wieder 6 mm Hg weniger als gestern morgen, wenn ich mich weiter anstrenge, schaffe ich morgen 8".

Es ist wohl nicht schwer, sich vorzustellen, daß die Führung dieser Patienten nicht sehr einfach ist, sei es nun in der ärztlichen Praxis oder im Krankenhaus.

Betreuung

Als Behandelnde sollten wir wissen, daß Hypertoniker ihre Aggressivität oder auch ihre Rivalitätsgefühle schlecht oder gar nicht in Worte fassen. Dennoch bekommt man sie sehr häufig zu spüren. Beispielsweise dann, wenn ein genau festgelegtes Therapiekonzept erarbeitet wurde, das die wichtigsten Punkte wie Ernährung, Beweglichkeit, berufliche Belastungen und auch Medikamente umfaßt, erarbeitet, ohne daß der Patient allerdings von sich aus seine eigenen Bedürfnisse mit eingebracht hat. Es kann also sein, daß man Einigkeit darüber erzielt hat, ein bestimmtes Gewicht zu erreichen, im Beruf die Schwerpunkte woanders zu setzen und zugleich Entspannung zu Hause durch Wiederaufnahme eines früher ausgeübten Hobbies zu erreichen, wobei das ganze Konzept dann daran scheitert, daß der Patient nicht angibt, welch große Bedeutung für ihn das gemeinsame Essen und Trinken mit Freunden hat, was nicht mit der Gewichtsreduzierung in Einklang zu bringen ist.

Insgesamt darf man berechtigt davon sprechen, daß es sehr mühselig ist, Hypertoniker zur Zufriedenheit aller zu behandeln.

Hinzu kommt noch der sog. „Weißkitteleffekt" oder das „Wartezimmersyndrom": Der gespannt auf die Blutdruckmessung wartende Patient hat dann natürlich in dem Moment der Messung einen deutlich erhöhten Blutdruck, gerade weil er auf ein für ihn gutes Ergebnis wartet. Wir sehen deshalb häufig die doch sehr überraschenden Befunde, daß bei Messung „per Hand" durch die Schwester oder den Pfleger der Wert oftmals gravierend höher liegt als bei „anonymer" Messung durch ein Langzeitblutdruckmeßgerät. Dies kann natürlich zu einer Frustrierung führen, möglicherweise gar zum Abbruch der gesamten Behandlung. Deswegen sollten sich automatische und Per-Hand-Messungen immer ergänzen.

Zusätzlich zu einer medikamentösen Behandlung, die in den meisten Fällen zur Verhinderung von Komplikationen unerläßlich ist, haben sich entspannende Verfahren bewährt. Wenn wir auch nicht die Meinung vertreten, daß durch autogenes Training *allein* eine ausreichende und langfristige Senkung des erhöhten Blutdrucks möglich ist, so sehen wir doch darin eine günstige Begleitbehandlung. Weiterführende Maßnahmen können alle Arten von Sport sein, die die Ausdauer betreffen und, als Faustregel, etwa 1/7 der gesamten Muskelmasse erfordern (also z.B. die Oberschenkelmuskulatur), z.B. Waldlauf, Radfahren oder Spaziergänge. Neben den physiologischen Ergebnissen wie Salzverlust, Ökonomisierung und „Vagotonisierung" der Herzarbeit darf ein Aspekt nicht aus den Augen verloren werden: Durch regelmäßigen Sport kann der Patient *erleben* und *erfahren*, daß er selbst für seine Erkrankung etwas tun kann, was über das regelmäßige Schlucken von Tabletten hinausgeht. Da gerade die Hypertoniker erlebnissuchende Patienten sind, kommt ihnen diese Begleitmaßnahme sehr oft entgegen. Aber auch hier Vorsicht: Typ-A-Patienten neigen dazu, auch hier einen Wettbewerb zu sehen: Soll ich in der ersten Woche nicht mehr als 1500 m pro Lauf schaffen, so kann ich beweisen, daß ich 5 km locker erreichen kann!

 Zusammenfassung: Die Entstehung der arteriellen Hypertonie ungeklärter Ursache kann ähnlich wie die der koronaren Herzkrankheit verstanden werden. Auch hier haben wir im Persönlichkeitsbild einen A-Typ vorherrschend. Die Behandlung wird in erster Linie langfristig medikamentös sein, wobei Entspannungsverfahren ergänzend durchaus zu einer Reduzierung der Medikamente führen können. Die Behandlung ist sehr oft mühselig und wird durch versteckte und in den meisten Fällen nicht geäußerte Aggressionen oder Rivalitätsgefühle noch zusätzlich erschwert.

ATL 9 Arbeiten und sich in der Freizeit beschäftigen

Hauptschwerpunkt dieser Lebensaktivität ist das geistige Leben. Arbeit ist geistige Auseinandersetzung mit der Natur und der Materie; Tiere arbeiten nicht. Arbeit und Spiel sind deshalb durch *Zweck* und *Sinn* unterschieden: Mit der Arbeit bezwecke ich etwas, sie ist mit Erreichen des Zieles beendet. Das Spiel betont eher den lustvollen Charakter, den Sinn an einer Sache an sich selbst zu finden. Zur Freizeit selbst gehört die Ruhe und Entspannung, die sowohl Arbeit an einem Hobby als auch Spiel umfassen kann.

Wir haben zu Störungen, die durch diese ATL beschrieben werden kann, Suchterkrankungen und phobische Syndrome gerechnet, die ein zielgerichtetes Arbeits- und Freizeitverhalten verunmöglichen. Der Bereich Streß gehört auch in diesen Bereich, wurde aber z.T. schon in der ersten Lebensaktivität mitbesprochen.

Im Gegensatz zu unseren Vorfahren müssen wir erheblich weniger arbeiten. Lag zu Beginn unseres Jahrhunderts die durchschnittliche Arbeitszeit eines abhängig Beschäftigen noch bei über 60 Stunden wöchentlich über sechs Tage verteilt, so hat sich dieser Anteil mittlerweile drastisch reduziert. In einigen Branchen werden an vier Tagen wöchentlich nur noch knapp 30 Stunden gearbeitet. Des weiteren hat sich der Urlaubsanspruch auch erheblich erweitert. Zudem gibt es eine Menge von Feiertagen, die ebenfalls nicht in die Arbeitszeit fallen. Hier geht der Bereich von 13 Tagen zusätzlich frei in Bayern bis zu neun Tagen in Bremen und Niedersachsen.

Wir können also wertfrei feststellen, daß zum Erhalt unserer Lebensbedingungen immer weniger gearbeitet werden muß. Hauptsächliche Ursache hierfür ist eine weitgehende Automatisierung, die der menschlichen Arbeitskraft viel abnimmt. In diesem Spannungsbereich stehen die sozialen Berufe wie auch der Pflegebereich. Obwohl auch hier mechanische Hilfen viel Arbeit abnehmen können, ist natürlich die Hauptaufgabe nicht vom Menschen zu trennen: Zuwendung, direkte Hilfe. Der Pflegebreich steht aus diesem Grunde in einer Zwitterstellung: Einerseits ist die Arbeit und der hierfür benötigte Zeitaufwand relativ unattraktiv, andererseits wirkt er gerade durch die Möglichkeit zu eigenem Schaffen und zu Kontakten zu anderen wieder attraktiv.

Wir kennen es mit Sicherheit auch: Dieses Gefühl, nach einem absolut unangenehmen Arbeitstag einfach nichts mehr sehen und hören zu wollen, einfach wegzutauchen, sei es in der Disco im Gleichschritt mit anderen Ravern oder bei einigen Bierchen und Kurzen…

Manchmal meinen wir direkt den Zusammenhang zwischen Zufriedenheit bei der Arbeit und in der Freizeit spüren zu können. Eine sinnentleerte Arbeit macht auch oft keinen Appetit auf Sinnsuche in der Freizeit. Ein „Herumhängen" kann oft die Folge sein. Auf diese Weise wird oft der Ansatz zu einer „Ersatzbefriedigung" wie trinken zu einer Sucht ausarten.

In diesem kurzen Kapitel möchten wir ansprechen: Psychosomatische Probleme bei
- Suchterkrankungen
- phobischen Erscheinungen

Suchterkrankungen

Eine Abhängigkeit oder gar eine Sucht ist eine sehr deutliche seelisch-körperliche Beeinträchtigung durch ein krankhaftes Vernetzen beider Bereiche (die beiden Begriffe verschwimmen in manchen Diskussionen. Wir meinen, eine **Abhängigkeit** ist die seelisch oder körperliche Gebundenheit an einen Stoff, wobei eine **Sucht** sich weiter auszeichnet durch einen Drang zur Erhöhung der eingenommenen Stoffmenge. Zusätzlich müssen wir noch sekundäre Erscheinungen wie Fehlernährung und Beschaffungskriminalität hinzuzählen). Anders aber als beim Sport (den wir als den „gesunden" Gegenpol hierzu bezeichnen können) gewinnt hier allmählich die körperliche Komponente die Oberhand.

Es gibt viele Stoffe, von denen wir abhängig werden können – auch Stoffe, von denen wir jetzt wahrscheinlich noch gar nichts ahnen.

Vor dem ersten Weltkrieg entwickelte die Firma Bayer ein Hustenmittel, das wegen seiner hervorragenden Wirkung allgemein geschätzt und beliebt war. Es gab kaum bekannte Nebenwirkungen, lediglich eine lästige Verstopfung fiel gelegentlich auf. Was noch auffiel war, daß die Kranken gar nicht so gerne wieder gesund werden wollten, weil sie dann nicht mehr ihr Hustenmittel bekamen. Eine gewisse Abhängigkeit fiel schon auf, bis nach vielen Meldungen Bayer das Medikament schleunigst vom Markt zog: Es handelte sich um den Hustensaft Heroin®.

Wir sollten also grundsätzlich aufpassen, wenn bestimmte Medikamente oder andere Stoffe plötzlich sehr begehrt sind.

Zu den Suchterkrankungen rechnen wir im allgemeinen in unseren Breitengraden:
- Alkoholismus
- Drogen- und Rauschmittelkonsum
- Schlafmittelabhängigkeit
- Nikotinabhängigkeit

Hinzu kommen diverse andere Rauschmittel, insbesondere sog. **Designer-Rauschmittel**, die am Reißbrett entworfen und industriell gefertigt werden (z.B. Extasy oder Angel's Dust).

Alkoholismus

Die Grenzen zwischen Gebrauch, Mißbrauch und Abhängigkeit im Zusammenhang mit Alkohol sind fließend. Erschwerend kommt hinzu, daß Alkohol eine „Gesellschaftsdroge" ist, eine, die fast ausschließlich nur im Zusammensein mit anderen kennengelernt wird. So gehört es zu den „Mannbarkeitsriten", „einen ordentlichen Stiefel" (ursprünglich wirklich ein Reitstiefel, später einer aus Glas) vertragen zu können. Oder denken wir an die zeremoniellen Besäufnisse der Korps-Studenten: Alkohol gehört dazu.

Das ist einer der widersinnigen Aspekte in unserer Gesellschaft, daß Besäufnisse zum Erwachsenwerden gehören, der Alkoholiker aber bereits ein Außenseiter ist.

Über die Ursachen des Alkoholismus wollen wir uns an dieser Stelle auch gar nicht unterhalten (dazu möchten wir auf das immer wieder neu aufgelegte Buch von Wilhelm Feuerlein verweisen), uns geht es um seelisch-körperliches Erleben im Zusammenhang mit einer Alkoholkrankheit.

Die Veränderungen am Körper merkt der Betroffene erst relativ spät, dann nämlich, wenn es ein „Zurück" aus eigener Kraft kaum noch gibt. Es ist ein Drang zu verspüren, Alkohol zu trinken, Probleme auf diese Weise leichter umgehen zu können oder gar nicht zu erkennen. *Körperliche Veränderungen* in dieser Zeit betreffen ein allgemeines Nachlassen der Kräfte, schnelle Ermüdbarkeit, auch ein

Nachlassen der Potenz bzw. der Libido, Störungen also, die der Betroffene gar nicht unbedingt auf seinen Alkoholkonsum beziehen muß. Zudem tritt noch etwas auf, was ein Bemerken auch nicht gerade fördert: In der Tat geht es nach einem kleinen Schluck Alkohol schon schnell wieder etwas besser, der alte Elan ist zumindest für einige Zeit wieder da.

Hört dieser Kreislauf allerdings nicht auf, so tritt der körperliche Verfall rasch ein. Von dauernder Übelkeit (sowohl eine zentrale Übelkeit mit Reizung des Brechzentrums am Boden des vierten Ventrikels als auch eine gastrale Übelkeit mit Gastritis) bis zu Nervenkribbeln, Herzunregelmäßigkeiten und Blutungen aus Magen und Darm reicht das Angebot der Symptome. Zu dieser Zeit bemerkt auch der härteste Schlucker, daß hier nicht alles in Ordnung ist. Meist wird in dieser Phase der heilige Schwur getan: „Nie wieder Alkohol!" In einer solchen Phase ist die Motivation zu einer Entziehungskur relativ hoch. Mittlerweile gab es in der Regel auch schon Probleme am Arbeitsplatz oder in der Familie. Interessant, daß sich hier die Konstellation richtig bemerkbar macht, die dem Alkoholiker das Trinken erleichtert oder erschwert: Man spricht vom *familiären Ko-Alkoholiker*, wenn der Partner den Konsum nicht nur deckt und verschleiert, sondern durch seine Handlungsweise unbewußt auch weiter dazu anregt. Ein solcher Ko-Alkoholiker wäre jemand, der den Partner, liegt er wieder betrunken herum, vor Gästen verleugnet, seine leeren Flaschen diskret wegräumt, ihm beruflich ein verlängerter Arm wird und seine Abhängigkeit durch Überversorgung unterstützt.

Einer psychischen Katastrophe kommt dann der plötzliche Entzug dieser Unterstützung gleich. Oft bricht nämlich der Ko-Alkoholiker zeitlich gesehen vor dem Alkoholiker zusammen und kann diese Unterstützung nicht mehr gewähren.

Das seelische Erleben eines Alkoholikers besteht aus einem Erhaltungstrieb: Beschaffung und Konsum von Alkohol. Andere Interessen werden vernachlässigt oder ganz aufgegeben, weitere Schwerpunkte können nicht gesetzt werden.

Im Krankenhaus ist es deshalb ungemein schwierig, einen Alkoholiker, der unter Entzugsmedikation steht, die Zeit, die er nun zur Verfügung hat, sinnvoll auszufüllen zu helfen. Nicht nur an der sozialen Bezugsgruppe, sondern auch an dem Unvermögen, seine Zeit nun sinnvoll zu verbringen, scheitert so manche eigentlich erfolgversprechend begonnene Entziehungskur.

Drogen- und Rauschmittelmißbrauch

Seit ein Lübecker Amtsrichter in einem aufsehenerregenden Urteil befand, daß es verfassungswidrig sei, die eine Suchtform zu sanktionieren und sogar noch Steuern dafür einzunehmen, die andere aber scharf zu verfolgen, gibt es eine weitgespannte Diskussion über die Zulässigkeit sog. *harter Drogen* (wobei stillschweigend davon ausgegangen wird, daß Alkohol eine weiche Droge sei).

Und in der Tat kann man sagen, Haschisch ist mit Sicherheit nicht gefährlicher als Alkohol. Es macht einerseits nicht dermaßen gravierende körperlichen Schäden wie der Alkohol, andererseits auch keine so empfindliche Persönlichkeitsveränderung. Es kommt irgendwann mit Sicherheit dann das Argument von Haschisch als „Einstiegsdroge", aber keine Untersuchung belegt, daß Haschisch wirklich notwendig zu Heroin oder noch üblerem Zeug führt.

Einstiegsdrogen Nr. 1 in Deutschland sind Zigaretten und Kola, ohne eines von beiden wird man so gut wie nie zu Alkohol oder Haschisch geleitet.

Die Wirkung der euphorisierenden Drogen läßt sich am Namen erkennen: Sie verbessern die Stimmung. Insofern ist natürlich die Gefahr einer Gewöhnung gerade dann, wenn man sonst keinen Grund zu guter Stimmung hat, besonders groß. Niemand wird einen „Traurigmacher" konstant mit wachsender

Dosis nehmen, wenn er ansonsten guter Stimmung ist. Umgekehrt ist das aber vorstellbar. Die Auswirkungen auf das körperliche Erleben sind je nach Drogentyp ganz unterschiedlich. In aller Regel setzen der Körperverfall und geistige Verengung auf ein Ziel bei Heroin, „Angel's dust", Crack und Kokain erheblich früher ein als bei Alkohol. Demzufolge sind die körperlich-geistigen Auswirkungen auch erheblich zugespitzter. Zudem ist es nicht möglich, wie bei der staatlich sanktionierten Droge Alkohol, Heroin und Verwandte mit seiner Kreditkarte beim nächsten Drogenmarkt zu kaufen. Dadurch entsteht eine sehr hohe Beschaffungskriminalität, die dazu führt, daß junge Menschen, wenn sie nichts anderes mehr haben, letztlich sogar sich selbst als Prostituierte oder Stricher verkaufen, nur um an Geld für den Stoff zu gelangen. Gelingt die Prostitution nicht, so werden eben Einbrüche o.ä. verübt.

Eine andere Seite der Illegalität ist die ewige Unsicherheit, ob der eben beim Junkie um die Ecke gekaufte Stoff auch wirklich sauber ist.

Auf einer nicht hierfür eingerichteten Station ist ein therapeutisches Arbeiten mit Drogenabhängigen extrem schwierig. Die Behandlung durch die Betreuenden wird oft von schroffer Ablehnung und nachgiebigem Mitleid bestimmt. Es ist sehr schwer, hier die richtige Mittelung zu finden. In einem solchen Fall müssen wir uns fragen:

- Was sagt mir die Krankheit des Patienten? Verstehe ich sie? Wie stehe ich zu der Problematik?
- Wie beurteile ich den Patienten? Ist er mir sympathisch? Habe ich Abneigung gegen ihn?
- Wie beurteile ich die Umgebung des Patienten, seine Freunde und Verwandten?
- Erkenne ich irgendetwas aus dem Problemfeld des Patienten bei mir wieder? Kann ich von mir sagen, bei mir gibt es keinen Fall des Verhaltens, das nicht problematisch ist?

Am besten werden die hier angesprochenen Punkte (Krankheit, Person und Umfeld des Patienten sowie Selbstspiegelung) in einer Gesprächsrunde besprochen, wenn ein Bedarf dazu besteht. Denn oft sehen wir uns anders als unsere Kolleginnen uns sehen. Ein zu „bemutterndes" Verhalten wird von ihnen als nachgiebig gewertet, eine distanzierende Haltung als schroffe Ablehnung verstanden. Deshalb kann es ganz sinnvoll sein, sich auch von anderen beschreiben zu lassen.

Körperliche Beschwerden des Abhängigen sollten auf jeden Fall in der entsprechenden Weise angegangen und behandelt werden, auch wenn wir den Eindruck haben könnten, es bringe langfristig ja doch nichts.

Schlafmittelabhängigkeit

So merkwürdig das für viele klingen mag: Eine Schlafmittelabhängigkeit, insbesondere von sogenannten Benzodiazepinen, kann schwerer zu beherrschen sein als eine Heroinabhängigkeit.

Wer nimmt Schlafmittel? Wir meinen, wohl der, der nicht schlafen kann... Ja, der auch. Schlafmittel werden aber zu anderen Zwecken eingenommen: um auszuspannen, sich zu entspannen, zu beruhigen, abzuschalten. Schlafmittel sind eben auch Beruhigungsmittel.

Erstaunen muß es dann, wenn wir sehen wer Schlafmittel einnimmt. Der berühmte Manager sicherlich auch, derjenige, der gestreßt den Unbilden des Alltags nicht mehr trotzen kann. Aber erstaunlicherweise sind die meisten Einnahmen von alleinstehenden älteren Menschen zu verzeichnen, Leuten, von denen wir im allgemeinen doch annehmen, zu beruhigen braucht man sich in einer solchen Situation nun wirklich nicht.

Da mögen wir uns täuschen. Haben wir uns denn wirklich einmal vorgestellt, wie schwer es für jemanden sein mag, der sein ganzes Leben mit Mann oder Frau oder sogar noch Kindern verbracht hat, der täglich in der Zeitung die letzten Grüße seiner Alterskameraden liest, der keine Ziele und Planungen mehr hat? Ist das nicht Streß –

gespanntes Warten, aber worauf denn? Daß jemand kommt, zum Kaffee, zum Tee, zum Klönschnack?

Zwei Gründe für die Verordnung von Beruhigungsmitteln können wir ausmachen: Zum einen den Wunsch des Patienten, abzuschalten, vielleicht wieder ein wenig Ruhe zu finden. Ganz sicher aber auch den Wunsch des behandelnden Arztes, zu dem diese Patienten kommen und mit denen sie, oft in Ermangelung anderer Gesprächspartner, sehr lange zu tun haben. Oft hat der Arzt den sicher auch nicht falschen Eindruck, dieser alleinstehende ältere Patient steht ziemlich unter „Druck", eine leichte Beruhigung könnte ihm helfen, auch wenn es gar nicht der Wunsch des Patienten war. So sehen wir im Krankenhaus immer wieder, wenn die Patienten ihre Medikamentenköfferchen auspakken, auch haufenweise Beruhigungsmittel in jeder Form. Die Industrie bietet auch abwegige Medikamente an. So wurde der Mutter eines Freundes, die wegen Herzbeschwerden einen Arzt aufsuchte, ein Nitrat verschrieben – das als Kombinationspräparat auch noch 2 mg Diazepam enthielt!!

Zudem haben Schlafmittel einen Effekt, der von vielen gewollt herbeigeführt wird: Man kann mit ihnen zumindest versuchen, sich selbst zu töten. Mit Benzodiazepinen (z.B. Diazepam = Valium®) allein geht das nicht, bis auf ein einziges Präparat, das auch schon deutlichen Verschreibungseinschränkungen unterliegt, hat man mit keinem der 26 verschiedenen Benzodiazepinen ein sicheres Mittel zur Selbsttötung.

Ein Punkt macht aber gerade Benzodiazepine verdächtig: Man kann mit ihnen wohl keine Sucht im klassischen Sinne (mit dem unbändigen Wunsch zur Steigerung der verwendeten Dosis) erreichen, aber wohl eine neue Form, die man neudeutsch „low dose dependency" nennt, eine Abhängigkeit bei niedriger Dosierung. Diese Form ist sehr schwer zu entziehen.

Benzodiazepine wirken an vier verschiedenen Stellen des Gehirns, u.a. auch im sog. limbischen System, das für die Gefühlsverarbeitung zuständig ist. Wir können uns wohl vorstellen, daß das durch Benzodiazepine „verwöhnte" Gehirn etliche Anstrengungen unternimmt, um seiner Entwöhnung zu entgehen. Die gefährlichsten Entzugserscheinungen sind deshalb Krämpfe.

Die am häufigsten betroffenen Personen sind Menschen, die alleinstehend sind oder unter anderem Streß stehen. Im Stationsbetrieb muß man sich deshalb auf ein „härteres" Festhalten des Patienten an seine Medikamente einstellen.

Nikotinabusus

„Rauchen Sie?" – „Nicht viel, so ein bis anderthalb Päckchen am Tag vielleicht."
Nicht viel? Wenn man das zehn bis 20 Jahre lang macht, sind das immerhin zwischen 73 000 und 220 000 Zigaretten! Man rechnet heute zur Vereinfachung in Packungsjahren: ein Packungsjahr bedeutet täglich 20 Zigaretten über ein Jahr hinweg. Das entspricht immerhin 7 500 Zigaretten!

Eine Gewöhnung daran ist bei diesen Zahlen vorstellbar. Der typische Raucher gilt als nervös, hektisch, oral fixiert und nachgiebig. Auch wenn das Wissen über die Gefährlichkeit des Rauchens hinsichtlich kardialer Risiken besteht, so sind Raucher wegen ihrer eben geschilderten Persönlichkeitsstruktur schwer von ihrer Sucht abzubringen. Unterschiedliche Ansätze bringen unterschiedliche Ergebnisse. Die Behandlung mit einem Nikotinersatzpflaster in absteigender Dosierung (Nicotinell®) hat gemischte Ergebnisse gebracht. Meermann und Vandereycken haben ein verhaltenstherapeutisches Verfahren entwickelt, das wohl bessere Ausgänge verspricht.

 Zusammenfassung: Süchtiges, an Stoffe gebundenes Verhalten kommt in vielen Variationen vor. Dies kann bei harten Drogen bis zu Selbstvernichtung führen. Jedes Verhalten ist an eine bestimmte

Persönlichkeitsstruktur gebunden und muß bei der Behandlung entsprechend berücksichtigt werden.

Phobische Syndrome

Phobien sind an ein Objekt oder eine Situation gebundene Ängste. Sie treten meist durch einen Lerneffekt, eine **Konditionierung** auf. Oft wird die Angst dann **generalisiert**, so daß jetzt nicht nur die eine Situation oder das eine Objekt mit Angst beantwortet wird, sondern bereits die Verallgemeinerung davon.

Als willkürlich gewähltes Beispiel können wir die Platzangst nennen, die Angst vor weiten und leeren Plätzen (Agoraphobie). Geht ein Betroffener über einen Platz, so wird er aufgrund seiner nur ihm eigenen Lerngeschichte unruhig und ängstlich, antwortet vielleicht mit größerer Angst. Beim nächsten Mal dann hat er schon vielleicht ein paar Querstraßen vor diesem Platz Angst, den er deswegen weiträumig umgeht. Beim nächsten Platz ergeht es ihm aber ähnlich, so daß er auch hier einen Umweg sucht. Diese Entwicklung kann so verlaufen, daß er später nur noch in einem Zimmer seiner Wohnung ruhig verharren kann, ohne von Angst überwältigt zu werden.

Phobische Syndrome sind gar nicht so selten. Stellen wir uns selbst vor: Wer hat denn nicht zumindest ein kleines bißchen Angst vor Spinnen und meidet deshalb Orte, wo sie auftauchen könnten? Phobien selbst aber haben bereits krankhaften Charakter, sie sind in aller Regel behandlungswürdig. Die aus einer nicht behandelten Phobie entstehenden Komplikationen können das Leben sehr einengen. Wir stehen uns oft damit selbst im Wege.

Im Alltag einer allgemeinen Station können nicht erkannte Phobien zu sehr großen Problemen führen.

Eine Patientin wurde zur Herzkatheteruntersuchung eingewiesen und entsprechend vorbereitet. Der Eingriff wurde ausführlich besprochen, auch die notwendigen Maßnahmen zur Aufrechterhaltung der Sterilität wie das Abdecken mit grünen Tüchern, Mundschutz usw. Während der üblicherweise sehr ausführlichen Aufklärung äußerte die Patientin keinerlei Anzeichen einer verstärkten Angst vor dunklen und engen Räumen. Dann begann die Untersuchung, die Patientin wurde ins Katheterlabor geschoben, steril abgedeckt, die Leiste wurde örtlich betäubt und der Katheter über eine Schleuse in die Schenkelschlagader eingeführt. Dann wurde das Röntgengerät über die Patientin gefahren und das Licht abgedunkelt. In diesem Moment schrie die Patientin auf, schlug wild um sich und war zu keinerlei Kontakten mehr fähig. Nur mit der Zusammenarbeit von drei Mitarbeitern gelang es, die Patientin davor zu bewahren, sich die Schleuse aus der Arterie zu reißen. Mit Aufflammen des Lichts und Entfernung des Röntgengerätes war sie fast schlagartig wieder ruhig. Sie hatte bei der Untersuchung zwar eine Amalgamallergie angegeben, aber keine Klaustrophobie (Angst vor engen und/oder dunklen Räumen). Beinahe wäre das verhängnisvoll ausgegangen.

Wir erleben im Stationsalltag also immer wieder Situationen, auf die wir oft gar nicht vorbereitet sein können. Deswegen müssen wir in solchen Fällen blitzschnell reagieren und tun instinktiv ohne lange Überlegung zumeist das Richtige: die Situation zu verändern. In einer solchen Paniksituation kann eine lange Diskussion nichts bringen.

Nun ist allerdings ein Therapiekonzept das, wodurch ein Patient dieser größtmöglichen Angst ausgesetzt wird (**Konfrontationsprinzip**). Er wird merken, daß die Situation zwar für *ihn*, also subjektiv angsterregend ist, aber objektiv nicht. Er muß also die größtmögliche Angst in sich spüren, um beim Abflauen zu merken: Es passiert ja gar nichts! Oder noch besser: Ach, das war nun alles? Allerdings kann man ein solches Verfahren nicht ohne ausreichende Vorbereitung durchführen.

Eine andere Methode ist die der **Desensibilisierung**. Hier wird eine sog. *Angsthierarchie* aufgestellt, von der am wenigsten zu der am meisten angstbesetzten Situation. Beim Sich-Vorstellen und in einem zweiten Gang in der Wirklichkeit wird diese Situation zusammen mit vorher geübten *Entspannungsverfahren* geboten. Angst (= Enge) und Entspannung aber schließen sich aus, so daß als Lerneffekt die Angstreduktion erzielt wird.

Beide Verfahren sind gleich gut erfolgreich, man muß individuell auswählen, welche Methode am besten geeignet ist. Einem herzkranken Arachnophobiker (Spinnenängstler) wird man natürlich nicht gleich aus einer Tüte eine Tarantel unter die Nase halten.

 Zusammenfassung: Eine Phobie ist eine gegenständliche Angst, also eine vor einem Objekt oder einer Situation. Sie ist durch einen Lerneffekt entstanden und wird durch Vermeidungsverhalten aufrechterhalten. Methoden, sie abzubauen, sind die Desensibilisierung und das Konfrontationsverfahren.

ATL 10 Die Geschlechtlichkeit leben

Nancy Roper nennt alle Aktivitäten des täglichen Lebens, die sich um den Bereich Geschlechtlichkeit drehen, sie *zu leben*. Liane Juchli bringt ihre inhaltsgleichen Überlegungen auf das Stichwort *sein*: „Kind, Frau, Mann sein". Prinzipiell ist aber das gleiche damit gemeint: Seine Identität auch im Bereich des Geschlechtlichen zu finden, auch wenn Juchli dabei noch die Entwicklungsstufen mit einbezieht.

Bedeutsam für uns ist hierbei das Erkennen, daß wir Behandelnde natürlich selber Geschlechtswesen sind und in Ausübung unseres Berufes sehr oft in die Intimspären unserer Patienten eingreifen. Für uns ist es also wichtig, die Begriffe *Nähe* und *Distanz* nicht nur räumlich zu sehen.

In diesem Kapitel wollen wir deshalb die ATL Geschlechtlichkeit und unser eigenes Vorgehen im Umgang mit Patienten, deren Intimspäre wir berühren, besprechen.

Beispiele aus der Umgangssprache: Da gibt es wohl keine Meinungsverschiedenheiten: Wer ein *potenter* Geschäftspartner sein will, muß *seinen Mann stehen* und *Stehvermögen* beweisen. Auf keinen Fall darf er ein *Schlappschwanz* oder ein *Dünnbrettbohrer* sein. Dazu gehört auch, daß bei ihm zu Hause nicht *tote Hose* herrscht. Wer nämlich *null Bock* ist oder hat, bei dem *steigen im Frühjahr auch nicht die Säfte*.

Ein Blick auf jede Weide läßt uns das sehen, was wir schon längst wissen: Sexualhormone haben mit dem Temperament zu tun. Schauen wir uns nur einen müden Ochsen und auf der Wiese nebenan einen feurigen Bullen, einen treuen Wallach oder einen ungeduldig-tänzelnden Hengst an.

Wir können daraus erkennen, daß die Sexualhormone ganz wesentlich zur Entwicklung eines Lebewesens gehören. Sie steuern nicht nur das Aussehen eines Menschen, sondern auch sein Auftreten und seine Stimmung.

Jeder Mensch trägt in sich die Veranlagung zu beiden Geschlechtern. Jeder ist damit also auch in allerdings unterschiedlicher Weise Mann und Frau. Die Ausdrücke *typisch Frau* oder *typisch Mann* beschreiben also: Nichts! Sie sagen nichts aus, denn „typisch" gibt es eben nicht.

Im deutschen Sprachgebrauch haben wir einen Ausdruck für viele Bereiche: Das Wort **Geschlechtsrolle** soll Aussagen treffen über:
- Die Rolle, die jemand als sexuelles Lebewesen hat, also den Bereich der geschlechtlichen Aktivität, des Zeugens oder Gebärens.
- Die Rolle, die jemand als soziales Lebewesen als sexuelles Wesen trägt, also den Bereich der Aktivitäten, die ihm die Gesellschaft zuspricht.

Im ansonsten von uns ja nicht sonderlich geliebten amerikanischen Sprachgebrauch gibt es sprachliche Unterscheidungen, die wir für sehr nützlich halten: Da nennt man den ersten Teil der Geschlechtsrolle *„sex role"*, den anderen *„gender role"*, womit eine klare Unterscheidung zu treffen ist.

Zu einem sehr großen Problem für den Betroffenen können, dies als Beispiel, die Differenzen werden, die sich aus unterschiedlicher sex und gender role ergeben: Bei den Menschen, die sich nicht in dem Geschlecht wohl fühlen können, das sie haben und die deshalb ein anderes ersehen (Transsexuelle). Hier geht das Verlangen nach Änderung so weit, daß die Betroffenen bis hin zu einer chirurgisch-hormonellen Geschlechtsumwandlung alles dafür tun. Relativ harmlos dagegen ist das Problem, wenn man sich nicht mit der von der Gesellschaft erwarteten Rolle abfinden will, z.B. kein frauenverschleißender, sich die Hörner abstoßender junger Mann sein möchte, sondern andere Interessen und Träume hat. Ganz ehrlich zu beantwortende Frage: Wenn wir einen jungen Mann nur über Büchern oder bei Konzerten sehen ohne jemals in Frauenbegleitung zu sein, meinen wir nicht auch manchmal: Ob da alles in Ordnung ist ... ?

Bei Frauen sind psychosexuelle Empfindungen und Verhaltensweisen einem Zyklus unterworfen, der dem monatlichen Zyklus entspricht. Aber auch hier gibt es keine Generalrichtlinie, das ist ganz unterschiedlich ausgeprägt. Dieser Zyklus wird hormonell gesteuert und fehlt beim Mann. Dafür hat der andere Probleme: Seine sexuelle Kraft läßt kontinuierlich nach. Am „leistungsfähigsten" ist er im Alter von etwa 19 bis 22 Jahren, dann wird's weniger. Anfangs kaum merklich, dann ab etwa 30 bis 35 Jahren doch immer rascher. Er ist zwar, unvorhergesehene Ereignisse wie Verletzungen oder Entzündungen einmal ausgenommen, bis zum Tode zeugungsfähig, aber nicht mehr in dem Maße wie sechzig Jahre zuvor. Bei der Frau hört die Fähigkeit, Nachwuchs zu bekommen, mit dem Ende der monatlichen Blutungen auf.

Im Rahmen feministischer Diskussionen in den siebziger Jahren (sehr schön zusammengefaßt im Sammelband von Anja Meulenbelt: *Emanzipation und Seitensprung*) wurde deshalb nach dem *biologischen Sinn* des Ganzen gefragt: Wenn eine Frau mit vielleicht 55 Jahren biologisch sinnlos geworden ist, was soll es denn? Und wozu die vielen Männer? Wozu braucht man sie, wenn einige wenige zur Erfüllung des biologischen Sinnes ausreichen? Kann man sich nicht über 90% der Männer einfach sparen? Auf jedem Hühnerhof ist dieses Problem biologisch sinnvoller gelöst.

Sexualität ist kulturell sehr unterschiedlich entwickelt. Können wir uns vorstellen (wie es bei einigen Stämmen in der Nähe des Nordpols üblich ist), bei einem Besuch bei Freunden nicht nur ein Nachtlager, sondern auch die Frau des Hauses angeboten zu bekommen? Wäre es für jeden jungen Mann in unseren Breitengraden nicht etwas ungewöhnlich, wenn ihm bei der Hochzeit jeder (zumindest je mehr, desto höher das Ansehen des Bräutigams) im Dorf zu seiner Frau gratuliert, weil jeder über die sexuelle Fertigkeit der Braut selber informiert ist? Kann ihm keiner Lob aussprechen, so muß er sich in der untersten Achtungsschicht wähnen.

Und blicken wir in die Geschichte zurück, so sehen wir auch ganz unterschiedliche Auffassungen: Galt noch im 3. Jahrhundert „das Weib als ein Gefäß der Sünde" (dieses Wort wird dem Origenes, † 254, zugeschrieben, der sich sonst auch als mannhaft-mannlos gab: Er schnitt sich selbst das Geschlecht ab, damit es ihn nicht irritiere. Wir wagen nicht theologisch zu hinterfragen, was es heißt, sich selbst oder einem anderen, schließlich sind Menschen die Ebenbilder Gottes, das anzutun), so änderte sich das Bild erst lange Zeit später, bis wir über eine Zeit der sexuellen Libertinage (Freizügigkeit) im Rokoko wieder zu einer Prüderie um die Jahrhundertwende kamen, wo in England sogar die Klavierbeine verhüllt wurden (man könnte sonst an Anstößiges erinnert werden), Unterhosen „Unaussprechliche" hießen und der Orgasmus als „Verschwendung" gekennzeichnet wurde.

Heute hat man sich etwas dem Kult des Sexuellen entzogen, der in den späten sechziger, frühen siebziger Jahren herrschte. Sexualität wurde nach einer Zeit der Scheinheiligkeit zum politischen Instrument der bewußten Unterminierung bürgerlicher Moral* (Motto: „Wer zweimal mit derselben pennt, gehört schon zum Establishment".*) Das Recht auf Genuß wurde prompt zu einer Pflicht zum Genuß – wobei wir selbst wissen, daß das nur zu widersprüchlich ist: Wie kann man unfreiwillig etwas tun, was schön sein soll...?

Auf eines möchten wir noch verweisen: Die Rolle der Neurotransmitter spielt im sexuellen Erleben eine sehr große Rolle. Wir kennen die Endorphine, Stoffe, die dem Morphin sehr ähnlich sind und vom Körper selbst gebildet werden. Sie entstehen in Streßsituationen und bei Verletzungen zur Milderung der Schmerzen (damit soll dem Körper sozusagen eine Schutzfrist eingeräumt werden, bis er sich auf neue Situationen einstellen kann). Gerade auch bei sexueller Aktivität haben wir einen sehr hohen Spiegel dieser Endorphine im Blut. Das Gefühl von Glück und Freude wird also durch die Endorphine verstärkt. Da sie aber auch Schmerzen lindern, kann es sein, daß aus diesem Grund eigentlich schmerzhafte sexuelle Praktiken gar nicht so weh tun. Und: Endorphine machen müde. Vielleicht aus diesem Grunde schläft man „danach" auch richtig gut. *Post coitum omne animal** triste* – Nach dem Geschlechtsverkehr ist jeder mürrisch (oder traurig).

Haben wir uns jetzt kurz angeschaut, daß Geschlechtlichkeit mit
- der Rolle in der Gesellschaft
- der kulturellen Entwicklung
- der Zeit, in der wir leben

---

* Übrigens trotz aller Lippenbekenntnisse wieder eine typische Männermoral: Nie wurde gesagt: Wer zweimal mit *demselben* pennt...
** Wer die „Animals' Farm" kennt, würde das Wort mit *Tier* übersetzen. Der Ausdruck kommt aus dem Lateinischen und hängt mit anima = Seele zusammen und bedeutet eigentlich *beseelt*.

- und mit verschiedenen hormonellen Zusammensetzungen

zusammenhängt, so wollen wir in diesem Kapitel besprechen:
- funktionelle sexuelle Störungen
- Probleme im Umgang mit der Intimspäre des Patienten

Grob unterteilen wir **funktionelle sexuelle Störungen** und den Bereich der **Perversionen**, wobei es hier noch Unterteilungen gibt: Die Abweichung vom *Sexualobjekt* und die vom *Sexualziel*. Beide Bereiche spielen aber bei der psychosomatischen Betrachtungsweise eine etwas geringere Rolle, weshalb wir sie hier auch nicht ausführlich besprechen wollen. Zudem haben wir beide eine etwas andere Definition von Perversion: Jede Handlung, die den Partner nicht als Mensch sondern als Objekt sieht, ist pervers. Zwei sich vertrauensvoll und gleichberechtigt Liebende können unter diesem Aspekt nichts Perverses miteinander tun.

Funktionelle Sexualstörungen

Zu den Funktionellen Sexualstörungen rechnen wir
- Orgasmusstörungen
- Erektionsstörungen
- vorzeitiger Samenerguß (Ejaculatio praecox)
- vermindertes oder aufgehobenes Verlangen (Alibidimie)

Gemeinsames Kennzeichen aller dieser Störungen ist, daß ihnen keine organische Erkrankung zugrunde liegt.

Orgasmusstörungen

Orgasmusstörungen werden in erster Linie als funktionelle Störungen bei Frauen betrachtet. Bei Männern würden wir diese Störungen eher als Erektions- oder Ejakulationsstörungen sehen.

Wir können unterschiedliche Formen der Organsmusstörungen unterscheiden: Eine sog. **primäre Anorgasmie**, bei der nie ein Orgasmus erlebt wurde, läßt sich von einer **sekundären An- oder Hyporgasmie** abgrenzen, bei der die Störungen erst später auftreten.

Zu fragen ist auch hier nach einem *biologischen Sinn* des Orgasmus der Frau. Bei Männern tritt er fast ausschließlich mit der Ejakulation auf, soll also der direkten Fortpflanzung dienen – sozusagen als Lustprämie. Bis auf das Anfeuchten des Scheidenbereichs unter dem Einfluß der Erregung ist bei der Frau jedoch keiner der orgastischen motorischen Abläufe für die Fortpflanzung unentbehrlich. Der Orgasmus der Frau ist also losgelöst von der Fortpflanzung, steht für sich allein. Insofern ist dies eigentlich eine fast höhere Entwicklungsstufe.

Ursachen

Wir können grob unterscheiden zwischen *situativen Einflüssen* (Die Eltern sitzen lauschend im Nebenzimmer, ein Kind schläft mit den Eltern im selben Bett etc.), wobei die Angst vor einer ungewollten Schwangerschaft sicherlich die größte Rolle spielen dürfte, *partnerabhängigen Einflüssen* (Rabiater Partner ohne Gefühl für Zärtlichkeit), *Lernerfahrungen* (Frauen, die nach den ersten sexuellen Erfahrungen noch nicht zu einer vollen Befriedigung gekommen sind und auch keine Erfahrung mit der Selbstbefriedigung haben, sind häufiger anorgastisch) sowie *Entwicklungseinflüssen* (Strenge sexuelle Erziehung).

Das sexuelle Erleben der Frau bis zur vollen Befriedigung ist im allgemeinen instabiler und variabler als beim Mann, so daß die Störfaktoren auch eher greifen können.

Anorgastische Frauen werden häufig *frigide* genannt, also (gefühls-) kalt. Das ist natürlich falsch, denn gerade wenn wir uns die verschiedenen Störmöglichkeiten ansehen, so spricht eher alles für besonders emotionale Faktoren, die nicht erfüllt werden.

Der Begriff *frigide* sollte eher den Männerstammtischen überlassen bleiben, da weiß man es halt nicht besser.

Behandlung

Erfahrungsgemäß sind es eher die Partner der anorgastischen Frauen, die auf eine Beratung oder Behandlung drängen. Sie vermuten, die Frauen seien nicht hingabefähig. Oft wird dann auch bei anderen Frauen versucht, eine bejahende Antwort auf die Frage „War's schön?" zu erhalten.

Nach unserer Grundüberzeugung, daß jede Sexualtherapie Partnertherapie ist, kann eine Behandlung nur gemeinsam erfolgen. Hier hat sich das Drei-Stufen-Schema nach Masters und Johnson bewährt:

1. Sexualanamnese von jedem Partner einschließlich Schilderung seiner bisherigen Schwierigkeiten und seiner sexuellen Entwicklung.
2. Einführung in die „sinnliche Fokussierung", also Legen des Augenmerks auf Gefühle und Empfindungen. Dabei soll der Körper des Partners erlebt werden, er soll sexuell stimuliert werden, *ohne* daß es zum Geschlechtsverkehr kommen darf.
3. Spezielle Techniken zur Lösung der individuellen Problematik.

Dieses Stufenschema hat sich prinzipiell bewährt, gerade der dritte Schritt kann den jeweils aktuellen Problemen entsprechend verändert werden. Der Heilunsgerfolg liegt bei 70 bis 85%.

Alibidimie

Mit diesem schwer aussprechlichen Wort beschreiben wir ein Fehlen jeglicher sexueller Bedürfnisse oder, wie bei der **Hypolibidimie**, ein vermindertes Bedürfnis. Auch hier können wir primäre und sekundäre Ursachen unterscheiden:

 primäre Alibidimie
chromosomale Ursachen
hormonelle Ursachen
Diabetes mellitus
Gefäßsklerose

sekundäre Alibidimie
sexuelle Beziehung wird zur
Routine; Monotonie
berufliche Inanspruchnahme
körperliche Überanstrengung
seelische Erkrankungen
körperliche Erkrankungen
zuviel Essen und Trinken
Angst vor dem Versagen
zu wenig Übung oder Praxis

Die sekundäre Alibidimie interessiert uns hier etwas mehr, denn dies sind Ursachen, die durch psychotherapeutische Eingriffe oder durch ganz einfache Handlungen geändert werden können.

Die berufliche Inanspruchnahme hat geradezu zum „Yuppie-Syndrom" geführt: Das „Heute bitte nicht!", von Mann oder Frau vorgetragen, ist kennzeichnend für eine Generation, die sich eher beruflich findet als in einer alle Seiten befriedigenden Partnerschaft. Auch das Problem, daß sexuelle Partnerschaft nach einiger Zeit zu Routine und Monotonie führen kann, läßt sich sicherlich in einer Partnerschaft lösen.

Die Angst vor dem Versagen muß wohl tiefer angegangen werden. Wenn die Angst, vor einem Partner oder einer Partnerin sexuell zu versagen, zu einer Minderung des Bedürfnisses führt, muß man von einer tiefergehenden Störung ausgehen, die am besten aufdeckend bearbeitet werden sollte. Es kann sich ansonsten ein Kreislauf entwickeln, der zu einer sich selbst erfüllenden Prophezeiung führt: Aus der Versagensangst wird dann tatsächliches Versagen (zumindest in der Deutung des Betroffenen), woraus dann wieder vermindertes Bedürfnis, jetzt mit der Scheu vor weiteren sexuellen Kontakten sich entwickelt.

Erektionsstörungen

Wohl kein körperlicher Bereich ist so symbolträchtig und wird so für den gesamten Menschen angesehen wie der der Potenz: Wenn der schlappe Penis sich nicht zum prallen Phallus aufrichtet, ist der ganze Mann kein Mann! Es gilt sogar die Gleichung: Sexueller Versager = überall Versager. Ein Mann kann in seinem Leben mehrere Häuser bauen, wichtige Literaturpreise oder Sportmedaillen gewinnen: Ohne das schwellende Aufrichten des „3. Beines" gilt er nicht als Mann!

Eigentlich armselig ein solches Verständnis. Und gleichzeitig ist dies der Grund dafür, daß natürlich nur wenige zu ihrem Symptom stehen, andererseits auch sehr viele Männer allein aus Angst vor einem „Schlappmann" entweder auf viel Zärtlichkeit verzichten oder erst recht impotent werden.

Auch hier kennen wir verschiedene Ursachen, die in erster Linie im seelischen Bereich zu finden sind:

Psychische Ursachen: Situative Belastungen wie z.B. eine *Erwartungsangst* (Der junge Mann, der am Ende eines „Herrenabends" unter dem Gejohle seiner Freunde in ein Bordell geschickt wird, tut gut daran, irgendeine Ausrede zu finden, denn unter dem Erwartungsdruck kommt es erfahrungsgemäß zu deutlichen Erektionsstörungen[*]), *partnerabhängige Faktoren* (Nicht die „richtige" Partnerin, möglicherweise liegen auch homosexuelle Phantasien vor) und auch unbewußte Ursachen wie nicht bewältigte *Eltern-Kind-Probleme*.

Körperliche Ursachen: Hier sind zuerst und als häufigster Grund Medikamente zu nennen (β-Rezeptoren-Blocker, andere Hochdruckmittel, Psychopharmaka), dann internistische Erkrankungen (Diabetes mellitus, Alkoholabusus) oder neurologische Störungen (Rückenmarkserkrankungen besonders im „Erektionszentrum" bei S_3, Multiple Sklerose etc).

---

[*] Es überrascht unter diesem Aspekt doch immer wieder, wie wenig Hochzeiten von neuzeitlichen Herrschern annuliert wurden, denn sehr oft mußten diese Hochzeiten ja vor versammeltem Festpublikum als Augenzeugen vollzogen werden.

Die körperlichen Störungen müssen von der Wurzel her behandelt werden, zur Beseitigung der psychologischen Störungen hat sich das Drei-Stufen-Schema nach Masters und Johnson bewährt.

Ejakulatorische Impotenz

Hierunter fassen wir zwei Aspekte zusammen: Zum einen den der **Ejaculatio praecox**, des vorzeitigen Samenergusses, und zum anderen den der **fehlenden Ejakulation**. Beide Störungen führen zu einem „biologisch unsinnigen Geschlechtsverkehr".

Ejaculatio praecox

Von der Praecox-Störung sind insbesondere junge, unerfahrene Männer betroffen. Sie haben noch nicht gelernt, ihren Ablauf überhaupt oder zumindest so unter Kontrolle zu halten, daß für beide Partner ein befriedigender Geschlechtsverkehr möglich ist. Diese im Volksmund „Früh- oder Schnellspritzer" genannten Männer kommen zu einer Ejakulation, kaum daß ihr Penis eingeführt ist. Sie gelten deswegen als unsensibel und nur auf eigene Befriedigung bedacht. Mindestens zu Anfang trösten ihre Partnerinnen sie über diese Störung hinweg, aber die Erfahrung zeigt, daß im Laufe der Zeit das Verständnis immer geringer wird.

Körperliche Ursachen hierfür konnten bislang nicht gefunden werden. Psychoanalytische Untersuchungen zeigen eine deutliche Mutterfixierung, die als Abwehr gedeutet wird, die Partnerin wirklich als gleichwertige Partnerin zu akzeptieren. Erstaunlicherweise nämlich ist diese Störung sehr oft bei anderen Partnerinnen nicht mehr aufzufinden.

Die Behandlung wird wieder nach dem Stufenschema von Masters und Johnson geführt, wobei jetzt in der 3. Stufe die *Start-Stop-Technik* zur Anwendung kommt.

Diese Technik wurde aus der Erfahrung abgeleitet, daß ein kräftiger Druck auf die Eichel in Höhe des Eichel- oder Vorhautbändchens auf der Rückseite des Penis zu einem Nachlassen der Erektion und damit auch der Ejakulation führt. Inhalt der Übungen ist es also, den Mann so zu stimulieren, daß er kurz vor der Ejakulation steht. Dann wird der Penis gedrückt, bis es zu einem Abfluten der Erregung kommt. Nach neuerlicher Stimulation wird der Vorgang wiederholt. Wenn es gelungen ist, die Kontrolle über die Ejakulation zumindest annähernd gewonnen zu haben, wird der Vorgang nach Einführung des Penis in die Scheide wiederholt. Erst bei Kontrolle über die Ejakulation kann man Versuche ohne Zuhilfenahme der Start-Stop-Technik riskieren.

Die Prognose dieser Störung ist im allgemeinen gut, die Heilungsrate liegt bei über 90%.

Ejaculatio deficiens (Fehlende Ejakulation)

Diese Störung wird vorwiegend bei den überkontrollierten Männern gefunden, die mit einer Ejakulation einen Kontrollverlust über sich selbst erleben oder eine ihr innewohnende Ekstase* vermeiden wollen. Viele dieser Männer werden als zwanghaft erlebt, ernst und in sich gekehrt. Obwohl sie ihre Partnerin sicher sehr lieben, fällt ihnen die Hingabe schwer.

Hierbei müssen wir, nach Ausschluß körperlicher Störungen wie entzündeter Samenstränge etc., von einer wirklichen neurotischen Fehlhaltung ausgehen, die dringend psychotherapeutisch abgeklärt und behandelt werden sollte. Oft findet sich bei Männern mit dieser Störung ein ganzes Arsenal von weiteren, das soziale Leben betreffenden Symptomen, so daß eine Behandlung einer Verfestigung des Leidens zuvorkommen muß.

 Zusammenfassung: Wir möchten noch betonen, daß wir nicht der Auffassung sind, daß Sexualität gleich Orgasmus ist. Gerade in ihrer Ausprägung als Erotik

---

* Aus dem Griechischen: ek stasein: aus sich heraustreten.

als Begriff für die Gesamtheit geistig-seelischer Hingabe und Erlebnisfähigkeit ist sie nur dem Menschen zueigen und verdient eine besondere Zuwendung. Gleichzeitig sollte im Bereich der körperlichen Liebe jeder Leistungszwang vermieden werden. Gerade deshalb kann ein befristetes Abstinenzabkommen therapeutisch überaus sinnvoll sein.

Umgang mit der Intimspäre anderer

Eine der wohl eindrücklichsten Erfahrungen, die ein Mensch unserer Zeit und unseres Kulturkreises machen kann, ist die, neben anderen, vielleicht wildfremden Menschen seine Notdurft verrichten zu müssen. Scham und Peinlichkeit führen oftmals dazu, daß Stuhlgang (eher noch als Wasserlassen) bewußt zurückgehalten wird, bis es wieder „geht". Zu anderen Zeiten sah man das sicherlich anders, aber wir kennen die „Doppel-" oder gar „Mehrsitzer" nicht mehr, auf denen man genüßlich zusammen zu Stuhle kam.

Hier sachgemäß und einfühlsam vorzugehen ist in erster Linie eine Sache des Respekts vor der Unverletzlichkeit des anderen. Wir sollten bedenken, daß der Patient ja kaum noch sein Bett als sein „Reich", als seine Intimsphäre hat. Ein schnelles, unbedachtes Herangehen an das Bett kann schon als Verletzung dieser letzten Privatzone gedeutet werden. Der beste Weg ist wirklich der, „behutsam" im Sinne von „behütend" vorzugehen, dem Patienten klarzumachen, daß dies eine Notfallsituation ist, wir seine Scham verstehen und in gleicher Situation wohl ähnlich reagieren würden. Zudem sollten wir es vermeiden, einen Erziehungsauftrag durchzuführen. Ältere Frauen werden möglicherweise mehr Scheu davor haben, von einem jungen Pflegeschüler „abgetöpft" zu werden als von einer erfahrenen Schwester. Hier sollten wirklich nur die Interessen des Patienten Rücksicht finden.

Erstaunen kann es uns weniger, wenn gerade diese „heiklen" Situationen als Gradmesser einer guten und individuellen Pflege angesehen werden: Je gefühlvoller solche mit Durchdringung der Intimschranke behafteten Pflegevorrichtungen ausgeführt werden, desto besser der Ruf der Pflege in diesem Krankenhaus!

Wir selbst sind ja ebenfalls sexuelle Menschen und haben demzufolge immer eine Ausstrahlung auf andere, sei sie klein oder groß, positiv oder negativ. Von daher ist auch unser Auftreten Kranken gegenüber, die häufig einen „fokussierenden", gerichteten Blick haben, sehr wichtig.

Ein Beispiel für Gedankenlosigkeit: Auf einer chirurgischen Station lag ein 22jähriger Mann mit einer Osteomyelitis seit vier Wochen im Streckverband. Beim Betten schlug er einer Schwester auf den Po. Aufwallend schlug sie zurück und beschwerte sich bei der Oberin über diesen Patienten. Die erfahrene Oberin ließ einen jungen Pfleger zu sich und der Schwester rufen und bat ihn, die Schwester zu beschreiben. Er sah sie während eines sehr heißen Sommers mit einem kürzeren Kleid, das allerdings vom sehr häufigen Waschen schon pergamentartig dünn geworden war. Unter diesem fast durchsichtigen Kittel trug sie nur einen etwa augenklappengroßen Slip.

Natürlich hatte der Patient keinerlei Recht, der Schwester einen Klaps zu geben, selbst eine wochenlange, erzwungene sexuelle Abstinenz darf zu einer solchen Haltung nicht führen. Auch meinen wir nicht, die Schwester „hat das ja so gewollt", sonst hätte sie etwas anderes angezogen. Wir finden nur die Gedankenlosigkeit schade, die noch einmal nicht zu einem prüfenden Blick in den Spiegel: „Wie wirke ich in meiner Position auf andere?" führte.

Wir meinen, wir müssen uns in unserer Position dauernd fragen, was vermittle ich nicht nur mit Worten, sondern auch mit meinem Auftreten, mit dem, wie ich mich gebe? Erlangen wir darüber Klarheit, dann dürfte es auch keinerlei Probleme machen, einen Blasenkatheter nicht nur sachgerecht, sondern auch im wahrsten Sinne gefühlvoll zu legen, genau wie eine Rasur der Leistengegend und einen Einlauf. Sich in andere hineinversetzen zu können, ihre Lage mit unseren Blicken abzuschätzen, das ist die eigentliche Kunst der Pflege.

 Zusammenfassung: Zu einem Umgang im Zusammenhang mit Pflegesituationen, die die Intimspäre des Patienten streifen, gehört ein Maß an Introspektion (Einsicht), das in kaum einer anderen Situation erreicht werden kann. Wird der Patient in dem Bereich, in dem er fast einzig noch einer dauernden Untersuchung entzogen ist, gefühlvoll gepflegt, so kann dies schon allein ein Kriterium für eine gute Pflege sein.

ATL 11 Schlafen

Schlafen gehört mit zu den wichtigsten und lebensnotwendigen Aktivitäten. Es mag sich merkwürdig anhören, wenn wir *zu schlafen* eine Aktivität nennen. Aber selbst im Schlaf „schläft" der Körper nicht, er ist auf einem anderen Niveau tätig. Wir träumen, unser Herz und unsere anderen Organe arbeiten aktiv, die Blutdruckregulation und die Aufrechterhaltung der Körpertemperatur werden weiterhin gewährleistet.

Schlafstörungen sind deshalb so in das übrige körperliche Erleben verwoben, daß sie immer auch Körperstörungen nach sich ziehen. Und wenn es keine objektivierbaren äußeren Störungen gibt, so müssen Schlafstörungen immer auch an andere Erkrankungen denken lassen.

Beispiele aus der Umgangssprache: „Das ist aber ein ganz *Ausgeschlafener*", sagt der Chef anerkennend über seinen neuen *aufgeweckten* Büroleiter, „nicht so eine *Schlafmütze* wie sein Vorgänger. Der hatte ja den *Elan einer Schlaftablette*." Der neue Büroleiter nimmt mittlerweile *hellwach* an seinem Schreibtisch Platz und mustert die *müde* Gesellschaft um ihn herum. Na, Zeit daß hier endlich ein *neuer Morgen* beginnt...

Auffällig ist es schon, daß der eine mit fünf Stunden Schlaf auskommt, der andere jedoch acht oder gar neun benötigt. Beide fühlen sich nach ihrem jeweils individuellen Schlaf auch ausgeruht und wohlgerüstet für neue Aufgaben. Und auffällig ist weiter, daß wir alle in der Regel zur selben Zeit schlafen, also nachts, wobei manche später schlafen gehen und andere früher aufstehen.

Insgesamt hat sich unser Leben einem **Rhythmus** angepaßt, in dessen Verlauf wir etwa 16–18 Stunden wach sind und den Rest des Tages schlafen. In dieser Zeit sind wir für äußere Reize nur schwer erweckbar.

In der Schlafzeit ruhen wir aber nur – der Körper ist wach. Wir durchlaufen verschiedene Schlafphasen, die je nach der Schlaftiefe von A bis E durchgezählt werden. E ist also die Tiefstschlafphase, in der wir am entspanntesten und am schwersten erweckbar sind. Nun geschieht allerdings eine kleine Merkwürdigkeit, die aber für unser inneres Gleichgewicht sehr wichtig ist: Vier- bis fünfmal pro Nacht erreichen wir eine Phase, die eigentlich dem Stadium E entspricht, aber nach EEG, Puls und Blutdruck eher einem Stadium B zuzuordnen wäre. In dieser Phase rollen wir auch wild mit den Augen, atmen heftig, beim Manne entwickeln sich zum Teil starke Erektionen, das Herz schlägt schneller. Das Augenrollen ist so charakteristisch, daß es dieser Phase den Namen gab: es handelt sich um das PMO-Stadium (franz.: *Phase du movements oculaire*), jetzt

allgemein als REM-Stadium besser bekannt (am.: *Rapid eye movements*).
Dies ist das Traumstadium!
Störungen in dieser Phase gehen oft mit einem verringerten Traumerleben einher. Auch wenn einige behaupten, nie zu träumen, so darf man getrost annehmen: Sie träumen wohl, erinnern sich aber nicht daran. Wird die REM-Phase dauernd gestört, so wird das erfrischende Schlafen damit auch unmöglich sein.
Ganz besondere Bedeutung bei der Diagnostik und der Verlaufsbeobachtung hat das Schlafverhalten für die Depressionen. Meist ist es auch gestört, so daß Schlafstörungen mit Depressionen einhergehen.
Aus diesem Grunde wollen wir in diesem Kapitel die beiden Bereiche:
- Schlafstörungen und
- Depressionen

besprechen.

Schlafstörungen

Es gibt vielfältige Ursachen der Schlafstörungen, die wir grob einteilen können in vier Bereiche:
1. Körperliche Ursachen
2. Umweltbedingungen
3. Einstellungen
4. Lerneffekte

Es würde zu weit gehen, alle diese Bereiche auch ausführlichst zu besprechen, wir möchten statt dessen auf weiterführende Literatur[*] verweisen und die Bereiche nur in Tabellen auflisten.

---

[*] Wir haben lange gezögert, uns hier selbst zu loben, aber wer sich knapp und kurz über die wichtigsten Schlafstörungen informieren möchte, der kann in unserem Buch *Psychopharmakologie für Krankenpflegeberufe mit einem Kurzlehrbuch der Psychiatrie* (Springer Verlag), S. 22–29, blättern.

Körperliche Ursachen

Hierzu gehören:
- Herz- und Lungenerkrankungen, insbesondere Asthma cardiale, Lungenemphysem, Herzmuskelschwäche, chronische Bronchitis
- Magen- und Zwölffingerdarmgeschwüre
- Hormonstörungen, besonders Hyperthyreosen oder im Klimakterium
- Hirn- und periphere Durchblutungsstörungen
- Tumoren, besonders Hirntumoren oder -metastasen
- Schädel-Hirn-Verletzungen
- Prostatavergrößerung mit nächtlichem Harndrang
- Schwere Leberschäden
- Schwere Nierenschäden, insbesondere im Stadium der Urämie
- Starke Schmerzen, besonders tumorbedingt
- Psychosen jeder Form

Die Behandlung dieser Form von Schlafstörungen wird natürlich nach der Ursache ausgerichtet sein. Allerdings klingt das besser als es geht! Wie soll man denn Hirndurchblutungsstörungen behandeln, wenn z.B. der Betroffene nachts durch die Straßen läuft?
Gerade die Behandlung der Psychosen wirft noch einige Fragen auf. Denn ganz oft haben wir es hier nicht mit einer selbst erlebten Schlafstörung zu tun, gerade dann, wenn das **Schlafbedürfnis** vermindert ist. Dies kommt z.B. vor bei manischen Psychosen, bei denen der Betroffene eine Woche lang und mehr kaum schlafen muß.

Umweltbedingungen

Dies sind die Ursachen von Schlafstörungen, die relativ leicht anzugehen sind. Dies ist aber auch die Form, die wir im Krankenhaus relativ häufig sehen: Das fremde Bett, der schnarchende Bettnachbar, der rauschende Steckbeckenreiniger usw. Hierzu zählen wir auch alles Neue, alles, was mit der normalen

Schlafhygiene nur schwer in Einklang zu bringen ist. Insbesondere rechnen wir hierzu:
- Äußerliche Reize wie Straßenlärm, Schichtarbeit usw.
- Genußmittel wie Kaffee (s. hierzu aber weiter unten!)
- Aufregung nach Ärger mit dem Partner usw.

Auch diese Form läßt sich relativ gut angehen.

Einstellungen

Dies ist eine Gruppe von Ursachen der Schlafstörungen, die mit der Haltung des Betroffenen zum Schlaf und zu sich selbst zu tun haben. Jemand, der sich zum Schlafen zwingen will, wird meist Schiffbruch damit erleben. Die Formel „Zwinge dich, entspannt zu sein!" beschreibt diese Einstellung sehr gut.

Weiter gehört hierzu aber auch eine Angst, mit der einmal erlebten Schlafstörung könne eine ernsthafte Erkrankung verbunden sein. Diese beiden Aspekte sind im allgemeinen einer psychotherapeutischen Führung gut zugänglich.

Lerneffekte

Dies ist eine Schlafstörung aufgrund von gelerntem Verhalten. Besonders bei Kindern kann man dies gut beobachten: Sie schlafen nicht gerne bei anderen, wenn sie erlebt haben, daß es da eben nicht so ist wie zu Hause. Diese Erfahrung wird dann **generalisiert**: Aus der bei einem Freund der Eltern erlebten Störung kann dann das Empfinden werden, nur zu Hause richtig schlafen zu können. Viele leidgeplagte Eltern mußten aufgrund dieses Lerneffektes auf so manche Veranstaltung verzichten, die sie gerne besucht hätten. Natürlich können auch Erwachsene davon betroffen sein, jeder kennt wohl einen aus der Nachbarschaft oder aus dem Freundeskreis, der immer bei Nebel schlecht einschlafen kann oder bei Besuch im Hause früh erwacht.

Bedeutung für das Krankenhaus

Natürlich kennen insbesondere die Nachtschwestern und -pfleger diese Probleme: Da kommt ein Patient, der ab 2.00 Uhr nicht mehr schlafen kann und entweder über die Station geistert oder „auf der Schelle hängt".

Der eine von uns hatte als Student ein ähnliches Erlebnis. Als „studentischer Nachtwärter" kam er zur Nachtwache auf eine Station, wo man ihm bei der Übergabe mitteilte, Frau X. brauche jede Nacht eine Spritze, sonst könne sie nicht schlafen. Aber man mache sich schon nicht mehr die Mühe, wirklich etwas zu spritzen, sondern steche ihr nur eine Kanüle in den Muskel. Danach schlafe sie wundervoll. Eine Änderung dieses Vorgehens habe bisher nur Ärger wegen Schlaflosigkeit gebracht. – Elanvoll betrat also der Nachtpfleger das Zimmer, lehnte aber dieses unwürdige Verhalten ab, sondern bot statt dessen Gespräche an, lüftete das Bett, brachte ein Glas frisches Wasser zu trinken und bemühte sich wirklich rührend um die Patientin. Das machte er zwei Nächte so, unterbrochen von etwa viertelstündigem „Klingeln". Zur dritten Nacht kam er entnervt mit der Kanüle ins Zimmer ...

Wir sollten also versuchen herauszufinden, welche Störung beim Schlafen vorliegt. Ist es eine nur situative, also auf die neue Situation Krankenhaus bezogene, so ist es gerechtfertigt, mit einer Schlaftablette nachzuhelfen. Gibt es allerdings Hinweise darauf, daß die Schlafstörung eine ernstere Ursache hat, so sollte doch danach gesucht werden. Gerade bei älteren Patienten fällt ja eine Verwirrtheit auf, die zu Hause nicht bekannt war. Verständlich ist das auch: Wo man sich sonst noch gut zurecht fand, wußte, wo die Toilette ist und wo der Lichtschalter, klappte es sicherlich noch gut. Fehlen aber diese Orientierungsmerkmale plötzlich, so kann es zu einer Verwirrtheit führen, teilweise auch zu einer Aggressivität (wenn ich nicht weiß, wo ich bin und wer die anderen sind, bin ich immer erst einmal mißtrauisch. Das ist nicht krankhaft und kein Zeichen einer abnehmenden Hirnleistung für sich, sondern eine **atavi-**

stische Reaktion, ein Überbleibsel aus ganz früherer Zeit).
Merkwürdig genug: Wenn nichts anderes (Herzkrankheiten z.B.) dagegen spricht, kann man in einem solchen Fall Kaffee ausprobieren. Das hat einen Hintergrund: Wir haben im Hirn tatsächlich auch ein Schlafzentrum, das den Schlaf reguliert. Wird dieses Zentrum nicht mehr richtig durchblutet, was bei sinkendem nächtlichen Blutdruck im Zusammenhang mit schon etwas weniger durchlässigen Gefäßen ja sein kann, kommt es halt zu Verwirrtheit und Schlafstörungen. Kaffee treibt die Durchblutung nun ein wenig an, so daß auch das Schlafzentrum wieder durchblutet wird: Die Schlafstörung kann aufgehoben sein.

 Zusammenfassung: Schlafstörungen sind immer mit einem körperlichen Erleben verbunden. Deshalb ist es wichtig, aus den vier Störungsformen die richtige zu erkennen und entsprechend anzugehen. Im Krankenhaus führt gerade bei älteren Patienten die ungewohnte Umgebung zu Störungen mit Verwirrtheit und teilweise auch Aggressivität. Die richtige Einschätzung, welche Art der Störung vorliegt, kann schon viel Spannung aus der Situation entziehen.

Depressionen

Jeder benutzt dieses Wort, aber was heißt es eigentlich auf deutsch? Es stammt aus dem Lateinischen, wo es ursprünglich „heruntergedrückt" heißt. Und so ist auch die Stimmung: gedrückt. Man hat einen *Durchhänger*.
Aus dem großen Lager möglicher Übersetzungen haben wir uns einige ausgewählt: traurige Verstimmung, Gram, schlechte Laune, Antriebslosigkeit, Verzweiflung, Kummer, Trauer, Melancholie, Lebensverdruß, Schwermut ... Bei längerem Suchen würden wir sicherlich noch andere Übersetzungen finden.
In der Psychiatrie kennen wir zwei hauptsächliche Formen:
- die nicht erklärliche Form, **endogene Depression**
- die erklärliche Form, **reaktive oder exogene Depression**

Beide wirken zwar nach außen ähnlich, haben aber (wahrscheinlich) eine andere Ursache und eine andere Behandlung.
Ferner ist noch ein Unterschied hervorzuheben: Die endogene Depression ist mit einer sehr deutlichen Störung der **Psychomotorik** verbunden, die andere nicht in diesem Ausmaße.

Endogene Depression

Dies ist die Melancholie, die Schwermut oder der Gram. Eine Ursache ist kaum zu erkennen, oft fehlt uns auch das Verständnis für diese Erkrankung. Wir können zumindest einige Ausdrucksformen nicht für uns nachvollziehen. Zusätzlich kommt es zu einer sehr ausgeprägten **Antriebsstörung**, so daß die Betroffenen weder psychisch noch physisch in der Lage sind, eine zielgerichtete Handlung auszuführen. *Traurig* sind diese Patienten im eigentlichen Sinne nicht, ganz im Gegenteil: Sie geben sehr häufig an, gerade *kein* Gefühl zu haben.
Für uns, die wir gelernt haben, alles begründen zu müssen, ist diese Form der Depression in aller Regel sehr schwierig zu verstehen – eigentlich überhaupt nicht. Wir können keinen Zusammenhang zwischen der Erkrankung und dem vom Patienten angegebenen Auslöser erkennen. Vielleicht werden wir sogar wütend, weil sich der Patient nicht zusammenreißen will (Der Wille fehlt oder ist bestenfalls zu schwach, das ist unsere Erklärung für die endogene Depression).
Es gibt hierzu noch eine ganze Reihe von Unterteilungen, die uns aber im Moment nicht viel bringen. Wir sollten uns merken:

Die endogene Depression ist eine Erkrankung der Psychomotorik, die einhergeht mit einem Gefühl, kein Gefühl zu haben. Sie hat eine für uns nicht verständliche Form, einen nicht erklärbaren Auslöser und geht mit einer z.T. sehr schweren Hemmung des Antriebs einher. Die endogene Depression gilt als Psychose (eine das gesamte Seelen- und Körperleben betreffende Erkrankung).

Die Behandlung muß mit sog. Antidepressiva erfolgen, die nach einem bestimmten Schema gegeben werden. Zusätzliche Hilfen wie Gesprächs- oder Ergotherapie erleichtern den Zugang zum Kranken, verkürzen aber die Behandlung nur unwesentlich.

Endogen depressive Patienten sind auf einer Allgemeinstation nur schwer zu führen, ganz abgesehen davon, daß sie ein hohes Risiko zur Selbsttötung haben.

Andererseits kommen natürlich immer wieder Patienten mit einer nicht erkannten depressiven Psychose zu uns. Sie klagen über andere Beschwerden, *tarnen* sich unbewußt sogar damit. Auffällig werden sie dann, wenn man auf der Station die vorgeschobene Erkrankung ausschließen kann und nicht behandeln muß. Man nennt (oder nannte früher) diese Erscheinung eine **larvierte Depression**, eine, die in einer „Larve" steckt. Dies ist kein bewußtes „Täuschungsmanöver", nur versteckte sich eine gedrückte Stimmung hinter einer Maske. Besonders häufig wird die Maske einer Herzkrankheit oder von Magen-Darm-Krankheiten gefunden. Wir müssen also aufpassen, daß wir funktionelle, körperliche und maskierte Magen-Darm-Störungen auseinanderhalten. Bei einer genauen Erhebung der Krankheitsgeschichte allerdings dürfte uns das nicht zu schwer fallen.

 Zusammenfassung: Die endogene Depression geht einher mit einer Niedergedrücktheit und einem „Gefühl der Gefühllosigkeit". Sie hat eine für uns in vielen Punkten nicht erklärliche Gestalt: Wir können uns oft Entstehung, Aussehen und Verlauf nicht recht vorstellen. Zudem müssen wir im Krankenhaus darauf achten, daß einige Erkrankungen nur eine Maske darstellen, hinter der sich eine endogene Depression verstecken kann.

Reaktive Depression

Dies ist die andere Form der Depression, die uns verständlicher ist, mit einem durchaus einsehbaren Grund und einem bekannten Verlauf.

In Anpassung an die amerikanische Verstehensweise, niedergelegt in der neuesten Auflage des Krankheiten-Diagnose-Schlüssels, ICD 10, werden reaktive oder vormals exogene Depressionen „minor depressions" genannt. Wir sehen allerdings ein Problem darin, einem stark leidenden Menschen mitzuteilen: „Sie haben nur die kleine Depression." Was mag in ihm vorgehen?*

Wir wissen aus Erfahrung, wie bei einigen Menschen eine traurige Reaktion auf einen Verlust abläuft: Ein Kind wird beim Tode seiner Katze tieftraurig sein, kann aber kurz darauf wieder lachen. Verläßt der Freund seine Freundin (oder umgekehrt), so ist mit einer längeren Trauer durchaus zu rechnen, im allgemeinen sagt man, „einmal alle Jahreszeiten, dann ist es gut" (also immerhin ein Jahr!).

Auch die Ursachen für die Trauer sind uns im allgemeinen verständlich (auch wenn es manche nicht *nachvollziehen* können, wenn beim Auseinanderbrechen der Musikgruppe „Take that" hysterische Ohnmachtsanfälle

---

* Wie wenig die ICD auf europäische Verhältnisse zugeschnitten ist, mag die Ziffer Y 35.5. beweisen. Sie steht für: „Gerichtlich angeordete Tötung durch Hängen, Erschießen, Vergiften oder Gas".

und Suizidandrohungen eine ganze Generation kollektiv erfaßt).

Verliert mein Lieblingsverein das Pokalfinale, bin ich traurig. Länger traurig oder depressiv bin ich, wenn es mit der Beförderung oder der neuen Stelle nicht geklappt hat. Jeder Auslöser hat im allgemeinen auch einen eigenen Verlauf, der natürlich wesentlich geprägt ist von der bisherigen Entwicklung.

Im Gegensatz zu den endogenen Depressionen ist bei dieser Form die Psychotherapie Mittel der Wahl, wobei Antidepressiva unterstützend gegeben werden können.

Im Krankenhaus stellt sich die reaktive Depression oft als Problem bei bestimmten Erkrankungen dar. Herzmuskelschwächen z.B. gehen oft mit Depressionen einher, auch die sog. postoperative Depression ist nicht unbekannt. Dann muß man natürlich auch aufpassen, daß man nicht ungerecht wird: Eine depressive Verstimmung ist in nahezu allen Heilungsabläufen bekannt.

Ein Beispiel: Eine Patientin wird notfallmäßig ins Krankenhaus eingeliefert, bei der eine chronische Bronchitis, eine beidseitige Coxarthrose, ein Diabetes mellitus und eine Hypertonie bekannt sind. Jetzt kommt sie mit einer völlig dekompensierten Herzmuskelschwäche, fast schon im Lungenödem. Die Behandlung schlägt gut an, bald kann die Patientin wieder lachen und ist dankbar für jede Hilfe. Dann allerdings nach einiger Zeit ändert sich das Bild: Sie wird „undankbar" und „grantelig", beschwert sich über jede Kleinigkeit und jammert herum. – Was ist passiert? Nach der Zunahme der Herzmuskelschwäche war der Lebenswille fast erloschen, dankbar nahm sie deshalb die Verbesserungen zur Kenntnis. Dann allerdings ging es ihr bald wieder so gut, daß die anderen Beschwerden, insbesondere das Hüftgelenksleiden, wieder in den Vordergrund treten konnten. Wegen der guten und richtigen Behandlung war sie also wieder in der Lage, über ihre anderen Beschwerden zu klagen.

Wir sollten bei ähnlichen Situationen daran denken, daß eben die Behandlung und die gute Pflege es erst ermöglichen, die alten Beschwerden, über die immer geklagt wurde, zur Kenntnis zu nehmen.

Eine Verstimmung mit erkennbarem Grund kann sich im Krankenhaus also durchaus anfangs nicht und später dann doch bemerkbar machen. Wir sollten selbstkritisch genug sein, Vorwürfe auch als solche aufzufassen und nach einem Fehler bei uns zu suchen, andererseits aber auch zu versuchen, hinter den Worten und Gesten von Patienten etwas anderes zu suchen als Vorwürfe an *uns*.

Der Umgang mit depressiven Patienten ist oft recht mühsam. Wir haben bisweilen weder die Zeit noch die Geduld, auf ihre häufig wiederholten, jammervoll vorgetragenen Klagen einzugehen. Versuchen wir also, uns in diese Patienten hineinzuversetzen, so werden wir bei den meisten eine große Unzufriedenheit mit sich selbst und der Situation, in der sie stecken, finden, wir sehen gerade bei diesen Patienten Ungeduld und den Wunsch nach rascher Behandlung. Manchmal gerät man mit depressiven Patienten aneinander, in aller Regel aber ist das Auskommen relativ gut.

 Zusammenfassung: Die reaktive oder exogene Depression ist eine Verstimmung auf eine Ursache hin, die einem bestimmten Verlauf folgt. Sie ist für uns einsichtig und nachvollziehbar. Hinter körperlich begründeten Klagen kann auch eine Depression in der Heilung („postkompensatorische Depression") stecken.

ATL 12 Sterben

Mit Beginn des Lebens beginnt auch unser Sterben. Als einzige Lebewesen auf der Erde wissen wir, daß unser Leben endlich ist. Die Begrenzung unseres Daseins hat uns dazu geführt, über unsere Existenz und über unsere Nichtexistenz nachzudenken. Beginnen wir darüber nachzudenken, warum wir leben, welchen Sinn ein Leben hat, so kommen wir unweigerlich auch zu der Frage, was nach unserem Ende passiert. Rein gedanklich ist ein Tod zu akzeptieren, gefühlsmäßig aber treibt uns ein Wunsch nach Unauflösbarkeit, nach Weiterleben. Im tiefsten Sinne haben die Religionen hier ihren Ansatzpunkt, zumindest die Religionen, die ein Leben „danach" in Aussicht stellen.

Kontroversen gibt es darüber, ob jemand aus eigenem Antrieb sein Leben einfach beenden darf wie er ein Kartenspiel beenden kann. Als vernunftbegabte Wesen sind wir bereit, in jedem Bereich Vernunft anzuerkennen, wenn es jedoch um die selbständige Beendigung des eigenen Lebens geht, so haben wir Schwierigkeiten.

Die ATL befaßt sich mit den Aspekten eines selbstgewählten Endes, der Aussicht auf ein Ende und der Grenzerfahrung am Rande des Endes in Notfallsituationen.

Beispiele aus der Umgangssprache: *Sterbenslangweilig* ist es auf mancher Party. Sagen darf man es jedoch nicht zu laut, denn der Gastgeber könnte sonst *zu Tode betrübt* sein. Allerdings wird er uns wohl nicht gleich vor Wut *umbringen*, wenn wir ihm erzählen, daß wir *totmüde* sind und lieber nach Hause gehen möchten.

Bei der Besprechung des Inhalts dieses Kapitels geraten wir in Gefahr, zu theoretisch zu werden. Es ist wirklich nicht ganz von der Hand zu weisen, daß die Diskussion darüber, was man *grundsätzlich* im Grenzbereich zwischen Leben und Tod tun könne, gelegentlich von der wirklichen Tätigkeit ablenkt. Wir wollen uns deshalb behelfen und uns sehr kurz und knapp fassen. Eine Änderung des eigenen Verhaltens, wenn man sie für nötig hält, wird nicht durch Bücher, sondern durch die Erfahrung bewirkt.

Sterben

Die Sterbehilfe oder Sterbebegleitung ist ein so altes Thema wie das Menschsein an sich. Alte Grabmäler und Gebete zeugen davon,

das älteste Buch der Welt, das „Gilgamesch-Epos", beginnt und endet mit den Worten: „Nach Leben und Tod will ich ihn fragen..."*
Müssen wir den Umgang mit Sterbenden lernen? Müssen wir eigens hierfür Fähigkeiten entwickeln? Sollte es die „Fachschwester für Sterbehilfe" geben?
Das sind sicherlich z.T. überspitzte Fragen. Aber der Reihe nach bilden sie in sich eine Steigerung:
- Selbstverständlich müssen wir den speziellen Umgang mit bestimmten Erscheinungen lernen. Dazu gehört auch der Umgang mit dem Sterben. Lernen muß aber weiter verstanden werden als das Lesen von Büchern oder Schriften. Lernen bedeutet auch Erfahrungen mit Kollegen austauschen, zuhören, wenn andere über ihre Erlebnisse berichten.
- Wir gehen davon aus, daß jeder in sich Fähigkeiten hat, die erweitert werden können. Auch die Fähigkeit, mit sich in ausweglosen Lagen befindlichen Menschen umzugehen, gehört dazu. Das Sterben ist zwar nicht durchweg eine „aussichtslose" Lage, denn oftmals wird der Tod ja als Erlösung von Schmerzen und Leid erwünscht, aber er gleicht einer solchen.
- Die Einführung einer Ausbildung einer „Fachschwester für Sterbehilfe" wurde bereits ernsthaft diskutiert. Abgesehen davon, wie entsetzlich das für diejenige wäre, die sich irgendwo mit Namen und Beruf vorstellen müßte, trifft es nur den halben Kern: Eine Spezialisierung wäre genau das, was wir für schlecht hielten, denn wieder würde hier der ganze Mensch in bestimmte Abschnitte geteilt: Bei der Aufnahme ist die Aufnahmeschwester zuständig, dann die OP-Schwester, gefolgt von der Intensivschwester, zuletzt die Sterbeschwester...

Wir müssen uns bei der Betreuung von Sterbenden von bestimmten Fragen leiten lassen:
- Welche Bedürfnisse hat der zu Betreuende *jetzt*?
- Welches Leiden (körperliches oder seelisches) überwiegt?
- Hat sich der Patient bereits früher mit dem Tod auseinandergesetzt, kann ich auf solches Auseinandersetzen aufbauen?
- Weiß der Patient über seinen Zustand Bescheid? Ist er aufgeklärt? Kam das Erlebnis, das nun zum Sterben führt, plötzlich?
- Hat er zumindest in großen Zügen mit seinem Leben abgeschlossen? Ist er unruhig wegen einer nicht erledigten Angelegenheit?
- Gibt es Probleme, die er nun noch erledigen möchte?
- Fühlt er nahe Freunde oder Angehörige unversorgt?
- Gibt es für ihn ein Leben nach dem Tode?

Diese Fragen sollen die Dimensionen Vergangenheit, Gegenwart und Zukunft auf seelischer und körperlicher Achse erkunden helfen. Sicher würden manche andere Schwerpunkte setzen. Es ist auch wirklich gleichgültig, welche Fragen gestellt werden, wenn dem Patienten die Möglichkeit gegeben werden kann, noch einmal die zeitlichen Ebenen mit unserer Hilfe auf zu füllende Lücken zu untersuchen.

Eine Schwester meinte sehr nachdenklich, sie habe das *Sterben* ihres Vaters *miterlebt*. Das Sterben – erleben? Es soll wohl bedeuten, diese Zeit bewußt in sich aufgenommen und an den Empfindungen des Vaters teilgenommen zu haben, also insgesamt ein Teil von ihm gewesen zu sein.

🖉 Wir können wirklich für uns feststellen, je bewußter und gefühlsmäßig beteiligter wir am Sterben eines Menschen teil-

---

* Diejenigen, die vielleicht nachlesen wollen, werden bemerken, daß das nicht bei allen Ausgaben so stimmt. Da aber einige alte Tafeln des Gilgamesch-Epos verloren gegangen sind, andere vielleicht nicht echt sind, gibt es eben verschiedene Versionen.

nehmen und ihn dabei begleiten, desto feinfühliger wird die mögliche Unterstützung sein, die wir bieten können.

Elisabeth Kübler-Ross hat die bekannte Stadieneinteilung als Prozeß der Annahme und des Bewältigens eines Sterbens entwickelt. In unseren Worten lauten sie etwa so:
1. Schock über die Nachricht
   ⇒ Verdrängung
2. Entwicklung von Gefühlen
   ⇒ Wut und Zorn
3. Verhandeln
   ⇒ „Feilschen" um Aufschub
4. Erkennen
   ⇒ Verzweiflung
5. Persönliche Verbindlichkeit
   ⇒ Annahme
6. Abschluß
   ⇒ Ergeben in den Tod

Im Verlauf dieser Entwicklung kommt es auch sehr häufig zu Regressionen, zu Rückschritten in ein eigentlich schon überwunden geglaubtes Stadium. Die Entwicklungslinie ist nicht geradlinig, sondern macht viele Schnörkel und Kurven. Wir müssen also darauf gefaßt sein, daß ein Patient, der einmal sagt, er wisse, wie es um ihn stehe, und er wolle sich in Ruhe auf seinen Tod vorbereiten, am nächsten Tag auch meint, er komme schon wieder auf die Beine, wenn nur die Schmerzen besser behandelt seien, ginge es schon wieder. Dies zu wissen ist sicherlich wichtig, damit wir nicht ungeduldig mit dem Patienten werden.

Ein weiterer Punkt ist auffallend: die **Körperzentriertheit** des Patienten. Sehr oft steht das körperliche Erleben weit im Vordergrund: Ob die Schmerzen besser werden, wie die Ausscheidung funktioniert, ob die Haare wieder wachsen usw. Damit kommt der Patient sicher unbewußt unserem Wunsch sehr entgegen, nur ja keine tieferen Gespräche führen zu müssen. Gibt er Schmerzen an, haben wir die beste Möglichkeit, in der Kurve blätternd über eine Umstellung der Schmerzmedikamente zu sprechen. Als Pfleger und Ärztinnen haben wir drei Gründe, einem Gespräch mit einem sterbenden Patienten auszuweichen:
1. Durch das Sterben eines anderen Menschen werden wir zu sehr an unsere eigene Vergänglichkeit, an unser eigenes Sterben erinnert.
2. Wir haben Angst vor direkten Fragen des Patienten.
3. Wir erkennen durch einen Tod die Grenzen der Medizin, also unsere eigenen Grenzen.

Wir haben also viele Gründe, von uns aus einem Gespräch mit einem Sterbenden auszuweichen. Dennoch ist es für ihn möglicherweise das derzeit Wichtigste, ernst und nicht ausweichend angenommen zu werden. Stellen müssen, sollen und wollen wir uns diesen Gesprächen – auch wenn die Zeit knapp ist.

Der Theologe Paul Sporken schreibt in seinem Buch „Umgang mit Sterbenden" etwas, was wir wohl auch wußten, uns aber nie so richtig vergegenwärtigt haben. Er meint: *„Meist sind die Krankenpflegeschülerinnen und -schüler die beliebtesten Gesprächspartner."* Wir haben uns gefragt, weshalb das so ist – und daß es so ist, wird wohl im großen jeder bestätigen können. Liegt es an der noch unverbogenen Spontaneität der Schülerinnen, an ihrem noch vorhandenen Elan, an ihrer noch offen zu Tage liegender „Naivität", also dem unverfälschten Herangehen an bestimmte Dinge? Es mag vieles davon zusammenkommen.

Nun wird ein Sterbender nicht nur im Zimmer betreut, sondern auch in der Pforte, auf dem Stationsflur, im OP und auf anderen Abteilungen: Überall dort, wo seine Angehörigen und Freunde gleichfalls Erfahrungen im Umgang mit dem Ort und den dort arbeitenden Personen machen, ist auch ein Stück unseres Patienten, auch wenn er nie in seinem Leben einen Fuß dorthin gesetzt hat. Gleicht das Klima in unserem Krankenhaus dem einer schlichten Reparaturwerkstatt, so wird dies auch der Sterbende merken. Er wird vielleicht noch seine körperliche Heilung erwarten, aber mit Sicherheit nicht mehr sein seelisches Heil! Das Klima, die Atmosphäre eines Krankenhauses ist sehr wichtig für das Wohlergehen eines uns anvertrauten Patienten. Auch wenn die rein medizinische Versorgung hervorragend ist, so fehlt ein Stück, was Medizin und Pflege menschlich machen.

 Zusammenfassung: Die Begleitung eines Sterbenden gehört mit zu den schwierigsten Aufgaben in dem großen Katalog der Pflegekräfte. Sie müssen dem Sterbenden gleichsam ein Resonanzboden für ihre Gefühle sein. Er muß sich in dem, wie das von ihm Geäußerte aufgenommen wird, anerkannt und geborgen fühlen. Hierfür bedarf es unserer Überzeugung nach nicht eines speziellen Ausbildungsweges, sondern vielmehr Intuition und Einfühlungsvermögen.

Suizid und Suizidversuch

1976 veröffentlichte Jean Améry seinen „Exkurs über den Freitod": *Hand an sich legen.* Darin stellte er, der mittlerweile wirklich Hand an sich gelegt hat, die These auf, daß ein Freitod grundsätzlich zuzubilligen sei. Wer nach Überlegung und Abschätzung über die Folgen seines Tuns zu der Überzeugung gelange, der Frei- oder Selbsttod sei ein Teil seines Lebenskonzepts, der dürfe an der Verwirklichung nicht gehindert werden.

In vielen Gesellschaften gilt es als indiskutabel, den Freitod auszuschließen. Dort bestimmt man selbst das Ende seines Lebens, und sei es aus sozialen Gründen: Um der Gruppe nicht zur Last zu fallen.

In unserer Gesellschaft ist aus traditionellen Gründen der Freitod nicht erlaubt. Vor wenigen Jahrzehnten noch wurden Selbsttöter am Rande des Friedhofs ohne zeremonielles Begräbnis verscharrt (wie auch ungetaufte Kinder). Sie waren nicht mehr den Weg des Heils gegangen, der ein freiwilliges, selbstbestimmtes Ende ausschließt.

Beide Überlegungen sind in sich schlüssig: Die Wechselbeziehung:

Individuum ⇔ Gesellschaft

erlaubt sowohl die Hilfe für ein verzweifeltes Individuum, also eine Unterstützung für ein verzweifeltes Mitglied der Gesellschaft. Es fordert aber gleichzeitig auch die Rücksicht des Einzelnen auf die Gruppe, wenn es zu Engpässen in der Versorgung kommt: Dann gehört ein sozial geforderter Selbsttod („Freitod" ist dann nicht mehr der richtige Ausdruck) zu den Pflichten eines Individuums.

Im Krankenhaus stehen wir vor anderen Problemen. Dort erleben wir die oft beeindruckende Notfallsituation der Einlieferung eines Suizidanten immer mit Hektik und Unruhe verbunden. In der Notfallsituation ist meist keine Zeit, sich um den Grund für den versuchten Suizid Gedanken zu machen. Dort geht es um rasche Magenspülung, eventuell Beatmung oder Dialyse und Gabe von „Antidota", wenn nicht gleich um eine chirurgische Versorgung.

Hier ist der erste Punkt, um einzuhaken: Warum bleibt meist keine Zeit, wenn auch nur kurz, zu fragen: Warum sahest du denn keinen anderen Ausweg mehr? Diese Frage ist eigentlich notwendig, denn wir tun durch unsere Hilfe und unsere lebensrettenden Maßnahmen ja so, als ob wir die Frage sofort nach den Erstmaßnahmen stellen wollten. Wir diskutieren ja gar nicht mehr darüber, ob der Freitod nicht zum Leben dieses Menschen gehören kann. Für uns ist eine Annahme unveränderlich richtig: Dieser Mensch hätte sicherlich anders entschieden, wenn er ein wenig Abstand zu seinem Problem gehabt hätte. Durch unsere Hilfe versuchen wir ihm den Abstand zu geben. Deswegen wird in aller Regel ausnahmslos jeder versuchte Freitod behandelt.

Falsch ist diese Meinung mit Sicherheit nicht. Denn wir wissen aus Erfahrung, wie viele Menschen aus einer plötzlichen Enttäuschung oder einem akuten Ereignis heraus versuchen, sich das Leben zu nehmen. Später stehen sie dann sehr oft fassungslos vor ihrem eigenen Tun.

 Aber Vorsicht: Etwa 25% aller geretteten Suizidanten machen einen erneuten Versuch!

Es kommt also entschieden mit auf die Art und Weise an, in der wir einen Suizidanten im Krankenhaus auf- und annehmen.

Schon während der Aufnahme können sehr häufig zumindest orientierend einige Erkundigungen eingezogen werden:
- Handelt es sich um einen akuten oder einen schon länger andauernden Konflikt?
- Liegt eine seelische und/oder eine körperliche Erkrankung dem Entschluß zumindest mit zugrunde?
- Gibt es eine stützende und den Suizidanten warm aufnehmende soziale Beziehung?
- Möchte der Suizidant mit irgend jemandem sprechen oder jemanden sehen?
- Können wir eine andere Hilfe als die Soforthilfe anbieten?

In aller Regel werden wir hierzu Informationen gewinnen können, ohne den Suizidanten zu sehr zu belasten. Wichtig dabei ist eine nie zur Diskussion stehende Diskretion.

Darüberhinaus ist für uns einiges Hintergrundwissen zum Suizid im allgemeinen wichtig. Der Wiener Suizidforscher Ringel zählt folgende **suizidale Risikogruppen** auf:
- Menschen mit bereits erfogten Suizidversuchen
- Alte Menschen
- Jugendliche
- Menschen nach Verkehrsunfall
- Süchtige
- Psychisch Kranke
- Angehörige von Suizidanten
- Unheilbar Kranke
- Menschen in Lebens-, besonders Ehekrisen
- Menschen im akuten sozialen Notfall
- Verfolgte
- Kriminelle

Wir sehen also eine sehr große, kaum sinnvoll zu unterteilende Gruppe, wenn wir nicht einen gemeinsamen Gedanken zulassen: die Angst vor einer nicht zu lösenden Krise. Und wenn wir das akzeptieren, so ist im Prinzip niemand vor Suizidgedanken gefeit – auch wir nicht!

Setzen wir die Aufzählung der suizidalen Risikogruppen in Beziehung zu unseren Krankenhauspatienten, so müssen wir besonders achten auf folgende Patienten, auch wenn sie gar nicht suizidal wirken:
- Chronisch Kranke
- Dialysepatienten
- Tumorkranke
- Alterskranke
- Unfallpatienten
- Patienten mit arterieller Verschlußkrankheit
- Suchtkranke
- Alterskranke

Das Umgehen mit diesen Patienten muß zumindest Kurzentschlüsse mit einbeziehen. Wir gelangen bei der Besprechung dieses Themas leicht in die Gefahr zu moralisieren, deswegen meinen wir, es muß jeder selbst seine eigene Persönlichkeit für den Bereich Umgang mit Suizidanten entwickeln. Am besten helfen auch hier Gespräche mit Kollegen oder andersweitig Erfahrenen.

 Zusammenfassung: Ein Entschluß, freiwillig sein Leben zu beenden, ist die Folge von akuten oder länger andauernden Ereignissen, die die Bewältigungskraft des Menschen übersteigen. In der Behandlung kommt es also mit darauf an, dieses Problem zu erkennen und entsprechend zu reagieren. Das kann zumindest teilweise bereits während der Notaufnahme geschehen, ist sogar (wenn möglich) empfehlenswert, damit der Suizidant das Gefühl bekommt, hier helfe man ihm wirklich. In der Behandlung des Suizidanten mischen sich seitens der Behandelnden eigene Ängste mit Überlegenheitsgefühlen und teilweise milder Überheblichkeit. In dem Wissen, daß jeder vierte Suizidant einen neuen Versuch unternimmt, müssen also die eigenen Reaktionen überprüft werden.

Notfallsituationen

Für die eigentlichen Notfallsituationen, die akut eintreten und sofortiges Handeln erfordern, gibt es wenige Untersuchungen, auf die wir uns stützen könnten. Wir können uns auch erklären, weshalb das so ist: In einer solchen Situation muß schnell gehandelt werden, für Nachfragen zu Angelegenheiten, die nicht direkt mit dem körperlichen Geschehen zu tun haben, bleibt erklärlicherweise wenig Zeit. Im Grunde könnte man nur *rückwirkend* (retrospektiv wird das genannt) Erkundigungen einziehen.

Viele Untersuchungen gibt es aber über das seelische Erleben von Intensivpatienten. Es gibt sogar eine Zusammenfassung von Beschwerden, die man als *Intensivsyndrom** zusammenfaßt. Wir fassen darunter zusammen:

- sensorische Monotonie (sinnliche Eintönigkeit)
- Schlafdeprivation (Schlafentzug)
- Angst vor technischen Apparaturen
- Nähe zu anderen schwerkranken Patienten
- Miterleben von Todesfällen in der unmittelbaren Umgebung

Merkwürdig, daß bei diesen Anzeichen Beschwerden wie *Angst* oder *Sorge* nicht auftauchen. Hier wird aber nur die spezifische Reaktion von Patienten auf der Intensivstation dargestellt. Depression, Dysphorie (Stimmungsverschlechterung) und auch delirante Syndrome kommen natürlich in Bezug auf die Grundkrankheit vermehrt vor.

---

* Das Intensivsyndrom ist natürlich amerikanisch und heißt *ICU-Syndrome:* Intensive-Care-Unit-Syndrome, Syndrom der Intensivpflegeeinheit

Eine sehr hohe Zahl von Patienten leidet an dem Intensivsyndrom, man schätzt, dies sind etwa 30–60% aller Intensivpatienten. In einem viel höheren als bisher vermuteten Anteil sollte auch psychiatrische oder zumindest psychagogische Unterstützung gewährt werden. Eines haben nämlich Untersuchungen von Kimball in den frühen siebziger Jahren erwiesen: Vorausgesetzt, die technisch-medizinische Hilfe ist bei allen Patienten gleich optimal, so hängt das Weiterleben zu einem großen Prozentsatz (etwa 30%) von der psychischen Konstellation des Patienten ab, unabhängig von der Schwere der Grundkrankheit.

Wir wissen ja selbst darüber viel zu berichten. Jeder kennt einen von ihm betreuten Patienten, der einen „eisernen Willen" hatte und sich „nicht unterkriegen" ließ, der auch die schlimmste Behandlung wegen seines Willens überstand. Auch vom Gegenteil weiß jeder zu berichten, von einem, der mut- und hoffnungslos seiner Krankheit gegenüberstand und von ihr besiegt wurde. In der Literatur ist eine sehr schöne Geschichte von dem Meister der Kurzgeschichte, O. Henry zu diesem Thema erschienen: „Das letzte Blatt", das uns allen vom Ausgang her bekannt vorkommt, auch wenn wir die Geschichte noch nie zuvor gelesen haben.

Wir wollen uns nicht mit Statistikerei aufhalten, wieviel Prozent der Kardiotomiepatienten in der einen Studie ein „Post-Kardiotomie-Syndrom" entwickeln und wieviel in einer anderen.

 Zusammenfassung: Das Überleben eines Menschen hängt ganz wesentlich davon ab, wie positiv er seiner Krankheit gegenübersteht, welche Perspektiven er hat und wie die Betreuung während der schlimmsten Krisenzeit aussieht. Schaffen wir es, hier dem Patienten eine seelische Unterstützung zu sein, so kann gerade dies der zum Unterschied zwischen Tod und Leben noch notwendige Punkt sein.

Literaturverzeichnis

Hier ist nur das Gelesene aufgenommen worden, das direkt bei der Arbeit geholfen hat, das möglicherweise auch zitiert worden ist. Aus grundsätzlichen Überlegungen ist jedoch keine fremdsprachige Literatur und keine Arbeiten aus Zeitschriften übernommen worden, denn diese Literaturliste soll auch einen Anreiz bieten, eventuell schnell bestimmte Texte nachzulesen. Wir haben hier vornehmlich Arbeiten aus dem Bereich Psychosomatik aufgenommen, dagegen kaum welche aus rein „somatischen" Gebieten, es sei denn, die psychosomatische Sichtweise hat in dem Buch einen großen Stellenwert. Außerdem haben wir nicht immer die neueste Auflage zitiert, sondern die, die uns selbst zur Verfügung stand.

Alexander F. Psychosomatische Medizin. Berlin New York: de Gruyter 1985

Aulbert E. Bewältigungshilfen für Krebskranke. Stuttgart: Thieme 1993

Balint M. Der Arzt, sein Patient und die Krankheit. Stuttgart: Klett-Cotta 1980

Barolin G. Kopfschmerzen – multifaktoriell. Stuttgart: Enke 1994

Balint M., Balint E. Psychotherapeutische Techniken in der Medizin. Stuttgart: Klett 1976

Berger M. Diabetes mellitus. München: Urban & Schwarzenberg 1995

Bräutigam W. Sexualmedizin im Grundriß. Stuttgart: Thieme 1978

Bräutigam W., Christian P. Psychosomatische Medizin. Stuttgart: Thieme 1981

Ehrenreich B., English D. Hexen, Hebammen und Krankenschwestern. München: frauenoffensive 1975

Ermann M. Psychotherapeutische und psychosomatische Medizin. Stuttgart: Kohlhammer 1995

Feiereis H. Diagnostik und Therapie der Magersucht und Bulimie. München, Marseille: 1989

Feiereis H., Saller R. Psychosomatische Medizin und Psychotherapie. München, Marseille: 1995

Fichter M.M. Magersucht und Bulimia. Berlin, Heidelberg: Springer 1985

Fromm E. Gesamtausgabe in zehn Bänden Stuttgart: DVA 1981 (auch als Taschenbuch bei dtv erschienen)

Füsgen I. Der ältere Patient. München: Urban & Schwarzenberg 1995

Gniech G. Essen und Psyche. Berlin, Heidelberg: Springer 1995

Grammer K. Signale der Liebe. Stuttgart: dtv 30498 1995

Hammes M. Hexenwahn und Hexenprozesse. Frankfurt/Main: Fischer Taschenbücher 1818 1979

Herzig E.A. Betreuung Sterbender. Basel: Rocom 1978

Jordan J. Zum Erleben und zur psychischen Bewältigung medizinischer Technologie am Beispiel der perkutanen transluminalen Angioplastie. Frankfurt/Main: VAS 1991

Jores A. Praktische Psychosomatik. Bern: Huber 1980

Klußmann R. Psychosomatische Medizin. Berlin, Heidelberg: Springer 1992

Koch-Hillebrecht M. Jeder ist anders. Bern: Huber 1989 (2. Aufl. von: Kleine Persönlichkeitspsychologie)

Kohlmann H. Diabetes und Psychologie. Bern: Huber, 1995

Kulawik H. Psychodynamische Kurztherapie. Leipzig: Thieme 1990

Kulawik H. Psychosomatische Medizin. Leipzig: Thieme 1991

Langosch W. Psychosomatik der koronaren Herzkrankheit. Weinheim: VCH 1989

Lanzendörfer C., Düngemann S. Herzpharmaka. Berlin, Heidelberg: Springer 1994

Lanzendörfer C., Scholz J. Psychopharmakologie für Krankenpflegeberufe. Berlin, Heidelberg: Springer 1993

Lefrancois G. Psychologie des Lernens. Berlin: Heidelberg, Springer 1986

Loewy E.H. Ethische Fragen in der Medizin. Wien, New York: Springer 1995

Lieb H., Pein A. v. Der kranke Gesunde. Stuttgart: Thieme-trias 1990

Luban-Plozza B., Knaack L., Dickhaut H.H. Der Arzt als Arznei. Köln: Deutscher Ärzte Verlag 1990

Luban-Plozza B., Pöldinger W., Kröger F. Der psychosomatisch Kranke in der Praxis. Berlin, Heidelberg: Springer 1989

Margulies A., et al. Onkologische Krankenpflege. Berlin, Heidelberg: Springer 1994

Meermann R., Vandereycken W. Verhaltenstherapeutische Psychosomatik in Klinik und Praxis. Stuttgart: Schattauer 1991

Meichenbaum D., Turk D.C. Therapiemotivation des Patienten. Bern: Huber 1994

Meulenbelt A. Emanzipation und Seitensprung. Reinbeck: Rowohlt 1993

Osler P. Die Anamnese in der Psychotherapie – Ein integratives Konzept. München: Reinhardt 1995

Ratsak G., Schiebel-Piest B. Psychoonkologie für Krankenpflegeberufe. Göttingen: Vandenhoek und Ruprecht 1992

Rogers C.R. Die klientenzentrierte Gesprächspsychotherapie. Frankfurt/Main: Fischer Taschenbücher 42175 1989

Rogers C.R. Therapeut und Klient. Frankfurt/Main: Fischer Taschenbücher 42250 1990

Schwarz R. Die Krebspersönlichkeit. Stuttgart: Schattauer 1994

Sigusch V. Therapie sexueller Störungen. Stuttgart: Thieme 1980

Spitz R.A. Die Entstehung der ersten Objektbeziehungen. Stuttgart: Klett-Cotta 1992

Sporken P. Umgang mit Sterbenden. Düsseldorf: Patmos 1978

Stamatiadis-Smidt H., Sellschopp A. Thema Krebs. Berlin, Heidelberg: Springer 1993

Uexküll T v. Integrierte psychosomatische Medizin. 3. Aufl. Stuttgart: Schattauer 1994

Uexküll T v. Psychosomatische Medizin. 5. Aufl. München: Urban & Schwarzenberg 1995

Uexküll T v., et al. Subjektive Anatomie. Stuttgart: Schattauer 1994

Weizsäcker V v. Gesammelte Schriften. Frankfurt/Main: Suhrkamp ab 1986

Wesiack W. Psychosomatische Medizin in der ärztlichen Praxis. München: Urban & Schwarzenberg 1984

Sachverzeichnis

Abdominalbeschwerden, funktionelle 71
Abhängigkeit 120
    bei Anorexie 53
Abhängigkeitsbedürfnis bei Colitis ulcerosa 65
Abstinenz, absolute 14
Ängste bei Bulimie 57
„affektiv verschlossen"
    bei Magenbeschwerden 71
Aggressiviät als Typ-A-Verhalten 24
Akinese 106
Akrobat 27
Alexander, F. 44, 74, 102
Alexithymie 10
Alibidimie 128
Alkoholismus 120 ff.
Alleinstehende und Krebs 31
Allen, W. 83
Allergie 44
Alopecia areata totalis 86
Altersdiabetes 98
Altersunterschied 37
Ambitendenz, körperbezogene 52
Ambivalenz-Konflikt
    bei koronarer Herzkrankheit 110
Amimie bei Parkinson-Krankheit 106
Anerkennung 24
Aneurysma 112
Angel's dust 120 ff.
Angina pectoris 109 ff.
Angstaspekte bei chirurgischen Patienten 97
Angsthierarchie 124
Angstkick 27
Angstobjekt 110
Angstsyndrom mit Panikattacken 47
Anorexie 51 ff.
    aktive Form 51
    passiv-restriktive Form 51
    Sterblichkeit bei 54
    Typ I 51
    Typ II 51
Anorgasmie, primäre 129
    sekundäre 129
Anthropologische Medizin 10
Antriebsstörung 137
Apoplex 90 ff.
Arachnophobiker 125
Arbeit delegieren bei Typ-A-Verhalten 25

„Arc de cercle"
    bei Hyperventilationssyndrom 46
Arcabose 98
Arterienverengung 117
Arteriitis temporalis 105
Arthritis, rheumatoide 102 ff.
    bei Colitis ulcerosa 64
„Arzt als Droge" 6
Askese 53
Assoziation, freie 14
Asthma
    allergisches 43
    belastungsinduziertes 43
    bronchiale 9, 42 ff., 84
    cardiale und Schlafstörungen 135
    endogenes 43
    extrinsisches 43
    intrinsisches 43
    und Verhaltenstherapie 45
Asthmaekzem 84
Asthmapatient 45
Asthmapersönlichkeit 45
Atemnotsyndrom, nervöses 45
Aufklärung bei Krebs 32
    beste Tageszeit 33
Aufklärungsprozeß 33
Ausfälle, motorische 105
    sensible 105
Autostereotyp 83
Azetylsalizylsäure 90

Balint, M. 6
Barolin, G. 88
Beckmann, D. 109
Befinden 18
Befolgung von Anweisungen 40
Befund 18
Begriff, ganzheitlicher 4
Begriffslücke beim Krankheitsverständnis 40
Belastung, körperliche, bei Neurodermitis 84
    psychische, bei Neurodermitis 84
    unter Dialyse 80
Berne, E. 24
Beta-2-Rezeptoren 43
Beta-Blocker 90
    als Ursache für Erektionsstörungen 130
Beta-Mimetika 43

Betreuung, ganzheitliche 6
Beweglichkeit 101
Bewegungsarmut bei Parkinson-Krankheit 106
Bewegungsmangel
  bei koronarer Herzkrankheit 112
Bewegungstherapie bei Anorexie 55
Bewegungsübungen bei chron. Polyarthritis 104
Bierernst 26
Biographische Medizin 6
Bittner-Viren 30
Blähungen bei funktionellen Darmstörungen 63
Blutdruckkrisen unter Dialyse 80
Blutsäurewert 46
Blutwäsche 76
Body-Mass-Index 57
Bosse, K. 83
Bräutigam, W. 65 ff., 88, 91, 105
Brandt, W. 98
Bronchokonstriktion 43
Bündnis, therapeutisches 54
Bulimie 56
Bungee-Springer 50

Campylobacter pylori 72 f.
Charakter, analer 62
Choleriker 23
Christian, P. 65 ff., 88, 105
Cimetidin 72
CLO-Test 73
Colica mucosa 63
Colitis regionalis 68
  ulcerosa 64
Colitis-ulcerosa-Psychom 65
Compliance 39
Couvade-Syndrom 94
Crack 122
Crescenzo, L., de 24
Crohn-Krankheit 64 ff.

Da-Costa-Syndrom 45
Darmerkrankungen, chronisch entzündliche 64
Darmperforation 68 f.
Darmstörungen, funktionelle 63
Demut, böse, bei chronischer Polyarthritis 103
Depression 137
  endogene 137
  exogene 137
  larvierte 138
  postoperative 139
  bei Parkinson-Krankheit 107
  reaktive 137
  bei Schlaganfällen 106
Deprivationssyndrom 91
Dermatitis, atopische 84
Desensibilisierung bei Phobien 124

Designer-Rauschmittel 120
Deuser-Band 26
Diabetes mellitus 97 ff.
  bei koronarer Herzkrankheit 112
Dialyse, chronische 76
Diarrhö, emotionale 63
Diazepam 123
  „low dose dependency" 123
Dietary-Chaos-Syndrom 56
Differentialdiagnose
  bei Colitis ulcerosa/Crohn-Krankheit 69
Diktiergerät 25
Distanz nach Krebsdiagnose 34
Dominanz als Typ-A-Verhalten 24
Dominanzstreben 25
Down-Syndrom 103
Drachengleiten 28
Drang zum Perfektionismus 58
Drogenmißbrauch 121
Düngemann, S. 115
Dummheit 113
Durchfälle 63 f.
Durchhänger 137
Dyskrinie 43
Dyspepsie 71
Dystonie, vegetative 71

Echtheit n. Rogers 35
Effortsyndrom 45
Egoismus bei chron. Polyarthritis 105
Einfühlung in das Gefühlsleben n. Rogers 35
Einssein 36
Einstiegsdroge 121
Einverleiben 50
Eiterpusteln 82
Ejaculatio deficiens 131
  praecox 128, 131
Ejakulationsstörungen 128 f.
Ektoderm 87
Ekzem, endogenes 84
„Elanvoller Yuppie" bei Ulkus 74
Elektroepilation 86
Encepahlomyelitis disseminata 108
Endorphine 128
„Englandtor" 10
Entspannungsverfahren bei Phobien 124
Entzündung, örtliche,
  bei Asthma bronchiale 43
Eradikation 73
Erektionsstörungen 128, 130 f.
Erektionszentrum 130
Ergotamin 89
Erkrankungen
  des rheumatischen Formenkreises 102 ff.
Ermann, M. 8

Ernährung bei Diabetes 99
Ernstnehmen des Patienten 13
Erschöpfen einer erlernten Reaktion 16
Erythropoetin 76
Essensaufnahme, Art der 57
Essens-Chaos-Syndrom 56
Essensverweigerung 51
Eßstörung, primäre 51
Eßwache 51
Extasy 120
Extravertiert 23

Fallbesprechung 19
Familienkonflikte 53
Familientherapie bei Anorexie 55
Feiereis, H. 51 ff.
Feuerlein, W. 120
Feyerabend, P. 43
Fichter, M.M. 51
Fieber 94
    psychogenes 95
Fistelbildungen bei Crohn-Krankheit 68
Fjodorowna, P. 35
Fleming, A. 5
Flüssigkeitsaufnahme, verminderte 60
Fokussierung,
    sinnliche, in der Sexualtherapie 129
Folgen der arteriellen Hpertonie 117
Free-Climber 28
Freizügigkeit 127
Fremdniere 78
Freßattacken 56
Freß-Kotz-Sucht 56
Freßsucht 56
Freud, S. 9, 14, 52, 62
Frigide 129
Frührehabilitation 106
    nach Herzinfarkt 115
Frühspritzer (Sexualstörung) 131
Funktionelle
    Abdominalbeschwerden (FAB) 71
    Oberbauchbeschwerden (FOB) 71
    sexuelle Störungen 128
    Unterbauchbeschwerden (FUB) 71

Gallenwegsdyskinesie 71
Gastarbeiter 75
Gastritis 71
    A 73
    B 73
    C 73
Gastropathie 71
Gefäßdilatation 89
Gefäßkurzschlüsse, präkapilläre 89
Gefäßspasmus 89

Gegenstromprinzip 76
Gehorsam 40
General-Check 31
Generalisierung 44
Geschlechtsrolle 126
    „gender role" 127
    „sex role" 127
Gesellschaftsdroge Alkohol 120
Gesundheitsrisiko 28
Getrenntlebende und Krebs 31
Glatzenbildung 86
Glibenclamid 98
Glomerulum 76
Goebell, H. 73
Goldrandtrinker 94
Grimm, J. u. W. 27
Grundstimmung, euphorische,
    bei Encephalomyelitis disseminata 108

H_2-Blocker 72
Hämodiafiltration 76
Hämodialyse 76
Hämofiltration 76
Halbseitenlähmung 102
Halhuber, M. 116
Handy 25
Harris, T. 24
Haut als „Spiegel des Inneren" 83
„Heilige Siebenzahl" der Psychosomatik 6
Heiliger, böser, bei chronischer Polyarthritis 103
Heiliges Feuer durch Ergotaminvergiftung 89
Heißhungeranfälle 56
Helicobacter pylori 73
Hemikranie 88
Herablassung, freundliche 37
Heroin 120
Herpesbläschen 82
Herzangstsyndrom 45
Herzinfarkt 109 ff.
Herzinsuffizienz bei Eßstörungen 60
Herzkranzgefäße, Erkrankungen der 109 ff.
Herzmuskelschwäche und Schlafstörungen 135
Herzneurose 47, 109
Herzphobie 109 f.
Herzrhythmusstörungen 95
Herzschmerzen 47
Herzstörungen, dysästhetische 110
    dysdynamische 110
    dysrhythmische 110
Heterosterotyp 83
Heuschnupfen 84
Hirnödem 89
Hirsutismus 86 f.
Hochzeitsangina 94
Höflich 50

Hormonbehandlung, antiandrogene 86
Hund, Pawlow's 15
　　Silbermann's 74
Hypersalivation 107
Hypersekretoren 73
Hyperthermie 94
Hypertonie, arterielle 116 ff.
　　essentielle 116
　　bei koronarer Herzkrankheit 112
Hypertrichiosis 86
Hyperventilationssyndrom 42, 45f.
Hyperventilationstetanie 45 ff.
Hyporgasmie 129
Hyposekretoren 73
Hypotonie bei Eßstörungen 60

IDDM 98
Ileitis terminalis 68
Ileus 68
Immunsystem 94
Impotenz, ejakulatorische 131
Individuum, individuell 3
Inkontinenzhilfen 108
Insulinrezeptoren 98
Intensive-care-unit syndrome 114
Intensiv-Syndrom 114, 145
Interpetration 14
Intimsphäre 132
Introvertiert 23

Jejunoileitis, granulomatöse 68
Jipp, P. 95
Jores, A. 45
Juckreiz 83
Jugenddiabetes 98
Junggesellenangina 94
Junkie 122
Juveniler Diabetes 98

Kaffee 137
Kick 23, 28
Kindbettangina 94
Klärung 14
Klaustrophobie 124
Klima, therapeutisches 13
Knochenumbau bei Niereninsuffizienz 76
Ko-Alkoholiker, familiärer 121
Koch, R. 94
Körper-Masse-Index 57
Kokain 122
Kola 121
„Kolitisdiät" 67
Kolon, spastisches 63
Kolonkarzinom bei Colitis ulcerosa 65
Kolonsyndrom, irritables 63

Kommunikation 11
Kompetenz, menschliche 13
　　therapeutische 13 f.
Konditionierung 45
Konflikte, innerseelische 10
　　zwischenmenschliche 10
Konfliktfelder bei Colitis ulcerosa 66
Konfrontation
　　im Rahmen der Psychoanalyse 14
Konfrontationsprinzip bei Phobien 124
Kontraphobisch 113
Konversionstheorie 9
Kopfschmerzen 87 ff.
Kortison 43
　　bei chron. Polyarthritis 104
　　bei Colitis ulcerosa 67
Kränkung 38
Krampf, tetanieformer 46
Krankenkassenbeiträge, höhere 28
Krankheit 38
　　verleugnen 106
Krankheitseinsicht, fehlende, bei Anorexie 51
Krankheitserklärungen 40
Krankheitsgewinn 16
　　primärer 17
　　sekundärer 17, 110
Krankheitsverhalten, chronisches 39
Krebsdiagnose 32
Kübler-Ross, E. 142
Kühlmatte 96
Kulawik, H. 42

Laisser-faire 26
Langzeitsuizid unter Heroin 86
Lebenserwartung unter Dialysebehandlung 80
Lebensqualität bei Diabetes 98 f.
Lebensverlängerung 5
Lehrer bei Ulkus 75
Leib-Seele-Zusammenhang bei koronarer
　　Herzkrankheit 109
Leichenniere 78
Leistungseinbruch nach Krebsdiagnose 34
Leistungsstreben beim Typ-A-Verhalten 24
Lernen, operantes 89
　　soziales 10
Lernen am Modell 91
Lernerfahrung 15
Lerntheorie 10
Libertinage 127
Libido 121
Limbisches System 123
Linksherzinsuffizienz 112
Lübke, H. 10
Lungenemphysem 135

Mädchenangina 94
Magen, nervöser 71
Magengeschwür 72 f.
Magenneurose 71
Magenpförtner 73
Magersucht 50 ff.
Mammakarzinom 31
Marshall, B. 72
Massagen bei chron. Polyarthritis 104
Medikamentenüberdosierung 60
Meermann, R. 51, 58, 90, 123
Megakolon, toxisches 65
Melancholiker 23
Melanin 106
Ménière-Krankheit bei Eßstörungen 60
Menschentyp 23
Mesalazin bei Colitis ulcerosa 67
Metabolische Ursache für Eßstörungen 60
Meteorismus
   bei funktionellen Darmstörungen 63
Metformin 98
Migräne 88 ff.
Milchschorf 84
Mitarbeit 40
Mittelkind und Krebs 31
Mobilität 101 f.
Mobiltelefone 101
Modellernen 16
Morphin 128
Mountain-Biker 50
Müller, A.K. 55
Multiple Sklerose 108
   und Sexualität 130
Mundtamponade 96
Muskelentspannung,
   progressive n. Jacobsson 15
   bei chron. Polyarthritis 105
   bei Migräne 88
Muskelknötchen, schmerzhafte bei
   chron.Polyarthritis 104
Myegelosen 104
Myokarditis 95

Nahrung, oral-aktive 50
   oral-passive 50
Nebennierenadenome 117
Nephrologie 76
Neurodermitis 83 ff.
Neurose, vegetative 9
Nicht-Sensationslustsucher 50
NIDDM 98
Nierenarterienstenose 116
Nierenentzündungen bei Colitis ulcerosa 64
Nierenfunktionsschwäche 76
Niereninsuffizienz, terminale 76

Nierentransplantation 78
Nifedipin 112
Nikotinabusus 123
Non-Compliance 39
Notfallsituationen 145

„o.B." 70
O'Henry 145
Oberbauchbeschwerden, funktionelle 70
Offenheit 54
Oknophiler 27
Omeprazol 72
Organneurose 9
Organspenderausweis 78
Organwahl 9
Orgasmusstörungen 128 f.
Origines 127

Palliativabteilungen 36
Parallelismus, psychophysischer 4
Parkinson, J. 107
Parkinson-Krankheit 102, 106 ff.
Parkinsonoid, Neuroleptika-induziertes 106
Parkinson-Syndrom, postenzephalitisches 106
Pathologie der Zellen 4
Penizillin 5, 96
Peritonealdialyse 76
Perversion 128
Pflastersteinrelief 68
Pfötchenstellung 46
Phase, anale 62
   orale 50
Philobat 27 f., 50
Phlegmatiker 23
Phobie 110
Phobische Syndrome 124
Physiotherapie bei Parkinson-Krankheit 107
Pizotifen 89
Plato 3
Polyarthritis, chronische, s.a. Arthritis,
   rheumatoide 102 ff.
Polymyalgia rheumatica 105
Postcholezystektomiesyndrom 71
Potenz, Nachlassen der 121
Prinzmetal-Angina 112
Problemlösestrategien 16
Prognose bei Colitis ulcerosa 67
Progressive Relaxation 54
Projektion 52
Prolongiertes reversibles neurologisches Defizit
   PRIND 90
Propulsion 107
Prostituierte bei Sucht 122
Prüderie 127
Prurigo Besnier 84

Pruritus, psychogener, unter Dialyse 80
Psoriasis 83, 85
Psoriasisarthritis 85
Psoriasisherd 85
Psychoanalyse 14
Psychodynamik
  bei chronischer Polyarthritis 103
Psychosomatische Medizin, integrierte 7
Psychotherapieeffekte,
  spezifische 12, 14f.
  unspezifische 12-14
Pygmäenstamm 36
Pylorus 73
Pyodermie bei Colitis ulcerosa 64

Ranitidin 72
Raspe, H.H. 103
Rauchen bei koronarer Herzkrankheit 112
Realität 10
Regression 52
Rehabilitationsphase 25
  nach Herzinfarkt 116
Reiten 28
Reizkolon 63
Reizmagen 71
REM-Stadium 135
Retropulsion 107
Reversibles ischämisches neurologisches Defizit
  (RIND) 90
Rheumafaktor 103
Rheumapersönlichkeit 103
Richter, H.E. 109
Rigor 107
Riley, B. 30
Ringel, E. 144
Risikofaktoren für koronare Herzkrankheit 26
  primäre 112
  sekundäre 112
Risikogruppen, suizidale 144
Risikoverhalten 28
Rivalitätsgefühle bei arterieller Hypertonie 118
Rogers, C. 35
Rokoko 127
Rollenspiel im Schwesternunterricht 34
Rollstuhl 108
Romantische Medizin 4
Rowland, H. 34

Salazosulfapyridin 67
Salbengesicht 107
Samenerguß, vorzeitiger 128
Sandwich-Position 31
Sanguiniker 23
Schiefhals 91
Schiller, F. 4

Schlachterkittel
  in der chirurgischen Ambulanz 97
Schlafbedürfnis 135
Schlafhygiene 136
Schlafmittelabhängigkeit 122
Schlaganfall 60, 90 ff., 105
  kompletter 90
Schluckbeschwerden 59
Schmerz
  bei Angina pectoris 109
  beim Reizkolon 63
Schnellspritzer (Sexualstörung) 131
Schultz-Hencke, H. 44
Schwarz, R. 30
Schwarz-weiß-Denken 57
Schwindsucht 94
Sekundärerscheinungen bei Sucht 120
Selbständigkeit, Zunahme 53
Selbstentwicklung, Störung in der 53
Selbstkontrolle, geringere, bei TAV 24
Selbstkontrollmethoden 16
Selbstsicherheitstraining 16
Selbstüberwindung,
  heldenhafte, beim Küssen 50
Selbstvertrauen 24
Selye, H. 94
Semmelweis, I.P. 5
Sensationslustsucher 50
Setting 83
Seufzen 42
Sexualanamnese 129
Sexualobjekt 128
Sexualziel 128
Sexuelle Störungen, funktionelle 128
Sheehan, C. 47
Shunt 76
Siegenthaler, W. 95
Situation bei Dialyse
  berufliche 78
  familiäre 78
  persönliche 78
Sklerose, multiple 108
Solschenizyn, A. 35
Spätkomplikationen bei Diabetes 100
Spaltung 52
Spannungskopfschmerzen 88
Spiegelepisoden 52
Spitz, R. 84
Spontanität bei Typ-A-Verhalten 24
Sporken, P. 142
Sprachlosigkeit des Gefühls 10
Stationschaukeln 115
Status asthmaticus 43
Sterben 140 ff.
„stiller Leider" bei Ulkus 74

Sachverzeichnis

Straus, E. 42
Streptokinase 112
Streßmäuse 30
Streßstudien 94
Stricher bei Sucht 122
Stufen der Hoffnung bei Krebskranken 35
Stuhlunregelmäßigkeiten 63
Sublimation 52
Substantia nigra 106
Sucht 120
Suizid 143
    chronischer 53
Suizidale Risikogruppen 144
Suizidgedanken
    bei Bulimie 57
    nach Krebsaufklärung 34
Suizidversuch 143
    bei Bulimie 57
Sumatriptan 90
Symbolcharakter des Essens 50
Symptom 8
    körperliches 9 f.
Symptomenkomplex, kardiorespiratorischer 45
Systemerkrankung, neurologische 106

Tanztherapie bei Anorexie 55
Tauchen 28
Teenager, pickelnder 29
Teichmann, A.T. 83
Tendenz zur Negation bei Anorexie 52
Theophyllin 43
Therapie
    anaklitische bei Colitis ulcerosa 67
    nach dem Angstmodell bei Bulimie 58
    nach dem kognitiven Modell bei Bulimie 59
Thin-fat-people 56
Thrill 23, 27
Thrombosen bei Colitis ulcerosa 64
Tic (=Tick) 92
Tiefenpsychologie 14
Todesangst bei Angina pectoris 109
Torticollis spasticus 91
Training, autogenes 15
    bei Anorexie 54
    bei chron. Polyarthritis 105
    bei Hypertonie 118
    bei Migräne 88
Transaktionsanalyse 24
Transiente ischämische Attacke (TIA) 90
Transsexueller 127
Traumstadium 135
Trennungsangst 111
Trichotillomanie 86
Trinkfaulheit 60
Tuberkulose 94

Twain, M. 29, 116
Typ, aktiver, bei Colitis ulcerosa 65
    passiver, bei Colitis ulcerosa 65
Typ-A-Verhalten 11, 23-26
    Blutdruckkrisen 25
    Herzinfarkte 25
    bei koronarer Herzkrankheit 112 f.
    Risikofaktoren 26
    Schlaganfälle 105
Typ-B-Verhalten 24
Typ C 30
Typen der Gastritis 74
Typ-I-Diabetes 98
Typ-II-Diabetes 98
Typus carcinomatosus 30
Tyrannei, liebevolle,
    bei chronischer Polyarthritis 103

Überforderung und Durchfälle 63
Übergewicht 56
    bei koronarer Herzkrankheit 112
Uexküll, T. v. 71
Ulcus duodeni 9
Ulkustyp 74
Umgekehrtes Hospitalisierungsphänomen 85
Umstrukturierung, kognitive 16
Umweltbedingungen und Schlafstörungen 135
Unterbauchbeschwerden, funktionelle 71
Unverstandensein 29
Urokinase 112

„**V**agotone Sparflamme" 52
Vandereycken, W. 58, 90, 123
Verbalisierung 35
Verbindungsglieder
    endokrine 30
    immunologische 30
    bei Krebsentwicklung 30
    neurologische 30
Verhaltenstherapie 15-17
    bei Anorexie 55
    bei Asthma 45
Verleugnung 52
Verlobungsangina 94
Vermeidungslernen 91
Verpflichtung, gegenseitige 54
Verschiebung 9
Verstärkung, soziale 91
Verstimmung, depressive, bei Bulimie 57
Verwitwete und Krebs 31
Verzweiflung nach Krebs-Aufklärung 34
Virchow, R. 94
Visiten 19
Vorgestellter Heterosterotyp 83

Wärme, emotionale, n. Rogers 35
Wartezimmersyndrom 118
Watzlawick, P. 10 f.
Weichteilrheumatismus 104
Weihnachtsdermatitis 85
Weißkitteleffekt 118
Weizsäcker, R. v. 10
    V. v. 10, 94
Werkzeugmacher bei Ulkus 75

Yuppie-Syndrom 130

Zeithorizont bei Krebs 35
Zentrale Ursachen für Eßstörungen 60
Zielgerichtetheit einer Bewegung 101
Zigarretten 121
Zottel-Look 106
Züge, anale 62
Zusammenarbeit 40
Zwitter-Arbeiter 75
Zwölffingerdarmgeschwür 72 f.